国家中医药管理局重点研究室"岭南中医学术流派传承"（国中医药科技发〔2012〕27号）项目成果

广东省财政厅"中医特色治则治法方药临床应用研究"（粤财社〔2012〕239号）项目成果

广东省财政厅"岭南中医学术流派主要学术思想梳理与临床研究"（粤财工〔2016〕150号）项目成果

广东省科学技术厅—广东省中医药科学院联合科研项目成果（2014A020221086）

广东省普通高校创新团队项目成果（2018WCXTD011）

岭南中医学术流派丛书

总主编　徐志伟　吕玉波

岭南中医骨伤科学术流派

主　编　陈凯佳　黄枫　李主江

副主编　刘小斌

编　委（按姓氏笔画排序）

王伟彪	王琳玲	石文林	包伯航	冯惠童	刘薇	刘小斌
刘成丽	孙术宁	孙海娇	麦观艳	严倩倩	李主江	李永明
李佩珊	李欣源	李家驹	李富霖	杨海梅	肖莹	何梦蝶
何婉婉	张芝桐	张晓红	陈凯佳	陈晓燕	陈得生	林雁
林莹娟	卓士雄	卓桂峰	罗英	罗杰莲	罗惠馨	庞震苗
郑若曦	练文军	胡劲红	饶媛	姜传捷	夏蔼	黄枫
黄子天	黄煜扉	黄燕莊	肖水勤	梁翘楚	谭志斌	霍子儒

人民卫生出版社

·北京·

图书在版编目（CIP）数据

岭南中医骨伤科学术流派 / 陈凯佳，黄枫，李主江主编.
—北京：人民卫生出版社，2021. 4
ISBN 978-7-117-31432-9

Ⅰ.①岭… Ⅱ.①陈… ②黄… ③李… Ⅲ.①中医伤科学 -
中医流派 - 研究 - 广东 Ⅳ.①R274

中国版本图书馆 CIP 数据核字（2021）第 056557 号

人卫智网	www.ipmph.com	医学教育、学术、考试、健康，
		购书智慧智能综合服务平台
人卫官网	www.pmph.com	人卫官方资讯发布平台

岭南中医骨伤科学术流派
Lingnan Zhongyi Gushangke Xueshu Liupai

主　　编：陈凯佳　黄　枫　李主江
出版发行：人民卫生出版社（中继线 010-59780011）
地　　址：北京市朝阳区潘家园南里 19 号
邮　　编：100021
E - mail：pmph @ pmph.com
购书热线：010-59787592　010-59787584　010-65264830
印　　刷：三河市博文印刷有限公司
经　　销：新华书店
开　　本：710×1000　1/16　印张：18
字　　数：333 千字
版　　次：2021 年 4 月第 1 版
印　　次：2021 年 5 月第 1 次印刷
标准书号：ISBN 978-7-117-31432-9
定　　价：65.00 元

打击盗版举报电话：010-59787491　E-mail：WQ @ pmph.com
质量问题联系电话：010-59787234　E-mail：zhiliang @ pmph.com

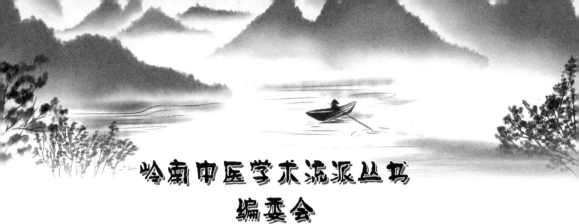

岭南中医学术流派丛书
编委会

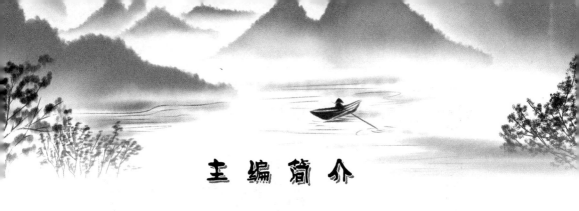

主编简介

陈凯佳，女，广州中医药大学教授，博士研究生导师。长期以岭南医学、岭南医学流派、名家医学传承相关研究为主要研究方向。参与国家中医药管理局重点研究室项目"岭南中医学术流派传承"并为"全国中医学术流派推广基地"组成成员。主编《岭南医学史（下）》《李氏骨伤流派与李广海》《佛山中医药文化》等著作。

黄枫，广州中医药大学第一附属医院教授、主任医师，广东省名中医，第六批全国老中医药专家学术经验继承工作指导老师。第三批全国老中医药专家学术经验继承工作学术继承人，师从陈基长，为蔡氏骨伤学术传人。长期从事中医药防治骨与关节损伤、骨关节炎的研究。

李主江，广东省非物质文化遗产代表性项目"西关正骨"主要继承人，何氏骨伤传承人，荔湾区名中医，广州市荔湾区骨伤科医院副主任医师，熟悉西关正骨主要代表医家及传承人情况，主编《何竹林正骨医粹》，发表《广州西关正骨医家传略》等论文。

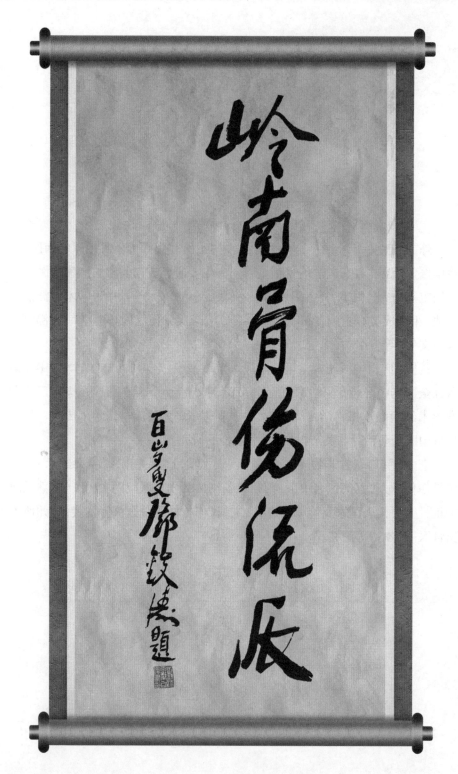

岭南骨伤流派

辛巳夏廖毅铁庵题

6

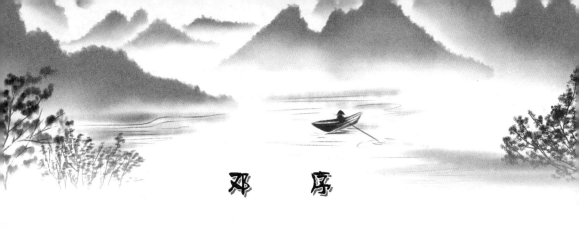

邓　序

　　2016年夏，时年百岁，然橡笔题词："传承国医薪火，弘扬岭南文化。"岭南中医药是传统医学文化的重要组成部分，故此我一直倡导并身体力行实践岭南医学的研究。如1982年点校岭南名医何梦瑶《医碥》，1987年点校岭南名医程康圃、杨鹤龄《岭南儿科双璧》，并先后出版，学术影响辐射全国。1988年首届"岭南医学研讨会"委托我作总结发言：随着现代医学模式的转变，社会环境因素对人的影响已得到共识，而中医的"天人相应"自古以来就重视各种环境对人的生理病理的影响，并提出了"因时、因地、因人"制宜的原则，研究岭南医学正是对中医这些内涵的具体丰富。岭南医学是中医学普遍原则和岭南地区实际结合的产物，这一研究不仅可以表现该地区医学发展的特殊性，通过对这些特殊性的研究，反过来也有助于认识整个中国医学发展的进程。

　　今又读人民卫生出版社即将出版的《岭南中医学术流派丛书》，它是国家中医药管理局重点研究室"岭南中医学术流派传承"项目（负责人徐志伟、吕玉波），可见我当年提出岭南医学研究，现经过三十多年的实践检验是对的，一套接一套的岭南专著出版，从学者众。记得当时有人质疑：医学难道也有岭南岭北之分吗？我引述《素问·异法方宜论》曰："地势使然也。"古人察觉东南西北中地势差异治法不同。岭南地域之名始于唐贞观时十道之一，其所辖范围约当今之广东、海南两省及广西大部分等地，位于祖国最南端，属热带亚热带气候，南濒海洋，北靠五岭，即大庾岭、骑田岭、都庞岭、萌渚岭、越城岭五条山脉形成自然屏障，使之与中原内地阻隔，形成了它独特的地理环境。查《辞海》"岭南派"条目，言指岭南画派。我认为这其实是不确切的。岭南派，除了画派外，还有音乐、武术、戏曲、诗词等流派，其中还有不容忽视的、在中医学中极具特色的医学流派岭南医学。

　　我曾说年过九十九后不再为人著述作序，但《岭南中医学术流派丛书》的出版很有意义。中华文化起源于黄河，发展于长江，振兴于珠江。学派犹如江河之源，流派是学派下的支流，支流汇入江河大海，众多的医学支流汇集成为医学学派，各个医学学派又形成中医学科。岭南医学汇集成为中医学科的重要组成部分，局部能影响全局，其意义重大，故乐为之序。

邓铁涛

2018 年 3 月 9 日

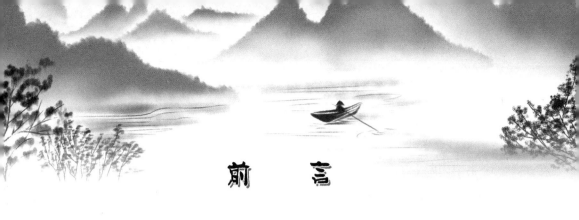

前　言

　　岭南中医学术流派重视南方炎热多湿、地处卑下、植物繁茂、瘴疬虫蛇侵袭等环境因素，着眼于南方多发、特有疾病的防治，勇于吸取民间经验和医学新知，充分利用本地药材资源，逐渐形成了以研究岭南地区常见多发病种为主要对象的岭南医学，是全国卓有特色的地域医学体系。按照学科分类，岭南医家学派可以分为岭南温病、岭南伤寒、岭南内科杂病、岭南骨伤科、岭南妇科、岭南儿科、岭南喉科眼科、岭南针灸、岭南诊法、岭南草药与验方等。按照学科分类方法归纳整理研究岭南中医学术流派，有利于教学，也有利于总结专科疾病诊治的岭南地域特色，为临床服务。2012年，"岭南中医学术流派传承"被列入国家中医药管理局重点研究室项目，给岭南中医学术流派的研究提供了强有力的支持。

　　岭南中医骨伤科学术流派是岭南中医学术流派的重要组成部分，以精确的理伤手法及独特的固定方法与有效伤科药剂著称于世。岭南中医骨伤科学术流派拥有蔡、管、李、梁、何五个大分支及诸多骨伤名家。其中，西关正骨疗法三大绝招"手法复位""杉皮夹板""百年名药"，于2009年被确立为广东省第三批、广州市第二批非物质文化遗产。流派囊括何竹林、蔡荣、李广海、陈渭良、钟广玲、黄耀燊、岑泽波、陈基长、管霈民、元日成等广东省名中医，罗广荫、李家裕等广州市名老中医，后人和传人中人才辈出，多数仍活跃于广州及佛山的骨伤临床，成为岭南骨伤科的中坚力量，部分赴国外行医，将岭南骨伤传播海外。而名家创制的多种骨科成药，依然广泛应用于临床，如李广海跌打酒、蔡忠跌打万花油、管氏1号膏、何竹林生肌膏、驳骨散、田七跌打风湿霜、黄耀燊骨仙片、双柏散、陈渭良伤科油、三龙驳骨散、白药膏、理伤消肿口服液、疗筋膏，等等。进行岭南中医骨伤科学术流派的研究，可以传承和发展骨伤名家的独特临床经验、特色诊疗手法技术，为骨伤科临床提供借鉴。

　　基于此，笔者以岭南中医骨伤科学术流派整体为研究对象，运用文献资料查阅收集与调研访谈相结合的方法，以广东近代骨伤流派五大分支的传承为重点，兼顾其他骨伤名家，系统研究岭南中医骨伤科学术流派手法传承，发掘其特色手法和技术、常用有效特色方药，探索流派学术观点的突破和创新，以诠释、重构该学术流派的学术观点、原创思维、优势病种、特色诊疗经验和技术。

书中内容主要包括岭南中医骨伤科学术流派的源起、流派五大分支具体情况、其他骨伤科名医、岭南中医骨伤科学术流派特色、岭南中医骨伤科学术流派成就及影响、名家后人访谈等。附录有香港回归前后中医骨伤科发展情况、课题组部分相关研究论文摘要。为方便读者，药物的剂量单位使用 g（克），按一两 =30g、一钱 =3g、一分 =0.3g 进行换算。书中探讨了岭南骨伤名医有中原进入、南海本地、少林僧人所传、行武兵家所传等几个源头；详细梳理了蔡忠、管镇乾、李才干、梁财信、何竹林五大分支的传承脉络、学术经验、常用验方；介绍了黄飞鸿、林荫堂、黄耀燊、李佩弦、霍耀池、谭洪辉、廖凌云、岑能等其他骨伤科名医；总结了岭南骨伤流派的整体特点：①医武结合，与南派武术渊源深厚；②驳骨疗伤，取法自然；③特色杉皮夹板固定；④喜用健脾祛湿药物，善用岭南草药；⑤创制多种骨伤名方成药；⑥早期多家族传承，后期多院校模式培养；⑦名家之间互相交流融合。书中录入部分名家后人访谈资料，补充文献资料之不足，增强了全书的可读性与可信度。本书可供科学研究机构、骨伤科临床工作者以及中医院校师生参考使用。

感谢为本书提供资料的各位同仁，感谢参与书稿撰写的各位编者，感谢参与座谈或访谈的所有名家后人（传承人），由于各位的大力支持与提供的宝贵资料，使得研究工作得以顺利进行。感谢参与本研究工作的莘莘学子，为书稿的完成做了很多基础性的资料收集与整理工作。本研究还得到了广州中医药大学人文社科项目（2020SKXK26）及广东新南方中医研究院基金项目（201801）的支持，在此一并表示感谢。

编者

2017 年 8 月

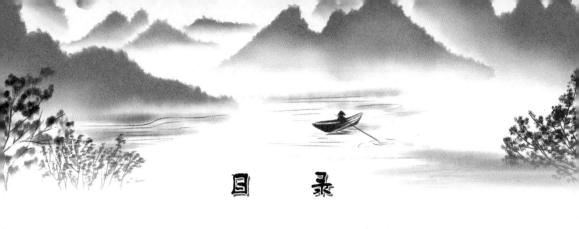

目　录

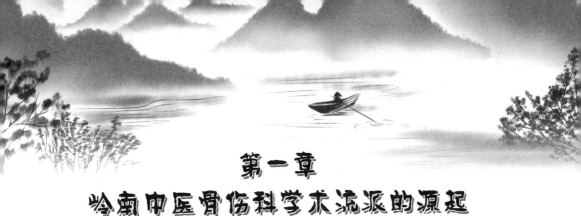

第一章
岭南中医骨伤科学术流派的源起

　　岭南中医骨伤科素有优良传统，以精确的理伤手法及独特的固定方法与有效伤科药剂著称于世。清末民初，广州和佛山武术流派纷呈，为人熟知的李小龙、叶问、黄飞鸿等都是佛山人。武术的盛行使得筋伤骨断之事时有出现，推动了骨伤医学的发展。广东骨伤科名医大都武打出身，武林医林在历史上亦有着渊源联系。至清末民初，岭南出现了梁、李、蔡、管、何五大流派。

　　秦汉之争（约公元前204年），赵佗斩棘南征，戍边移民，为中原医药入粤之肇。

　　晋唐之际，中原混战，百氏民众越大庾岭，过梅关举家南迁，沿北江而下，岭南得以开发。不少流寓岭南的医家，定居于南海一带。

　　304—316年，东晋医家葛洪为避战乱从江苏来到广东南海，栖身西关弘道多年，被时任南海县郡太守鲍靓赏识。葛洪因地制宜倡小夹板夹缚固定骨折，其传医修道之地"浮丘丹井"就设在西关地区的积金巷（位于今中山七路东端）。

　　424年，印度达摩禅师从海外来到广州，经珠江水路踏上西来古岸（即今西关西来初地）传播禅宗医学，创医疗体操《易筋经》。

　　明清以降，岭南骨伤开始有较大的发展。

　　明洪武十三年（1380），广州扩建城墙，城西门外俗称西关（今荔湾区），与珠江白鹅潭相伴，处于东江、北江、西江交汇之地。地属南海县郡，既是口岸，也是城乡交接之壤。随着进出口贸易及与内地的商业发展，人口不断增加，城内外的住宅建筑使用大量的杉木，其时的杉木集市就设在西关（今杉木栏路），而建筑业的兴旺以及人口的不断增多，各种跌打扭伤、骨折时有发生，各地名医纷纷集中此地设馆行医。由于当时西关地区河道纵横，江上往来船只多以杉皮为船篷材料，一经骨折损伤即就地选材使用杉皮予以夹缚已成民俗。从那时起，众多西关跌打医馆均前往杉木栏路购置杉皮作为骨折外固定材料。

　　明清时期，何源、梁财信等一批骨伤名医均来自南海一带。他们多为武林人士或传人，白昼行医、夜间习武，通过祖传或师传，而以独特的手法、简便之治法、效验、价廉在群众中家喻户晓，逐渐形成了具有岭南医学特色的西关正骨技法，其时又有"省港名医出南海，南海名医集西关"一说。

佛山，地处珠江三角洲腹地，水路踞广州上游而处西江、北江下游，是水路通达省城的必经之路。地理位置上毗邻港澳，水陆交通四通八达。唐宋时期，佛山成为工商业城镇，至明清时期更成为中国四大名镇之一，逐步发展成为岭南地区商品集散地和冶铸、陶瓷、纺织、中成药等制造业的中心，时属南海县佛山镇。

佛山是"岭南成药之乡"，涌现出了"黄祥华"如意油、"冯了性"药酒、"源吉林"甘和茶、马百良"七厘散"等一批老字号名药。

佛山是闻名的"武术之乡"，是中国南派武术的主要发源地。明初，佛山武术已相当普及。清末民初，佛山武术流派纷呈，涌现出一批有国际影响的武术名家和武术组织，并通过各种途径走向世界。现在世界上广泛流行的蔡李佛拳、洪拳、咏春拳等不少拳种和流派的根基都在佛山。著名武术大师黄飞鸿，咏春宗师梁赞、叶问，影视武打明星李小龙等祖籍及师承亦在佛山。武术的盛行使得筋伤骨断之事时有出现，推动了骨伤医学的发展。

清末民初，集医武一身的黄飞鸿、何良显、李才干、黄汉荣、林世荣等众多南海籍医家，在佛山及西关设有医馆、药铺、武馆。他们广收门徒，医武兼修，功术同练，以武辅医，疗伤自治。与客寓西关的通武精医的伤科世家如蔡忠、管炎威、李佩弦、廖垣等进行交流，彼此守望相助，相互促进，共生共荣，丰富了伤科正骨技法。

20世纪初，西关医馆林立，名医荟萃，注册中医师达450多人，在长寿路、龙津路、和平路等形成多条"三步一馆"的中医药街。此外，光复路、文昌路、梯云路、多宝路以及冼基路、十三行一带也分布了众多医馆和武馆。西关地区成为省港地区治疗骨伤科重症、大症的中心。

至此，岭南骨伤名医有中原进入、南海本地、少林僧人所传、行武兵家所传等几个源头，拥有蔡忠、管镇乾、李才干、梁财信、何竹林五大分支。此外，还有黄飞鸿、林荫堂、黄耀燊、谭洪辉、廖凌云、岑能、李佩弦、霍耀池等。形成以广州西关及佛山两地为主的岭南骨伤学术流派。流派后人和传人中人才辈出，囊括蔡荣、李广海、陈渭良、钟广玲等广东省名中医，李家裕等广州市名老中医。

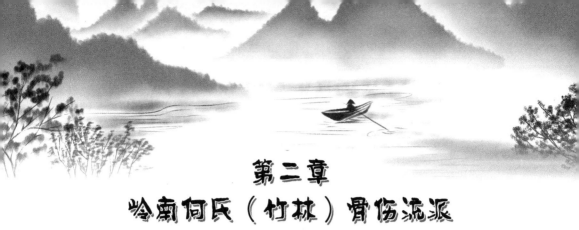

第二章
岭南何氏（竹林）骨伤流派

第一节 何氏骨伤学术流派的形成

何氏家族自明清以来，世代业医，祖辈精于伤科。何氏伤科流派源于少林洪门，父亲何良显生活在清代，在粤悬壶，精武技及伤科医术。何竹林幼承庭训，19岁即游学海内，入江西、走湖北、访河南、抵北平，北至哈尔滨、南经宁沪，历时3年，行程逾两万里，视野大开，又穷览诸经，医术不断精进，中年后与同道组织粤海伤科联谊会，以善治伤科重症、大症而名闻省港，成岭南骨伤科一大家。何氏的6个儿子、8个女儿中的2个（何筠仪、何美卿）继承其医技，长子何应华、何超常、何应权均是广州著名的骨科医师，其他儿女皆在国外行医，其女婿罗广荫亦承其术。何氏从医近70年，门下弟子众多，中华人民共和国成立后参加筹建广州中医学院（现广州中医药大学），兼任广东省中医院首任骨科主任，所培养的黄宪章、魏征、张贻锟、谭昌雄、岑泽波等皆为岭南名医，形成了枝繁叶茂的岭南何氏骨伤学术流派。

第二节 学派宗师何竹林

一、生平事迹及贡献

何竹林（1882—1972），原名厚德，广东省南海市九江镇河清乡人，近代广东伤科五大名家之一（图2-1）。父亲何良显，为伤科医家，同治年间在粤悬壶，精武技及伤科医术。何氏伤科流派源于少林洪门。何竹林自幼秉承庭训，私塾之余，侍诊左右。8岁时拜广州光孝寺少林派老和尚觉云禅师习武学医，苦心攻读，上溯《灵》《素》，下逮近贤，旁及宋元诸家，披阅既久，渐有所悟。后又随武林高手番禺大岭下胡贤拳师学技，随同乡进士桂南屏先生习文。年方十七已生得体格魁梧，膂力过人，其时夜间习武，白昼行医，对于伤科诸

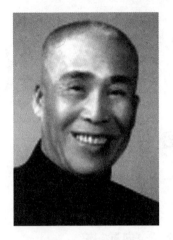

图2-1 何竹林像

证，辄能望而知之，立方遣药，多能如愿获效，业与年进，学验渐丰。光绪二十七年（1901），何竹林为集南、北派武术精华，博采众家之长，与师兄结伴，辞家北上，从广州出发，经粤北珠玑古道入江西，遍访武汉、河南、嵩山、洛阳、北京等地，尔后直到祖国北疆哈尔滨，回程又经山东、南京、上海，然后水路从江西九江转回广东，历时3年，行程逾两万里。一路上行医卖药，积攒盘缠；同时拜访名师同道。此番远行，广开见闻，为通武精医打下了基础。

1904年，何竹林以城西何氏、世传伤科、专医跌打、善于治疗枪炮伤，在广州长寿路开设医馆。

一天，一位住海珠区紫薇街的老侨眷从楼上坠地，头部受伤及全身多处骨折，昏迷不醒，危在旦夕。家人把她送到长堤一间法国天主教会办的医院，洋医生见状，说是无药可救，谢绝治疗，家人无奈，只得准备后事，还购置了棺木。后经人介绍，旋即把奄奄一息的伤者送到何竹林处。他通过点穴理伤复苏，并给患者进服"通脉止痛散"，又在医馆另辟一室安置患者，经一段时日的精心治理，终于把这位老人从死神手中夺了回来。何氏妙手回春，救活了垂危老侨眷的消息不胫而走，声誉鹊起。

1917年，孙中山先生在广州就任中华民国军政府大元帅，其时副官马伯伦因枪走火，伤及上臂，致肱骨骨折并伤口感染，何竹林为之清创、固定，经用生肌膏等药治愈。自始府中军政要员遇有跌打伤症均乐邀他诊治。后经马伯伦介绍加入孙中山创办的联义海外交通部从事医疗工作。

1919年，陈公哲等决议在广州设立广东精武分会，敦聘何竹林为伤科顾问及教练。随后，上海精武会又派李佩弦、霍东阁等来粤拓展体育会工作。[广东精武会又称广东精武体育会，会址设在广州市太平门晏公街贤乐里，当时沈季修担任主任，杨深伦为副主任。霍东阁即霍元甲大侠之次子，精武会教练，善武技能医，63岁于印尼逝世。李佩弦任精武会教练，中华人民共和国成立后，任广州中医学院体育教研组主任，广东省武术协会副主席。杨深伦（后更名为杨新伦）于中华人民共和国成立后任广东省文史研究馆馆员，中国音乐家协会理事。]何竹林虽较霍东阁年长10多岁，却是忘年莫逆，共研医教武、悉心治疗各类运动损伤，甚得会员信赖。杨深伦等同仁赠送一刻有"何竹林道盟惠存"的镜屏，上书"治伤正骨 弘扬国术"数字，盛赞他对国民强身健体的支持。

1924年10月，广州商团叛乱事件中，一位市民被流弹所伤，子弹斜穿切破腹壁，肠管膨出外露，何竹林用银花甘草水外洗患部，把肠管推回腹腔，用丝线缝合伤口，外敷生肌膏而取得成功。该市民康复后，感激涕零，特制一块牌匾送给何竹林，上面写"破腹穿肠能活命"七个大字。

1927年广州起义期间，何竹林不顾个人安危，亲自为起义领导人苏兆征、陈郁、何来以及工人赤卫队伤员治伤，对革命同志照顾资助，有求必应。中华人民共和国成立后，在省、市政协委员中，一时传为佳话。

1935年中秋，广州西关乐善戏院火灾，棚架烧通，一片火海，顷刻间人们均集中于通道逃生，只因门楼不堪拥挤倒塌，当时跌伤、踩伤、烧伤80多人，即送邻近何竹林诊所救治。在他的精心治理下，这批伤者获得良好疗效。是年由广州粤剧名伶及长寿警察分局车送各类褒奖的牌匾沿广州太平路、长堤、大同路、长寿路巡行，以表彰何竹林，其中一匾内容为"何君仁心仁术，不啻再世华佗"。于是，他在广州声誉更隆。

何竹林为人豪爽慷慨，医德高尚。他与区觉民、陈伯和等同道在长寿路西关赠医所成立粤海伤科联谊会。该会以经验交流、排解纷争为主旨。该所由何竹林、管季耀、管霈民、梁敦娴、黄汉荣、霍耀池、杨鹤亭等一批西关正骨医生轮流前往坐诊，为贫苦患者赠医施药。其时，珠江三角洲及港澳骨伤重症患者多从水路慕名而来，疗效深受普罗大众称颂，使粤海伤科治疗重症、大症的口碑和声誉深入民心。

1937年，抗日战争时期，他和药厂代表将"何竹林跌打丸"数批赠给抗战部队，当时新闻有"粤海跌打王，赠药援抗战"之报道。日机轰炸广州，大批市民死伤，广州市长寿区救护队长何竹林在自己医馆设救护队部，自备药品，率救护队员日夜抢救，救活了许多危重伤员。沦陷期间，何竹林避居南海里水甘蕉村，为乡亲治疗疾病，至今为群众乐道。

1945年抗战胜利后，百废待兴，尽管医事繁忙，他仍热心于中医事业的发展，是时敦聘他为中央考试院两广考铨处[1]中医检核委员会顾问，并兼任广州中医公会理事及各大社团之医事顾问。

中华人民共和国成立后，何竹林参与筹办广州中医学院，连续被聘为广州市第一、第二、第三届政协委员，并担任广州中医学院外科教研室主任，广东省中医院外科主任，广州市中医学会正骨委员会主任。1957年他根据教学需要，主编了广州中医学院教材《中医外伤科学讲义》，并用600多元私蓄购买了一部录音机，一丝不苟、废寝忘餐地在家里备课，先自己试讲录音，听过满意后，才到讲坛向学生讲授。他还利用照相机将自己的理伤手法和典型病例

1　两广考铨处是当时中央考试院下设机构，主要负责广东、广西两地区执业中、西医师的考核和评审工作。

的 X 线片拍摄成相片和幻灯片，供学生们观看，加强直观教学。他勇于接受实践的检验，以精确稳妥的手法和独特有效的固定技术著称于世。1958 年，他毅然把自己的传家宝——骨科的膏、丹、丸、散献出来，甚至连煮药的工具都搬到学院去，教同学们掌握制药技术。1960 年，广州中医学院、广东省中医院、解放军 157 医院、广东省人民医院等单位共同开展中西医结合治疗骨折临床科研工作，何竹林主持完成了《中西医结合治疗骨折 100 例》的科研论文，受到广东省卫生厅的奖励。1966 年，他已届 84 岁，还亲自给伤者施行骨折、脱位的整复操作，直至 1972 年临终前 1 个月，仍风雨无间，每天按时回骨科住院部查房，把正骨技术毫无保留地传授给后辈。

何竹林为现代中医骨伤科的创建作出了贡献，为中医高等院校培养了众多的骨伤科骨干。由于其治疗骨伤的手法、医方、用药独具特色，全国高等中医药院校教材《中医骨伤科各家学说》亦将其列为现代骨伤流派有贡献的全国十大名家之一[1]。

二、学术经验及理论主张

（一）何竹林之正骨理论学说

1. 对正骨的认识　何谓正骨？何竹林在其医学讲稿第一篇正骨手法述要中即指出："正之谓何？使之合度也。……故骨正而不歪，筋正而不扭，不歪不扭为正骨之要道，反之为非正。"并描述骨之不正、其状有五："一曰侧歪，二曰驾迭，三曰屈角，四曰旋转，五曰离延。五状见一，均须经手法正之，使其断者复续，陷者复起，碎者复完，突者复平，或正其斜，或完其阙。然伤有轻重，体有强弱，年有老少，病有新旧，断有部位。医虽努力，或有未符理想，故全正而矢，尽度而止。"指出正骨应当根据患者的病情轻重、年龄大小、病程长短、骨折部位的不同而有不同的标准，有时能达到解剖复位，有的只能达到功能复位。

至于何时要求解剖复位，何时只需功能复位？何竹林指出："全正者何？筋骨无丝毫歪也。尽度者何？筋骨尚未绝对完复，然无遗留残疾也。骨正之限度，须究其伤部、年龄……如腿之承重步行，股骨不应转角架叠，年幼易生，限度或能稍降，要求不同而方法各异，明具方向，止于至善。"这就是说，对骨折存在的错位愈合必须区别对待，只要是不影响功能的错位，就没有必要重新折骨。在儿童，骨折畸形的代偿范围从长远观察可知，它往往具有超过功能复位的标准，如邻近关节部位的骨折（只要骨骺没有损伤，折端不是旋转移

1 中国近代中医骨伤科有贡献十大名家：王子平（上海）、石筱山（上海）、刘寿山（北京）、杜自明（成都）、何竹林（广东）、林如高（福建）、郑怀贤（四川）、郭氏（平乐）、梁铁民（山东）、魏指薪（上海）。

位）错位愈合，近期可阻碍关节的活动，但随着骨骼的生长，骨折部渐渐远离关节，关节的活动完全可以恢复正常，因此对儿童骨折非解剖复位的畸形，需要矫正时，尽可能全面衡量，避免某些多余的手段。

何竹林认为，中医和西医治疗骨伤的理念不同，"盖人体筋骨，气血煦濡，向具生机，故接骨者应如扶植树木，以顺其性意，是谓至治，比之单以器具从事于拘制者，相去甚远矣"，中医治疗骨伤应当像培植树木一样，不仅要尽量恢复解剖学位置，更重要的是使气血流畅，功能恢复正常。对正骨手法的作用，他指出："正骨手法其用有二，一用于辨证验伤，二用于复位理伤。皆为治疗之主法也。"

2. 手法辨证与应用　何竹林重视手法辨证，指出"手法用于复位，为正骨之首务"，并主张"辨证之用，虽曰以手，非单以手为之，而须以眼望之、口问之、耳闻之、心导之。故曰手法辨证者，实合于眼法、口法、耳法、心法也"。即手法辨证不单是用手，而是手摸、眼望、口问、耳听、心导一齐运用，其实就是骨科中的四诊合参，通过望患者局部伤情和全身状态，问损伤时间的长短、受伤经过、体位、压痛情况，听骨折音、入臼音等，而同时手摸心导，机触于外，法随心转，结合既往经验，手到心到，对伤情和整复手法作出判断和选择。他在长期骨科临床实践中又总结伤手法为触摸、牵引、端提、揉捏、旋转、屈伸、按摩、推拿八法，这是何竹林对中医正骨手法理论学说的发挥。

手法运用，掌握三个字。

（1）稳——稳妥的稳：包括了术前检查和准备，研究考虑病情，骨骼怎样移位，应用什么体位、何种手法、何种辅助器具，术前心中有数，术时稳妥可靠，避免一切不良后果发生。

（2）准——准确的准：包括术前诊断要准，对骨折或脱位的程度、方向位置清楚了解，复位手法动作准确，达到预期效果。

（3）巧——轻巧，巧妙的巧：顺应骨的结构，手法运用得当，动作灵活，收到事半功倍之效。手法的巧要基于熟练，所谓"熟能生巧"。

掌握三技能：

（1）勤练不怕错：初学者的手法要掌握好，要勤学苦练，知难而进，错了就改。所谓"做症（临床）不怕错，还要做得多"。就是说，初学者对手法操作的错误是难免的，正如"失败是成功之母"一样，并非鼓励人们去犯错误，而是鼓励人们从错误、失败中善于吸取经验教训。经过多次教训，逐步改正，就会取得成功。

（2）懂得用力：要活用刚、柔、迫、直（刚、柔、迫、直原是功夫术语）。刚是强力，柔是缓力，迫是压力，直是拉力。拔伸常用刚力，旋转常用柔力，推挤常用迫力，对抗牵引是直力。但各力是互相配合的，每个动作运用不同的力，要看什么对象、什么部位，要以意运指，手下刚柔相济。

（3）手法选择：手法选择因人而施，因为医者是人，治疗对象也是人。不同的人考虑选用不同的手法。如身强力壮的患者要用较强的力，手力不够用足蹬，单人不行要多人；年老体弱者宜取卧位和施用较柔和的手法。拔伸牵引，端挤提按到位即止。医者本人体力好，单人独作较灵活，或选用适合自己的手法。如肩关节前下脱位的复位手法是：伤者坐位，术者握伤肢腕部，先外展顺势拔伸，并将患肢外展上举，然后向前内收落下，同时推挤肱骨头入臼，手法轻巧，伤者痛苦少。

（二）重视骨伤科基本功训练

何竹林非常重视骨伤科基本功训练，临床上对于正骨理伤，强调"识其体相、辨清伤情"，反对粗暴片面。基本功训练可以分为如下几个方面：

1. 解剖学知识　何竹林重视解剖学知识，指出"第一要懂得解剖学，特别是筋骨运动的解剖学"。他说：中医向来重视解剖，"解剖"一词出自《灵枢·经水》。《医宗金鉴》又提出学习手法时要"识其体相"，就是说学习骨伤科必先要学习解剖学。掌握解剖学尤其是创伤解剖学，不但有利于对骨折、脱臼的诊断和治疗，而且对于其整复后之演变和最终结局的判断甚有帮助。不同的骨折部位和类型涉及移位方向，以及伤后的并发症、后遗症和骨折愈合等问题，必须加以重视。要知骨骼和各软组织的创伤关系，严重的脏器、神经、血管损伤以及皮肤软组织缺损均应优先处理，辨清伤情，勿忘"先软后硬"的原则。他倡导骨骼定名古今统一，提倡中西医结合。

2. 中医理法方药基本功　何竹林提倡对中医经典著作和历代伤科文献的研习，认为中医骨伤科医师就是中医内科医师加上一双懂得续筋接骨的手。单从表面上看，外伤似乎主要是局部皮肉筋骨的损伤，但人体受外力影响而遭受的局部损伤每能导致脏腑、经络、气血的功能紊乱，因而一系列症状随之而来。如果只重视复位手法和夹缚固定操作，而忽视基本理论学习，就会成为一个只懂得操作的"工匠"，遇到危重症后便束手无策，甚至误人性命。

3. 力量素质训练　有强健的体魄，才有足够的力量，否则用到手法时就有心无力了。具备了这些"功底"，手法操作时才能顺应骨的构造，根据伤情巧用于力，做症（临床）时方可得心应手，而不致对受伤部位的筋骨肌肉、血管、神经造成损害。何竹林常说："未学拳头，先学跌打；未学功夫，先学扎马。不论学武术或跌打都要先经基本训练。台上一见，台下三年。欲得力量，必先强身。"他在家里设有习武厅，晚上和门生一起练武。何家的武术师承南派洪家拳，而何氏的武术渊源来自河南嵩山少林寺南下高僧觉云禅师，并集家传南派洪、刘、蔡、李、莫五大名家之长，然后又把武术与医术巧妙地结合在一起。他说："有强健的体魄，才能有足够的力量，否则施行手法时就有心无力了。"他又说："正骨手法要稳、准、巧，要懂得用力。一个搬运工人可以背负一般人力所不及的重物，可谓之有力量，但当令其打一拳就未必有多重，这是因他没有掌握运用力量的技巧。如经训练，他便会集全身的力量于一拳，打出力量来，这就是会用力。力量素质是伤科医生的基本素质。它与其他素质有极为密切的关系，往往影响正骨手法时的质量。若体力不足，施术时有心无力，气喘脚软，则难以取效，故力量素质也是提高疗效的基础。"

（三）关于伤科内治法

何竹林重视气血阴阳对人体的影响，认为"血气通顺无阻则康强无病，一有阻滞，血易成瘀，全身牵掣，疼痛肿胀，百病丛生。人未受伤，血气流畅；一受损伤，血气即阻，久而致积"，主张伤科用药必须从调理血气为主，治伤以去瘀为第一法，并详细阐述伤科"内治八法"。

1. 通下逐瘀法　如肢体新伤，瘀阻作痛，多以泽兰汤、桃红四物汤通脉祛瘀；若内伤瘀血留滞，胸膈瘀阻者，初期多以大成汤、复元活血汤攻下逐瘀。

2. 活血化瘀法　用于筋骨脉络伤后，以《医方集解》之桃红四物汤、《普济方》之红花血竭汤及《伤科大成》之活血止痛汤为基础，以虚实为纲，随证加减。

3. 和营通络法　用于骨伤中期，以《伤科补要》之和营止痛汤调气活血、和营祛瘀，或以舒筋活血汤和营通络、舒筋祛湿，随证加减治之。

4. 温通行瘀法　拘急挛缩、痛痹不仁、血瘀阴寒凝结者，以熨法与灸法外用温通。

5. 清凉解毒法　用于新伤之候，如红、肿、热、痛，以《医宗金鉴》之凉血解毒汤为代表方。

6. 行气活血法　祛瘀之法，必须以气为使，以血为用。身部受伤，积瘀疼痛者，需在活血的同时兼以行气，促进血行。

7. 固本培元法　受伤太重，攻伐太过，久则必致元气大虚，气血、脾胃、肝肾虚之类也，常以益气养血之八珍汤、健脾养胃之异功散、补益肝肾之六味地黄丸加减而用之。

8. 兼病治法　有先治病而后治伤者，有先治伤而后治病者。视其情况之急缓，伤病之轻重，以为决定。何竹林认为，伤病之主因及其他刺激，不独可影响治疗，还可成为其他疾病之诱因，如重伤之后，其正虚弱，外来病邪，易于乘虚而入，因此治疗兼病，亦为治伤之要点，兼病之能除，亦即助伤之速愈。

三、特色手法与功能锻炼

（一）髋关节后脱位

1. 推转复位法（图 2-2~图 2-5）

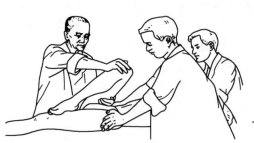

图 2-2　伤者仰卧、助手固定骨盆。术者将患肢略为加强内收及内旋，使臀及膝关节屈曲

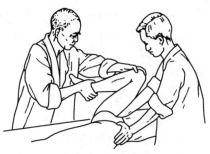

图 2-3　术者一手握伤肢膝部，另一手握小腿远端，将伤肢大腿轻度内收和向上推

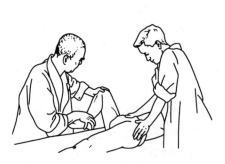

图 2-4　然后徐徐内外旋转髋关节，促使股骨头滑入髋臼

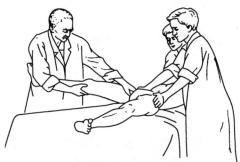

图 2-5　感到入臼响声后，将下肢拔直，患肢维持外展中立位

2. 提拉旋转法整复脱位（图 2-6）

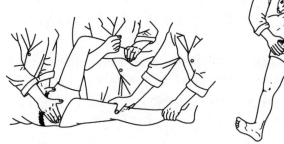

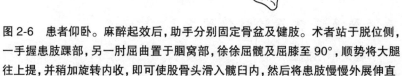

图 2-6　患者仰卧。麻醉起效后，助手分别固定骨盆及健肢。术者站于脱位侧，一手握患肢踝部，另一肘屈曲置于腘窝部，徐徐屈髋及屈膝至 90°，顺势将大腿往上提，并稍加旋转内收，即可使股骨头滑入髋臼内，然后将患肢慢慢外展伸直

（二）颞颌关节脱位

1. 口腔外复位（"一抹嘴"法） 患者端坐凳上，头、背部靠墙；术者立于患者前方，用手指揉按患侧"颊车"穴片刻（图2-7）；左手固定枕部，右手掌托住患者下颌骨前部向上用力，让患者尽量形成闭口位，同时向后方用力推动（图2-8），这时术者手掌有骨头滑动"入臼"感，即复位成功（图2-9）。该口腔外复位法的关键：将颞颌关节脱位时处于张口位前移的下颌头（髁突），通过手法托起下颌骨前端令其闭口，减少下颌头（髁突）与颞骨关节结节的阻力，从而有利于复位。

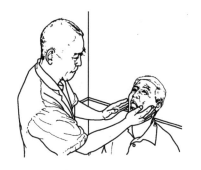

图2-7 揉按患侧"颊车"穴

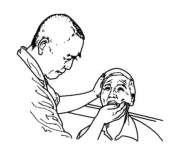

图2-8 左手固定枕部，右手上托下颌前端

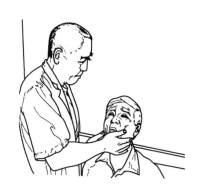

图2-9 右手同时后推下颌骨，即可复位

2. 运用口腔内整复颞颌关节双脱位的方法 患者坐于矮凳上，头靠墙壁。术者立于患者对面，左、右拇指缠纱布后置于下颌骨两侧后端磨牙面；其余四指紧握下颌体使下颌前端呈闭口状，拇指下按的同时将下颌体往后推送，瞬间下颌骨髁突即滑回下颌窝内。（图2-10，图2-11）

口腔内整复手法须注意：术者害怕双手拇指被咬伤，常错误地令患者把口张大，这时大张口的动作与颞颌关节脱位的病理过程相同。因下颌骨的后

11

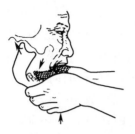

图2-10 颞颌关节前脱位手法整复

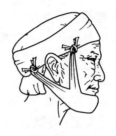

图2-11 颞颌关节前脱位整复后固定

端为髁突，张大口时其髁突的位置则移向前方，正好顶住关节结节（图2-12），咀嚼肌处于紧张状态，术者此时欲将下颌骨向后推是十分困难的。何竹林的方法是：嘱患者不必紧张，放松肌肉，并做轻微闭口动作，下颌骨的髁突则随之向下后移动（图2-13）。这时术者双手拇指紧按于最后的磨牙上，稍加压力使髁突向下移，同时另四指紧握下颌体前端往上提成闭口状极易使髁突越过关节结节滑回下颌窝内。在复位之际，术者的拇指有被牙齿损伤的可能，故操作前应包裹好双手拇指，但注意避免拇指包裹得太厚，以免增加张口角度给整复操作造成困难。

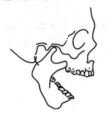

图2-12 颞颌关节脱位后，
当下颌张大则髁突向前移位

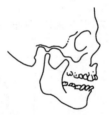

图2-13 颞颌关节脱位后，当
口呈半张时，髁突向后移动

何竹林在整复颞颌关节脱位时强调"张大口推挤，必受他端所阻，当不如愿，单一暴力推按则有偾于事，整复之要务使口之半张，于磨牙处用力下按，按而推之则有如顺水推舟之势"。

（三）肩关节前脱位坐位手牵足蹬法

患者正坐，术者站患侧，以一足底撑患腋下，并一手持患肢做对抗牵引，另一手拇指按着患侧肩峰，余指端托肱骨入位（图2-14）。

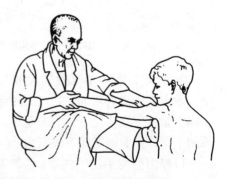

图2-14 手牵足蹬法

四、医案选录

（一）尺骨上段骨折合并桡骨头脱位

李某，男，24岁，电工。初诊日期：1963年10月12日下午5时。

病史：右前臂及肘部肿痛、畸形2小时。患者于今天下午参加足球比赛跌倒，右手掌先触地，伤后到某医院急诊。该院诊断为"右前臂孟氏骨折并桡神经损伤"，需住院手术治疗。患者不同意，由家属扶送本院治疗。

检查：患者一般情况好，右前臂与肘部呈半伸位，局部肿胀、疼痛，腕背伸无力，虎口区掌背侧皮肤感觉减退，拇背伸功能障碍。右尺骨上1/3处可触及凹陷畸形、异常活动、骨擦感，其肘前外侧可触及桡骨头突起，肘、臂屈伸功能丧失。舌淡红、苔薄，脉弦。

X线片：右前臂包肘关节正、侧位照片见尺骨上中1/3骨折向掌侧成角，桡骨头向前外方脱位。

诊断：①尺骨上1/3骨折并桡骨头脱位（右侧，伸直型）；②桡神经损伤（右前臂上段挫伤）。

治疗：

1. 手法复位　平卧位右肩外展屈肘，臂丛麻醉，牵导旋转推挤法（图2-15）。

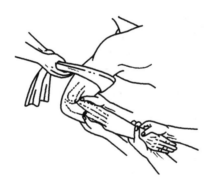

图2-15　取患肢前臂中立位，肘关节屈曲70°，两助手做对抗牵引。术者一手按捏尺骨骨折端，一手环握肘部，拇指向内推挤桡骨头。牵引远端的助手，略做前臂的旋转以助术者推挤桡骨头复位，配合前臂屈肘，桡骨头即复位。利用已复位桡骨头的支撑，并借助骨间膜的牵张和折端对顶，使尺骨恢复长度。尺骨的侧方移位可以用推挤手法加以矫正

2. 固定方法　骨折及脱位一经整复后，维持前臂旋后屈肘110°位，于桡骨头外侧体表皮肤处放置一长方形压垫，以环抱桡骨头；在尺骨背侧上、下端及尺骨折端掌侧放置压垫，并分别用胶布固定（图2-16），用小夹板4块（掌、

背侧夹板为超关节）缚带4道，配合屈肘110°前臂旋后外固定6周，三角巾悬吊于胸前（图2-17）。定期X线片复查，根据需要调整夹板松紧。

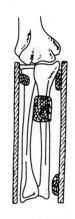

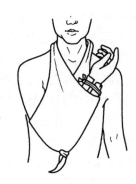

图2-16　尺骨上段骨折及桡骨　　　图2-17　经夹板固定后屈肘
头脱位，整复后压垫放置示意图　　　110°，前臂旋后，悬吊胸前

3. 功能锻炼　伤后3周内做掌、指关节及肩关节运动，通常6周以后骨折临床愈合，才能行前臂旋转及肘关节屈伸动作。

4. 药物治疗　按骨折三期辨证用药，后期肘关节屈伸及前臂旋转障碍配合舒筋汤洗方（见后"常用效方及药物"，下同）局部熏洗。

（二）肱骨干中下1/3骨折

胡某，男，26岁，工人。初诊日期：1963年3月11日下午4时。

病史：右上臂剧痛，异常活动2小时。患者于今天下午修理天窗时，不慎从4米高处跌落，右手掌着地致伤。当时无昏迷及胸腹不适，只感到右臂部剧痛，不能抬举活动，是日下午步行到本院门诊。

检查：体查合作，未发现重要脏器损伤体征，舌淡红、苔薄，脉弦。右上臂中段肿胀、畸形，并见皮下瘀斑，肱骨中下段骨擦感，环状压痛，右上肢抬举功能丧失，腕关节背伸乏力，右手虎口区感觉减退，拇伸肌力减弱，余各指端血运、感觉正常。

X线片：左侧肱骨中下段呈螺旋形骨折，骨折远端向外成角及缩短移位。

诊断：①右肱骨干中段骨折（螺旋形）；②右桡神经损伤（上臂中段）。

治疗：

1. 手法复位　患者取坐位，垂臂屈肘，在助手维持牵引下，术者一手拇指按捺向外移位的骨折近端外侧，另一手拇指按捺向内移位的骨折远端内侧，两手同时用力，使两骨折端靠拢归原（图2-18）。纠正移位后，术者捏住骨折部，助手徐徐放缓牵引，使断端互相接触。对于部分复位不佳者，术者以两手掌合抱端挤骨折处，助手于牵引下，辅以轻微摇摆骨折远端，可进一步矫正残余侧方移位。若感到断端摩擦音逐渐减小，骨折处平直，表示已基本复位。

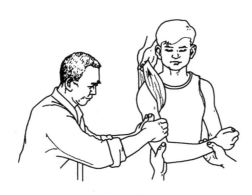

图 2-18　手法整复肱骨干骨折

2. 固定方法　维持对位牵引下，外敷跌打油纱，根据需要放置压垫。若侧方移位及内、外侧成角未能全部复位，可利用固定垫三点加压逐渐矫正，但压垫厚度要适中，防止皮肤压迫性坏死，而且注意肱骨桡神经沟处不可放置压垫，以防桡神经受压而损伤。本例折端侧方移位不多，内、外成角不大，仅采用两点直接加压即可，于远、近侧骨折端各放一压垫并用夹板超肩、肘关节固定捆妥，固定后肘关节取屈曲 90°、前臂中立位悬吊于胸前。（图 2-19）

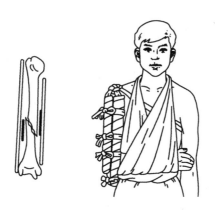

图 2-19　肱骨干骨折压垫放置及夹板固定

3. 药物治疗　骨折初期脉络损伤，瘀滞肿痛，治宜活血祛瘀，消肿止痛。内服骨一方（见后"常用效方及药物"）配威灵仙、地龙以通经络，助桡神经损伤修复；局部外敷跌打油纱。中期肿消痛减，治宜和营生新，接骨续损，内服骨二方（见后"常用效方及药物"）加五爪龙、鸡血藤。后期筋骨连接尚未坚实,治宜益气血,补肝肾,壮筋骨,内服骨三方(见后"常用效方及药物")。

经上方案治第3周,右腕及拇背伸肌力渐复,虎口区感觉已无麻木。前后共治疗12周,骨折端已无疼痛及异常活动。复查X线片示右肱骨折端对位对线好,折端可见骨痂生长,符合骨折临床愈合。解除夹板外固定,以舒筋汤煎水局部熏洗,配合肩、肘部全面功能锻炼。随访半年,右上臂、肩、肘部及腕、手部功能恢复。

何竹林认为,肱骨干骨折发生在中下1/3时,除容易合并桡神经损伤外,尚可见折端迟缓愈合或不愈合,这与整复后固定时未能完全解决好上肢的旋转扭力及分离力量有关。时有忽略肱骨干的生理特点,急于求成,过早地嘱患者进行肩外展或云手锻炼,结果导致骨折远端因前臂的重力旋转而发生剪力和扭力,影响折端的骨痂生长。因此,伤臂的肩部外展,在早期除非有外展架的承托,否则,务必要达到骨折临床愈合后才能进行外展平举活动或上肢的摆动。这种骨折的固定时间,通常较其他部位骨折要长一些。同时夹板的固定也宜采用超肩、肘关节,这样有利于抵消断端扭转、分离等不良因素。一经固定后,臂部躯干平行与自然下垂,用三角巾将前臂悬吊胸前10周以上。早期功能锻炼宜做手、腕部的伸屈活动,肩部宜做肌肉静力收缩运动(用健肢托患肢做耸肩同步肌肉收缩活动)。

此外,影响骨折愈合的另一因素是肱骨中下1/3骨折时,导致经此处的肱骨滋养动脉供血途径中断,使远折段血供减少而影响骨折愈合。根据临床辨证特点应用益气血、补肝肾的中药治疗,令身体气血调和,有利于加速骨折的愈合。

(三)胸腰椎体屈曲型压缩性骨折

黄某,男,48岁,教师。初诊日期:1962年7月20日上午11时。

病史:上腰部疼痛2天。患者于7月18日乘车途经一路坑时,因速度较快,车厢猛然抖动,使臀部离座后再次坠落,上身前屈致腰部受伤。回家经卧床休息,腰背部外敷止痛膏药,症状未见缓解,翻身困难,大便3天未解,小便短少,今天上午车送本院就诊。

检查:表情焦虑,眼结膜充满血丝,舌红少津、苔黄,脉弦略数;胸腔检查未见异常,腹部略胀、质软、无压痛及反跳痛,肠鸣音存在;脊柱活动受限,翻身困难,坐位时上腰段疼痛难忍,腰背肌紧张,胸腰段棘上韧带压痛,第12胸椎、第1腰椎棘突叩击痛,双下肢感觉及肌力正常,直腿抬高试验(-),屈髋、屈膝"4"字试验(-),生理神经反射存在,病理神经反射未引出。

X线片:第12胸椎椎体、第1腰椎椎体呈楔形压缩改变,两椎体压缩分别为1/3,胸、腰椎间隙无变窄,各棘突间隙无增宽。

诊断:胸、腰椎体屈曲型压缩性骨折(T_{12}、L_1,稳定性)。

治疗：

1. 手法治疗　伤者俯卧，胸前垫软枕，两手攀着床头。助手两人，分坐于床头及床尾，四足掌相抵，用腿将患者四肢撑起，并以手分别拉握患者腋下及骨盆，对抗牵引。术者站床边，以手法松解腰背部紧张的肌肉，按脊柱生理曲度揉捏脊椎。（图 2-20）

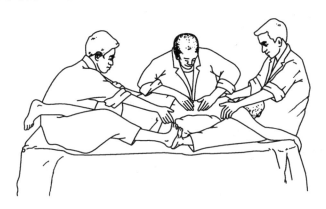

图 2-20　患者俯卧，经两人对牵，配以理伤正脊手法，有利于
解除腰背肌痉挛及腰椎骨折后脊柱小关节挫伤

手法整复后，患者平卧木板床，胸腰部伤椎垫枕。根据患者高矮和压缩椎体的程度，用被单叠成高 8~12cm 的三角形枕（枕长 40cm，宽 15~20cm），外裹一层毛巾并用针线大距离缝合；指导患者配合挺胸，以及五点支撑法、三点支撑法背伸练功。

2. 药物治疗　首诊，据患者舌脉症及胸腰椎骨折病情，诊为伤后蓄瘀，腑气不通，热结于内。治以通下逐瘀，方用大成汤加减。

大黄 10g（后下），芒硝 6g（冲服），红花 6g，苏木、枳壳各 10g，厚朴、木通、甘草各 6g，生地黄 30g，白茅根 30g。

1 剂。上药以水 2 碗半，先煎红花、当归、苏木等 8 味，煎至 1 碗半药液时，加入大黄同煎至 1 碗，去滓，纳入芒硝以微火溶化，温服。

患者经服上药后，当晚大便得下，即助以进食粥糜，生津养胃。腑气一经得通，腹胀随之大减，夜寐能安。翌日，开始以理伤定痛汤加减治疗。服药 1 周，腰痛减轻，翻身较灵活，大小便正常。后期以骨三方加减。经腰背肌按摩、行正脊手法及床上练功、药物治疗 6 周，自觉腰背有力。指导患者佩戴腰围下地，严禁负重及弯腰。前后治疗 8 周，经临床检查及拍 X 线片，T_{12}、L_1 椎体骨折符合临床愈合。随访半年，腰部功能恢复正常。

（四）颈椎病

戴某，男，48 岁，会计。初诊日期：1965 年 11 月 26 日。

病史：左手拇、示指麻木，欠灵活半年。患者近3年来，常感颈肩部沉重酸痛，时有头晕、视蒙、站立不稳等症状，经某医院神经内科检查，诊断为"颈椎病"，住院治疗3周，应用各种神经营养制剂及维生素治疗，症状未见好转。平素健康，各系统回顾无特殊病史可载。

检查：血压120/84mmHg，舌淡红、苔薄，脉弦细。体查合作，发育正常。脑神经检查未见异常。颈部活动受限，第4~7颈椎棘突压痛，颈椎间孔左侧屈加压试验（+），后仰位椎间孔挤压试验（+），椎动脉扭转试验（+）。心肺检查未见异常。神经功能检查如下：运动：肢体无肌萎缩，左侧肱二头肌、拇指及示指屈伸肌力减退。感觉：左侧拇指、示指及前臂之桡侧感觉减退，深感觉存在。反射：生理性浅反射正常，左侧肱二头肌、肱三头肌反射减弱。其余深反射正常，病理神经反射之霍夫曼征、巴宾斯基征未引出。

X线片：颈椎生理弯曲变直，正位片示颈5~6、颈6~7钩椎联合退变样增生，椎间隙变窄。

诊断：中医诊为颈椎病（肝肾不足，脉络失养）；西医诊为颈椎病（混合型）。

治疗：

1. 手法治疗

（1）患者先取坐位，医者以双手沿督脉之风府、哑门至大椎穴反复揉按，然后沿两侧膀胱经用滚法揉按天柱、大杼穴及小肠经之肩中俞、肩外俞、天宗等穴的分布区。手法要求做到因人而异，轻而不浮，均匀有度。

（2）患者然后取仰卧位，术者用双手牵引患者之枕、颌部（图2-21），牵引时以头略向前倾为宜（20°~30°），牵引重量通常4~7kg、时间约数分钟，并可以在牵引下配合头部小范围地左右旋转、屈伸，目的是缓解肌肉痉挛，扩大椎间隙，恢复椎体的正常曲线，使其骨正筋柔，气血以流。牵引的重量多少、时间长短，可根据患者当时的反应灵活掌握。

（3）患者经手法牵引后，轻者宜平卧片刻；重者平卧后，起床时须佩穿颈部围领以限制颈椎活动，以减轻神经根或椎动脉周围交感神经纤维受刺激所引起的症状。

2. 药物治疗 首诊结合临床诊断

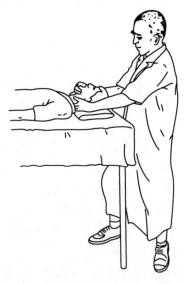

图2-21 颈部手法牵引，使骨正筋柔，气血以流

及证脉分析，按肝肾不足、脉络失养辨治，用独活寄生汤加减。

处方：独活 9g，桑寄生 15g，杜仲 15g，怀牛膝 10g，当归 3g，党参 15g，川芎 3g，桂枝 6g，葛根 30g，赤芍 15g，鸡血藤 15g，何首乌 30g。3 剂，每天 1 剂，可复煎混合后分 3 次服。

复诊：经上述治疗 1 周，无特殊不适，自觉颈部困坠现象缓解，原有的视蒙、头晕症状减轻。继以上方随证增减，酌加蜈蚣、北芪，去怀牛膝以增强补气通络；后去赤芍，加枸杞子、蕤仁肉以濡养肝肾，配合导引练功等治疗 3 个月，颈背酸痛、头晕、视蒙、手指麻痹症状缓解。

治疗期间，须配合练习防治颈椎病之导引练功，以运气上巅，疏通经络，舒展筋骨。

第一式上举伸腕：患者双足平肩宽，足尖向前，直立收腹，双臂上举，手掌向天，眼望前上方，收腹呼吸，意在指梢，形虽不动，暗劲内使，持续 5~20 分钟（图 2-22）。

第二式抱枕提项：患者站式同上，先做颈部适当旋转俯仰 3 次以放松颈肌，然后双手抱枕向前上方用劲，头向枕部后仰用力，形成相互对抗用力之势，收腹运气，意在巅顶，时间同上（图 2-23）。

第三式伸肩扩胸：患者站式同上，略做上身及肩部放松片刻，然后双上臂使暗劲令臂向下撑，掌心向地，头颈上伸，挺胸收腹，运气于巅，此为伸臂拔肩之势（图 2-24）。

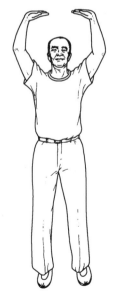
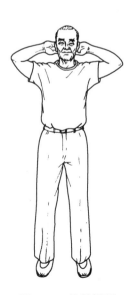
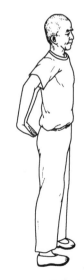

图 2-22 上举伸腕　　　　图 2-23 抱枕提项　　　　图 2-24 伸肩扩胸

19

何竹林认为，对颈椎病的防治务求注意合理作息，整体治疗。临床上对各种证型的颈椎病的治疗从辨虚实入手。肝肾不足，气血失养是本；瘀阻、痰浊、湿火、寒湿是标。治疗上宜标本兼顾，调气血、祛痰湿，配合适度的牵引、按摩、练功、休息有利于病情的缓解。不提倡用强力的推扳手法进行旋转"复位"，特别是有一种"理发师"式的扳转颈部手法应视为大忌。

五、常用效方及药物（含外治法）

（一）内服方

1. 伤科通脉散（胶囊）

[组成] 麝香、冰片各 0.6g，熊胆 1g，儿茶、三七、延胡索、郁金、乳香、没药、天麻各 12g，当归 20g，血竭、五灵脂各 15g，琥珀 3g。

[用法] 每次服 0.5g，用温开水冲服，每天 3 次，孕妇忌服。

[功效] 通脉止痛，安神定惊。

[主治] 各类骨折、脱位、筋伤以及头部内伤，胸胁挫伤之早、中期瘀血作痛，惊恐不安者。

2. 头伤方

[组成] 三七 6g（先煎），赤芍、泽兰、桃仁各 10g，钩藤（后下）、天麻、白蒺藜、续断、骨碎补各 15g，石决明 30g（先煎）。

[用法] 清水煎服。

[功效] 祛瘀通络，安神定惊。

[主治] 脑震荡伤或脑外伤后遗症，症见伤后头、面部青紫肿痛，逆行性遗忘，头痛头晕，激动易怒，烦躁失眠，脉弦有力等。

3. 何竹林跌打丸

[组成] 田七 300g，血竭 30g，川芎、枳壳各 60g，当归、红花、延胡索（醋制）、桔梗各 80g，生地黄、丹参、川牛膝、泽兰、大黄（酒制）、朱砂根、金钱草、救必应、大驳骨、血见愁各 250g，葛根 1 200g。制成每丸 6g。

[用法] 温水送服，每次 1 丸，每天服 2 次，小儿酌减，孕妇忌服。外用：以米酒将跌打丸炖溶后涂敷患处。

[功效] 活血祛瘀，消肿止痛。

[主治] 各类跌仆闪挫，举动不慎，胸胁迸伤。或为外物所击，瘀肿疼痛；筋骨伤折，痛甚难忍；内伤气结，血滞腰痛，症见痛有定处，皮肤青肿，或身热烦渴，溺赤便秘，胸腹胀闷，脉弦而数。

4. 骨一方

[组成] 红花、桃仁、当归各 6g，赤芍、钩藤各 10g，泽兰 12g，骨碎补、生地黄、天花粉各 15g，乳香 3g。

[用法]　清水煎服。

[功效]　活血祛瘀，消肿定痛。

[主治]　骨折初期瘀血阻滞，经脉不通，见局部肿痛、发热口干、胸中烦躁、夜寐不宁、尿赤便秘、舌红苔薄黄、脉弦数或滑数。

5. 骨二方

[组成]　当归 10g，续断 10g，熟地黄 15g，土鳖虫 6g，赤芍 10g，骨碎补 15g，自然铜 10g（先煎），五加皮 15g，千斤拔 30g。

[用法]　清水煎服。

[功效]　养血和营，接骨续筋。

[主治]　跌打损伤，筋骨折断的中期或后期以及骨科杂症。

6. 骨三方

[组成]　党参、北芪、熟地黄、茯苓、狗脊、怀牛膝各 15g，当归、补骨脂、续断各 10g，桑寄生、千斤拔各 30g。

[用法]　每天 1 剂，水煎服，可复煎再服；煎药时宜文火久煎，以空腹服或饭前服为宜。

[功效]　益气养血，调补肝肾，强壮筋骨。

[主治]　骨折修复缓慢，老年骨折及损伤后期各种虚证，以形体虚弱、筋肉萎缩、肢体乏力、关节不利、舌淡、脉细弱为施治要点。

7. 理伤定痛汤

[组成]　三七末（冲服）3g，乳香 3g，桃仁 10g，红花 6g，当归（尾）10g，续断、赤芍、川牛膝各 12g。

[用法]　每天 1 剂，清水煎服，可复煎，分 2 次温服。

[功效]　活血化瘀，理伤定痛。

[主治]　损伤早期肢体伤筋，瘀阻经络，见痛处不移，局部瘀斑、肿痛、刺痛、痛处拒按，舌质暗红，脉弦细。

8. 龙马壮骨宝（丸）

[组成]　五爪龙 1 500g，海马 300g，党参、鸡血藤、千斤拔、骨碎补、续断、何首乌、丹参各 1 250g，通草 200g，鹿角胶、鸡内金各 250g，三七 300g，百合、茯苓各 800g，佛手 100g。制成每百粒干重 50g。

[用法]　每次服 10 粒，每天 2 次。忌生冷食物。

[功效]　补肾壮骨，健脾益气，养血通脉。

[主治]　各类骨折中、后期。筋骨合而未坚，气血失调，元气未复，骨折迟缓愈合；久病卧床，筋骨痿废，腰背酸软乏力，脾肾亏虚者。

9. 劲臂汤

[组成]　杜仲、狗脊、牛大力、千斤拔各 30g，怀牛膝、鸡血藤、何首乌、川

萆薢、走马箭各 20g。

[用法] 水煎服，或加猪脊骨 300g、生姜 10g、陈皮 3g，加水 1 500ml 煲汤，放盐少许调味，分次服。

[功效] 补益肝肾，强壮筋骨，舒筋活络。

[主治] 中、老年因肝肾不足，气血渐虚所致脊柱退行性病变。症见颈背肌疲乏不适、头晕眼花、肩膀酸痛、手足麻痹；腰骶酸痛，时轻时重，每因劳累加重，步履费力，尿有余沥，以及筋骨痿软、腰肌劳损等症。

10. 忍冬萆薢汤

[组成] 忍冬藤、桑枝各 30g，萆薢、海桐皮、丝瓜络、豨莶草、秦艽各 15g，土地骨、赤芍、威灵仙各 12g。

[用法] 清水煎服（煎前宜浸药 20 分钟），每天 1 剂，复煎，分 2 次服。

[功效] 清热祛湿，舒筋活络。

[主治] 湿热痹证，腰椎间盘突出症（早期）及各类关节炎发病过程中湿热并见，以肢体困重不舒、腰背酸痛或关节肿痛、屈伸不利，身热口渴或不渴，舌红苔黄腻，脉弦滑有力等症状为主。

11. 火毒清饮

[组成] 青天葵 10g，水牛角 60g，生地黄 30g，牡丹皮 10g，金银花、赤芍、救必应各 15g，蝉衣 6g，天花粉 30g，甘草 6g。

[用法] 上药以水浸片刻，使药物充分湿润。以清水 4 碗（约 1 000ml）先煎水牛角，沸后微火煮 10 分钟，停火稍候，再加入余药同煎，煎至 2 碗，分 2 次服。

[功效] 清热泻火，凉血散瘀。

[主治] 各类高温（火焰、蒸气、沸油、滚汤等）烫或烧伤的皮肉，热盛伤阴、火毒内陷、里热炽盛、阴津耗竭、脏腑不和等热入血分，血热妄行之证。临床以身热、口干、脉细数、舌红少苔为辨治要点。

12. 虎杖消疮饮

[组成] 虎杖 60g，连翘 10g，赤芍、地胆头、三桠苦各 15g，救必应、崩大碗、白茅根各 30g。

[用法] 每天 1 剂，水煎服，复煎，分 2 次服。儿童酌减量。

[功效] 泻火解毒，散结消肿。

[主治] 痈疮疔毒，缠腰火丹，湿火困结，跌仆烧伤，借伤成毒。常见局部红肿热痛，全身壮热烦渴或寒热交作，口干臭秽，尿赤便秘，舌红苔黄，脉洪数等热毒证候。

（二）外用方药

1. 驳骨散（膏）

[组成]　桃仁、黄连、金耳环、川红花各250g，栀子、干地黄、黄柏、黄芩、防风、甘草、蒲公英、赤芍、自然铜、土鳖虫各500g，侧柏叶、大黄、骨碎补各1 500g，当归尾、薄荷、毛麝香、牡丹皮、金银花、透骨消、鸡骨香各1 500g。

[制法]　上药粉碎成细末，过65目筛，混合均匀，置干燥容器中备用。

[用法]　选用温开水、米酒、蜂蜜或凡士林调煮药末成厚糊膏状，然后将药摊在棉纱纸上外敷患处；亦可以少量醋调药末冷敷患处。

[功效]　消肿止痛，散瘀接骨。

[应用]　闭合性骨折、脱位及各类软组织损伤，早期宜冷敷，中期宜温敷。应用酒调膏剂加入白及粉、蜜糖或鸡蛋清可增强药物黏附作用，使药效持久。

2. 跌打风湿药酒（附：风湿霜）

[组成]　三七、当归、威灵仙、羌活、五加皮、透骨消、大黄、栀子、防风、豨莶草、寮刁竹、九里香、独活、薄荷、忍冬藤、黄柏、伸筋草、海桐皮、泽兰、川续断、甘草各120g，骨碎补、白芷、木瓜各240g，樟脑480g，桃仁30g。

[制法]　将上药切细，蒸半小时，待温度降低，放进酒坛，加入50度米酒20kg，密封，浸泡3周，滤出药液即成。

[用法]　外涂患处，或在施行理伤手法时配合使用，亦可将棉纱浸湿外敷；加入外洗剂中熏洗患处甚佳。开放性伤口忌用。

[功效]　活血祛瘀，消肿定痛，祛风除湿，舒筋活络。

[主治]　骨折，脱位，软组织扭挫伤，肌腱劳损，筋骨酸痛，风湿痹痛。

[应用]　闭合性骨折、脱位经整复后，以药酒浸润洁净之棉纱敷贴患处，然后再上外固定。皮肤如无过敏，可以隔天换药或以药酒少许向伤处棉纱注入即可。陈旧性软组织受伤者、创伤性关节炎者、风湿骨痛及骨关节退行性变引起关节活动不利者，可用本药酒涂于局部揉按，或用50ml加入熏洗剂中外洗。

附：何竹林跌打风湿霜

1982年，何竹林长子何应华及其兄弟将跌打风湿药酒秘方贡献出来，由广州中医学院、白云山制药厂合作，共同将该方整理研究，保留其药的有效成分，改制成霜剂，是为何竹林跌打风湿霜，临床疗效显著。1984年7月，获广州市科学技术协会科技成果奖。

3. 跌打油

[组成]　当归、红花、泽兰、生地黄、荆芥、威灵仙、防风、甘草、黄连、黄柏、黄芩、金银花、苦参、侧柏叶各120g，芙蓉叶240g，冰片480g，血竭末30g，冬青油10ml，茶油10kg。

[制法]　取当归至芙蓉叶等15味中药，用茶油浸泡1周以上，然后用铁锅加温提炼，宜文火慢煎，以生地黄透心变脆为度，去渣，稍冷加入冬青油、血

竭末、冰片搅溶，用6层纱布过滤，分装在消毒容器内。

[用法] 涂擦、外敷均可。

[功效] 消肿止痛，清热解毒，消炎生肌。

[主治] 跌打损伤、烫火伤。

[应用] 对跌打或烧伤患者，需根据创面深浅及部位分别采用外敷、涂擦暴露等方法。闭合性骨折在外敷跌打油纱及维持小夹板外固定后，换药时可不松解夹板，经夹板之间隙注入药油即可。对于浅Ⅱ度以上烧伤创面，宜先用1‰新洁尔灭溶液及生理盐水冲洗（也可用低于体温的干净茶水冲洗清洁），然后用消毒棉纱吸干水分后，外涂药油或外敷药油纱块可使创面疼痛缓解，痊愈加快。对于深Ⅱ度至Ⅲ度烧伤创面有组织坏死，局部渗出明显，或皮肤全层坏死形成焦痂，早期宜湿敷（用金枪散50g煎水清洗创面，并用作敷料湿敷），每天换药1次。数天后创面干净，改用药油纱块外敷，有利于深Ⅱ度创面愈合、减少瘢痕形成，并促进Ⅲ度烧伤创面肉芽生长，为植皮创造较好条件。

4. 生肌膏（软膏）

[组成] 当归60g，血竭、乳香、没药、儿茶、三七、松香、川黄连各30g，冰片、麝香各2g，樟脑90g，蜂蜡180g，猪油680g，面粉120g。

[制法] 分别将当归、黄连、三七研末；血竭、乳香、没药、儿茶研末。混合过筛备用。将面粉炒到米黄色，将上药掺入搅匀。把猪油、蜂蜡、松香用铁锅文火煎至完全溶解，去渣，加入上药搅拌均匀离火。离火后待温度降至60℃时加入樟脑、冰片、麝香（麝香、冰片先用等量递增法调配）。制成后用大口容器存放，待冷成膏备用。因药膏中的冰片、麝香等含挥发成分，故存放膏药的容器宜密封，不令泄气。

[用法] 伤口按常规清洁消毒处理后，将生肌膏按伤口大小摊在敷料上，外敷患处。

[功效] 消肿止痛，排脓解毒，去腐生肌。

[主治] 各类外伤感染创面，诸般溃烂，久疮余毒未清、腐肉不脱，伤口难收。

[应用] 枪弹贯通伤、开放性骨折伤口难收、痈疮余毒未清、死肉不脱新肌难生、褥疮溃疡、Ⅲ度烧伤创面溃烂，敷之能脱痂，促进上皮生长。

5. 百灵膏（硬膏）

[组成] 第一组药（浸油药料）：麻黄、川芎、独活、羌活、当归、附子、乌药、荆芥、威灵仙、三棱、桃仁、泽兰、桂枝、防风、高良姜、白芷、骨碎补、莪术、土鳖虫、川续断、马钱子、红花、丁公藤、宽筋藤、甘草、栀子各250g，茶油（或花生油）45kg，黄丹22kg。

第二组药（后下药）：川乌、草乌、半夏、天南星、木香、丁香、乳香、三七、苍术、白术、小茴香、花椒、细辛、桂枝、自然铜各30g（以上各药为末，过65目筛和匀,收膏前加入)。麝香、冰片、冬青油、艾片(各等分,根据需要最后加入,孕妇忌用)。

　　[用法]　先用温水或 75% 乙醇溶液清洁患部,待皮肤干后,油膏药加温软化贴患处。敷贴温度以 45℃ 左右为宜,勿烫伤皮肤。孕妇忌用。

　　[功效]　温经祛寒,通痹散结,活血祛瘀,理伤接骨。

　　[主治]　跌打伤症后期,瘀血留滞,肢体痹痛不利,陈年劳损,筋骨退变,风湿旧患,腰背坠痛,夜尿频多,以及狭窄性腱鞘炎、骨折迟缓愈合等。

　　[应用]　本膏药适合于伤科各类陈旧性损伤、关节风寒湿痹痛之症,对内科杂证而肢体麻木疼痛者用之有效。若久痹重症和患处瘀结难消、脊柱退变、腰背冷痛重坠、手足顽麻以及骨折愈合缓慢者,外敷时间可延长。对于特殊部位的骨折,也可用本膏作固定材料。方法是取较老膏(含黄丹量稍多变硬的膏为老),用时膏面按固定部位撒上驳骨散外敷固定患处即可。

　　6. 金枪散(膏)

　　[组成]　大黄、天花粉各 250g,黄芩、红花、当归(尾)、生地黄、扁柏、防风、荆芥、薄荷、金银花、甘草、川黄连各 120g,生石膏 750g。

　　[用法]　共为细末,混合后作散剂备用。通常有 3 种用法:①用时加开水适量、面粉 250g、蜜糖(饴糖)适量煮热调成糊膏外敷,或加米酒调煮外敷;②将上药加入面粉 250g、凡士林 2 000g 调煮成软膏外敷;③取上药 50g 装入布袋内,加水 3 000ml 煎沸 15 分钟后,用药液洗涤伤口,或湿敷创面。

　　[功效]　清热解毒,活血消肿。

　　[主治]　肢体扭挫伤,金属利器伤所致皮肤化脓溃烂,以及痈疮、脓疱疮(黄水疮)、亚急性湿疹、多发性毛囊炎(发际疮)、烫火伤等。凡创面感染不宜用酒调敷,阴疽不宜用。

　　7. 舒筋汤(外洗方)

　　[组成]　桂枝、宽筋藤、路路通、两面针、海桐皮、大风艾各 30g。

　　[用法]　共碾粗末,以纱布袋盛之,用水 3 000ml 煎药液熏洗患处,每天 2 次。

　　[功效]　舒筋活络,消肿止痛。

　　[主治]　用于骨折、脱位后期解除外固定后,肢体活动不利或肌筋拘挛,肿痛难消,以及陈年旧患遇寒则痛、腰肌劳损、风湿痹痛者。

　　[应用]　本方为外洗用药,适合于闭合性损伤。急性炎症及皮肤溃疡禁用,皮肤过敏者慎用。用时注意药液温度(宜 45℃ 以下),以免烫伤皮肤。软组织损伤为主者,可在熏洗患处时加入药酒 50ml;骨关节退行性病变如跟骨骨刺者,于药液中加入陈醋 100ml 浸浴患处,有散结止痛之效。

　　(三)常用药对举例

　　1. 乳香配没药　治诸般气血凝滞,心腹疼痛,腿痛臂痛,内外疮疡,一切脏腑积聚。参考用量：乳香、没药各3~6g（入汤剂）。

2. 三七配丹参　通脉散瘀而不燥，无论新久之瘀皆可用之。临床可用于老年、妇人伤后有积瘀兼肝郁气滞、心烦失眠等素体偏热之证。参考用量：三七1~6g，丹参10~15g。

3. 当归配赤芍　两药相配，寒温并用，无寒热偏颇之性，其活血祛瘀通脉之力增强，临床常用于伤科早期气滞血瘀、肿痛并见之候。参考用量：当归3~10g，赤芍6~15g。

4. 穿破石配铁包金　治疗湿热痹病或胸胁损伤早期气滞血瘀兼有化热者。何竹林常用两药加入柴胡疏肝散（汤）治疗胸部迸伤所致胸内脉络破裂而咯血、胸胁刺痛者。参考用量：穿破石、铁包金各30~60g。

5. 蒲黄配五灵脂　治疗以气滞血瘀为主的心腹诸痛。何竹林善用两药加入四逆散治疗肋软骨炎。两药加入复元活血汤治疗胸、腹、背伤后瘀血作痛者多效验。参考用量：蒲黄、五灵脂各3~6g（蒲黄宜布包入煎）。

6. 自然铜配土鳖虫　两药相配治疗骨折有"瘀去""生新""骨合"之功效。自然铜研末入丸散，每次用0.3g以内为宜。参考用量：自然铜6~10g（入煎剂），土鳖虫3~6g。

7. 刘寄奴配骨碎补　祛瘀通经，止血止痛。用于跌打损伤、筋伤骨折、瘀肿疼痛之症。参考用量：刘寄奴10~15g，骨碎补10~30g。

8. 牡丹皮配赤芍　常用于术后发热或血热妄行之吐衄、发斑及跌打、烧伤之瘀热肿痛。参考用量：牡丹皮6~15g，赤芍6~15g。

9. 郁金配橘络　用治胸胁迸伤、跌仆伤后气滞、气逆。参考用量：郁金5~10g，橘络3~6g。

10. 延胡索配香附　两药相配，气血并治，止痛之力增强。主治各类胸、腹伤后气滞血瘀之痛症。参考用量：延胡索3~10g，香附6~12g。

11. 柴胡配白芍　多用于伤后兼有急躁易怒、胸胁胀满、情志不遂，肝郁气结者。参考用量：柴胡6~10g，白芍10~18g。

12. 白花蛇配黄芪　两药相配，有益气通络、血行痹除之功，用治类风湿关节炎、风湿诸痹、脊柱退行性病变、肩颈麻痹，腰腿掣痛偏于虚寒体质者。参考用量：白花蛇15~30g，黄芪15~60g。

13. 忍冬藤配鸡血藤　两药寒温相配，药性趋于平和，对中老年久病血虚湿热阻络，腰腿掣痛者尤为适用。何竹林强调两药相配，妙在药量。参考用量：忍冬藤、鸡血藤各15~30g。

14. 蜈蚣配全蝎　何竹林对于久痛入络之关节痛以两药入养血通络之剂，取虫类善走窜之牵领，起到搜风通络、散结破积、活血化瘀之效。然两药皆辛燥，易伤阴燥血，用时宜加注意。参考用量：蜈蚣、全蝎各3~5g（丸散剂用量减半）。

15. 海桐皮配五加皮 常用治关节屈伸不利、肢体麻痹。参考用量：海桐皮、五加皮各 10~15g（外洗量可加倍）。

六、手稿内容介绍

何竹林存有 5 篇医学讲稿。第一篇专论正骨手法，阐明"人体筋骨，气血煦濡，向具生机，故接骨者应如扶植树木，以顺其性意"，把伤骨看活的学术思想；强调识其体相，辨清伤情，复善用手法的重要性。第二篇伤科内治法探微，叙述治伤遣方用药的八大法，强调用药要善用其法，若无其法，有方若无。第三篇重视解剖学术交流，倡导骨骼定名古今统一。第四篇指出要掌握骨折适应证，善用小夹板外固定。第五篇关于瘀血论治在伤科之应用，阐明了"跌打损伤不离血气之变"的学术思想，并列举了伤科祛瘀十法的具体应用。

七、原始处方选登

何竹林原始处方如图 2-25、图 2-26 所示。

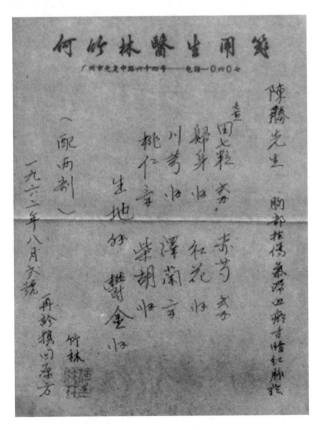

图 2-25 何竹林原始处方一

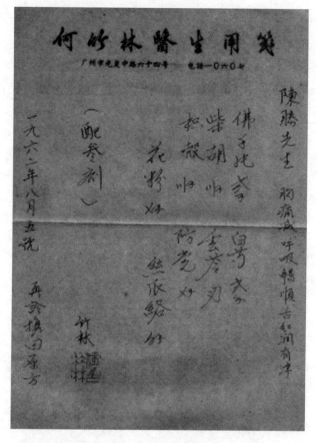

图2-26 何竹林原始处方二

第三节 学术传承

一、何氏骨伤学术传承脉络

何氏骨伤学术传承脉络见图2-27。

二、何竹林家族传承代表人物

何竹林的6个儿子、2个女儿、3个媳妇均以中医骨伤科为业。长子何应华从小随父习武学医，曾两度接受高等中医系统教育，历任广州市荔湾区中医医院骨科主任、院长等职，创办了保持西关正骨特色的广州市荔湾区骨伤科医院。次子何超常主任医师任职于广东省中医院骨科。四子何应权，早年毕业于广州中医学院，继承父业，在母校任教，是广州著名的骨科医生。其他

（第五代）　　　　　（第六代）

何　源（第一代）

↓

何恭泰（第二代）

↓

何良显（第三代）

↓

何竹林（第四代）

何应华——张友锋、陈国雄、梁　斌、麦家强、彭健雄、李　亮、李主江等

何超常——邓　成、陈得生、何兆贤、鲍刚强（美国）、萧劲夫等

何应基——梁炳新、王国柱、谭奋森、何艳芬（美国）

何应权——广州中医药大学副教授

何应衡——美国旧金山跌打学会会长

何应璋——美国西雅图跌打医馆

早年弟子——胡道明、高北海、马惠周、何兆康、何德光、钟培鉴、马伟荣、苏锦星、谭昌雄、莫子云（美国）等

黄宪章——刘金文、庄　洪、陈炳坤、许少健、蔡　桦、刘　军等

罗广荫——罗永佳、罗楚云、罗曼莉等

张贻锟——广州市海珠区石溪中医院院长

蔡润才（香港）

岑泽波——刘金文、庄　洪、陈炳坤、汪青春、蔡　桦、巫式槟、罗　忆、叶淦湖、卢永棠、蒋顺琬、谭晓卫、杨海韵、陈得生（香港）、岑瀑啸、岑瀑涛（美国）、卢永兵、陶惠宁（日本）、程铭钊（英国）、林定坤、梁祥波、林冠杰、刘　军、李主江等

图 2-27　何氏骨伤传承脉络

儿女皆秉承医业，为何氏的学术传人，在国外行医。

（一）何应华

1. 生平事迹及贡献　何应华（1929—2003），广东省南海县九江人，何竹林长子（图 2-28）。何应华自幼秉承祖训，尽得家传。课余随父学习中医经典著作和历代骨伤科文献，抚摩骨骼标本，熟悉人体骨骼，同时兼习武功。何竹林师承少林洪拳，并采南北各家之长，但仍认为未足，因而又命何应华拜武林名宿黎福田为师，郑重举行拜师礼，主学气功，直到黎师傅去世，从而达到气沉丹田，头脑清醒，气血舒畅，精力充沛，"刚、柔、迫、直"，随意施为、得心应手的境地。当时，何竹林与同行在长寿东路直街合办一间"西关赠医

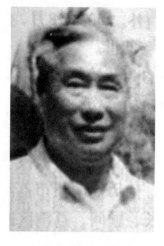

图2-28　何应华

所"，每天都有各科医生轮值设诊，其中有不少经验丰富的医生。特别是下午，不少名医亦来参与善举。何应华虽然年纪尚小，但奉父命经常在旁随诊学习，得到名医庄省躬、范国金、刘鹤云、欧阳朝、林振中等世叔伯辈的不吝赐教，特别是基础入门知识，受教匪浅。1948年，何应华开始独立坐堂应诊，同年入广州汉兴中医学校（夜班）学习4年，得名师管需民、谢香浦等传授。毕业后在穗西关挂牌行医。中华人民共和国成立后，何应华与同业组织中医联合诊所，参加医务人员大联合，在西区人民医院中医科当医生。1956年以后，根据祖传经验和临床实践，何应华为广州市越秀区、荔湾区举办多届骨科学徒班，弟子遍布南粤大地及港澳地区。1977年，何应华在广州市荔湾区人民医院提出中医骨科和西医外科共同探索，研究中西医结合诊治骨伤问题。历时8个月的实践，由于参加的医护人员坦诚合作，因而取得了一些经验，何应华据此写了《中西医结合治疗骨折临床体会》，受到区科委的奖励。1979年，他被广东省广州市革命委员会评为"中西医结合工作积极分子"。1983年，他又被广东省中西医药研究中心评为"积极分子"。1988年评为副主任医师，先后担任广州市荔湾区人民医院中医科副主任，广州市荔湾区中医医院骨伤科主任、副院长、院长。撰写多篇治疗骨折的论文，曾获得荔湾区科研技术革新奖。十一届三中全会后，何应华又献出"何竹林风湿跌打霜"秘方。该药系骨折、脱位、软组织扭伤、肌腱劳损的有效药方。晚年，何应华与广州市荔湾区卫生局卢桔局长等筹创广州市荔湾区骨伤科医院，任广州市荔湾区骨伤科医院名誉院长及广州中医药学会理事，广州中医骨伤科学会副主任委员，香港骨伤科研究学会名誉会长，荔湾区政协第七、第八、第九届副主席。

何应华先后撰写了《伤科内八法概论》《桡骨下端骨折的临床体会》《中医伤科提要》《何竹林正骨手法经验》《肱骨骨干骨折》《中西医结合治疗骨折（附156例）》等论文。2003年主编的《何竹林正骨医粹》（图2-29）由广东科技出版社出版，获得业界好评。其医术的代表性传人有张友锋、陈国雄、梁斌、李亮、彭健雄、麦家强、叶洪、李主江等。

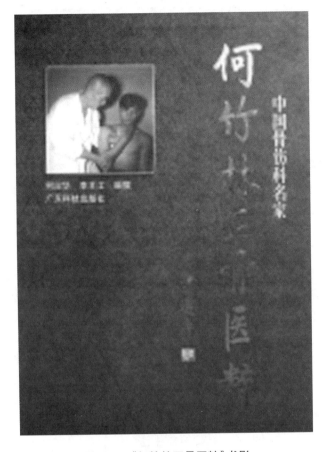

图 2-29　《何竹林正骨医粹》书影

2. 对何氏骨伤的传承与发展

（1）公开和推广何竹林的理伤手法、秘方

1）公开理伤手法：1980 年，何应华与师弟岑泽波（广州中医学院教务长）合作，以"何竹林正骨手法经验（附何竹林生前所拍手法的幻灯片）"为题在中华医学会广东分会的学术活动中主讲，得到全省同业的好评。1983 年，这批幻灯片又在全国中医骨伤手法经验交流会上向全国代表放映，并由何氏四徒（何应华、黄宪章、岑泽波、谭昌雄）写了《广东省中医骨伤名家何竹林》（会上唯一的文章）在会上交流，受到到会的卫生部部长钱信忠表扬。1986 年，何应华写了《旋转推挤手法整复肩关节脱位》一文，公开了继往开来、推陈出新的"旋转推挤手法"，获广州市荔湾区科学技术协会 1986 年优秀科学论文奖。1987 年 9 月，在广州市中医学会学术年会上宣读，并应同业要求，当众示范。由于这一手法解决了历史上长期未能较好解决的问题，在同业中，特别是港澳地区代表中引起轰动。同年 10 月，又在广东省中医骨科学术会议上宣读，再一次公开手法示范，受到大会表扬。"旋转推挤法"是何竹林、何应华父子共同探索研究的成果。他们从搬运工利用木架搬石块的杠杆原理中得到启发，参考祖国医籍中名家手法，发现不少复位手法，实际已采用这一原理，如整复肩关节脱位的手法就是其中之一。肩关节脱位，粤语俗称"甩膊头"，对其治疗，有很多不同的复位方法，有医者拉着伤手，并以术者肩头顶着患肢腋下，站起来利用伤者体重牵引；也有用膝头顶着腋窝，将手拉压；也有以长圆物（如酒瓶、木棍等）承托患侧腋下将伤手向下拉压，等等。所有方法，都是用一个支点承托，将上肢如杠杆般摆动，以达复位目的。不过，这些方法有其弊端，因为人是血肉之躯，腋下有很多软组织（血管、神经、筋肉等），若过于粗暴，很易损伤，甚至因患者骨质脆弱，施行手法时引致肱骨骨折也有所闻。所以有些学者反对这样使用杠杆原理。如何能够既利用杠杆原理得到有效的力而又不损伤患处组织，是一个课题。有些肩关节脱位，还会合并肱骨颈骨折，复位就较单纯脱位麻烦，因为它失去了完整的可操作的肱骨干这个杠杆。这种病例，若以手术治疗，切开复位，又有各自不同的经验和见解，在当时的条件下，效果不一定满意，往往遗留关节功能障碍，尤以年老者为甚。经过父子共同研究，并通过自身做试验，把术者的手代替硬物作为支点，使肱骨干摆于最有利的位置以使周围肌肉比较松弛，在滑动状态中使肱骨头移至臼窝边沿，减少阻力，减轻伤者痛苦，对准方向把它推进复位。通过不断试验和临床实践，终于摸索创造出了"旋转推挤法"。它对肩关节脱位甚至合并肱骨颈骨折，都有很好的疗效，并诞生了一系列复位手法。

　　2）公开秘方：何应华到医院工作后，为了医疗带教的需要，陆续把自己常用的有效药方公开。在广州市荔湾区中医医院，骨伤科的 29 种制剂及协定处方中，何氏的药方即有 17 种。何竹林跌打药酒，是疗效显著、适用广、具有商品生产价值的成药。1982 年，广东省科学技术协会建立了"广东中西医药针灸研究服务中心"，参加研究的都是中西药专家、教授，鼓励何应华献出此秘方。这种成药，采用酒浸提药物有效成分的古老方法制成，因而存在一些缺点，如液体需用瓶装、易于破碎倾泻，携带、运输不便，在北方冬季擦用时，还要加温。经过研究，认为需用现代技术，在保持原有药效的前提下，解决剂型上的不足，并决定交由华南最高的中医学府——广州中医学院和广州较著名的药厂——白云山制药厂的专业技术人员解决，最终提出改为霜剂或软膏形的方案。试样制成后，经过质量检验、药理实验、动物实验、人体指尖血管容积实验后，试制出首批"何竹林跌打风湿霜"，同年底，由广州使用跌打药有代表性的四家医院（广州中医学院附属医院、广东省中医院、广州市红十字会医院、广州市荔湾区中医医院）经过 1 年的临床验证，认为是比较理想的骨伤科外用药和治疗风湿痹痛、消肿止痛的外用药,有效率达98.5%。实验研究也表明,何竹林跌打风湿霜具有显著增加正常人指尖血管容积、镇痛及抗炎消肿等作用。1983年10月,广州市科学技术委员会农医处召开了何竹林跌打风湿霜鉴定会,参与鉴定的有广州地区的医药、科研、生产、医疗卫生、药检、供应部门的专家、教授,以及医药管理、科研领导机关的人士,肯定了药方疗效,通过了鉴定,也表扬了何应华的献方行动。事后,一些报纸、电台、国内外传媒(如《羊城晚报》《广州日报》、菲律宾《世界日报》)等都报道了这一信息。

（2）整理和出版何竹林正骨经验集:何应华撰写的《旋转推挤手法整复肩关节脱位》,于1987年9月在广州市中医学会学术年会上宣读,并在该分会《论文汇编》刊载;同年10月,在广东省中医骨科学术会议上宣读。与岑泽波合写的《何竹林正骨手法经验》,于1980年在中华医学会广东分会上进行学术交流,1981年在广州市荔湾区中医学会《医学论文选》发表。与黄宪章、岑泽波、谭昌雄合写的《广东省中医骨伤科名家何竹林》,于1983年12月在北京全国中医骨伤科座谈会及手法交流会上交流,并在《新中医》1984年第3期发表。《何竹林跌打风湿霜治疗跌打风湿169例临床疗效观察》获广州市荔湾区科学技术协会论文奖,在广州市荔湾区中医医院《医学论文选》发表。2003年主编出版《何竹林正骨医粹》,获得业界好评,并获荔湾区科学技术进步奖二等奖。2009年又整理出版《岭南骨伤科名家何竹林》,成为岭南中医药文库的重要组成部分。这些论文和著作的出版,对何竹林骨伤学术的传承与推广,产生了积极的作用。

（3）教书育人传承何氏学术:何应华热心医学教育事业,30多年来先后在市、区卫生系统骨伤科学习班、培训班、学校、中医骨科医生提高班兼任教师。代表性传人有何文彪、何文汉、何诗伦、张友锋、陈国雄、沈祥星、麦家强、梁斌、李亮、彭健雄、叶洪、李主江等。

（4）对何氏骨伤学术的发展:何应华在继承何竹林学术的基础上,也不断发展何氏学术。先后撰写论文数篇。其中,《桡骨下端骨折的临床体会》于1963年作为广州市中医学会学术交流会中心发言材料,1987年在广州市荔湾区中医医院《医学论文选》发表。《肱骨骨干骨折》于1980年作为广州市中医学会骨伤科学会学术交流主讲材料,1981年在广州市荔湾区中医医院《医学论文选》发表。《正骨手法概论》于1987年在广州市荔湾区中医医院《医学论文选》发表。《25例软组织扭挫伤骨折患者肢体血流图初步观察》是与中山大学生理教研组合作完成的,于1987年在广州市荔湾区中医医院《医学论文选》发表。《利用外固定支架治疗胫骨创伤性骨髓炎、骨缺损——附20例临床分析》是与黄世波、杨国才合作撰写,于1994年在中国人才研究会骨伤人才分会会员代表大会学术研究会上宣读交流。此外,参与学术交流的尚有《伤科内八法概论》《中医伤科提要》《夹板固定鉴略》。为了更好地传承何竹林的伤科学术经验，何应华于1984年8月25日将申办广州市荔湾区骨伤科医院的报告递交给广州市荔湾区人民政府，得到广州市荔湾区卫生局局长卢桔的大力支持，组织了西关正骨的名家后裔与骨科精英前往工作，使广州市荔湾区骨伤科医院于1990年12月28日正式落成服务社会。

（二）何超常

1. 生平事迹及贡献　何超常，男（1932—），何竹林次子，主任医师。幼承庭训，随父学医，曾随梁瀚芬、刘赤选、庄省躬、萧熙、高健伯、罗元恺、邓铁涛学习，早年（1951—1952）在汉兴中医学校肄业两年，1955年毕业于广东中医药专科学校，同年被派往广东新兴县人民医院创立中医科。1958年起任职于广东省中医院共24年，在该院任职期间，再跟随父亲学习深造。1982年，正式向组织申请往港定居。从1962年开始，担任广州中医学院第一届至第六届毕业实习生导师，以及来自广东省各专区之进修医生导师，乃较早期之一批中西医结合治伤之骨外科人员，亦是较早一批进入手术室工作的中医骨外科工作者，创新了几种脱臼整复手法。1962—1995年，除在广州中医学院骨科教研组辖下任职外，并于1993年开始，先后在香港中医师公会会立学校之骨科班、香港中医学会会立学校担任骨伤科教授，1994年受聘为香港骨伤学会学术顾问、香港中医学会学术顾问。2000年1月，被全美国中医跌打伤科协会聘为名誉顾问，并由美国加州州长颁发证书。2001年10月，被聘请往美国旧金山为修读博士衔之学员授课。

2. 对何氏骨伤的传承与发展　何超常集祖传、师承、学校教育于一身，撰有《中医骨科整复脱臼手法经验》《骨伤科内治法的理法方药》等论文，并于1993年写成《肋骨骨折合并肺炎病案》在香港国际中医会议特刊选登，又于1994年第1期香港中医学会会刊中刊出《论香港地区之风湿病治则》等论文。部分著作被香港地区骨伤科班教材选用。爱人杨宝娟，1954—1962年随何竹林学医，1962年广州市首届中医学徒出师考试合格，长期从事骨伤科诊治，1975年到香港行医。门下弟子有邓成、陈得生、何兆贤、鲍刚强等，现在香港开办有何超常医馆。

（三）何应基

1. 生平事迹及贡献　何应基（1936—），何竹林第三子，副主任医师，美国东方医学院博士。自幼秉承家训，耳濡目染，中学毕业后，适逢中国为挽救祖国医学遗产，提倡名老中医以授徒方式传授子女，与嫂嫂杨宝娟在市卫生局备案。随父学习骨科5年，1966年毕业于广州中医学院中医班。后分配到基层单位——广州水暖器材厂工作，任中医师之职。1982年4月晋升为正骨主治中医师，同年2月调任广州市建材局医疗中心。1991年任建材系统医务晋升评审委员会副主任之职。1992年晋升为副主任中医师。1996年移民美国，在夏威夷开设诊所，并在美国东方医学院任教，2000年7月获东方医学院荣誉证书，并获美国东方医学院博士称号。

2. 对何氏骨伤的传承与发展　何应基从医数十载，其中有16年一直追随父亲左右，协助父亲整理医学院和教学资料，曾撰写《中医方法治疗肱骨下端骨折》《手指损伤的治疗》等论文。为把何氏医学传之于世，发扬光大，推广至世界各地，从20世纪60年代起即开始直接带徒。门下弟子有梁炳新、张伟华、王国柱、谭奋森、何艳芬等。

（四）何应权

1. 生平事迹及贡献　何应权（1938—），何竹林第四子，广州中医药大学副教授。少年时代随父学习。1960年进入广州中医学院，1966年本科毕业，毕业后赴粤北工作。在此期间，曾跟随广东省医疗队及广州空军医疗队学习普外科及麻醉科知识。曾参与《粤北草药》的编写工作。1980年曾在第一军医大学附属南方医院进修西医骨科手术学，1989年调回广州中医学院骨伤科教研室工作至退休。除教学任务外，长期在广州中医学院第一附属医院的第一门诊、第二门诊及急诊室工作，以临床带教为主。曾撰写《何竹林正骨经验介绍》一文作为辅助教材，写有《中西医结合治疗腰椎间盘脱出症》《外展夹板治疗第一拇指基底部骨折》等论文。

2. 对何氏骨伤的传承与发展　何应权善于诊治四肢骨折、脱位、关节痛症、骨质增生、脊柱炎、腰椎间盘突出症、坐骨神经痛、颈椎炎、肩周炎、急慢性骨髓炎。运用何竹林理伤手法治疗各种软组织损伤效果良好，在炼制何氏祖传膏、丹、丸、散方面颇有研究。在传授何竹林医术方面，无保守，授徒众多。除了本科班学员，还有广东省内外的进修生和卫校学生等，许多已成为当地医疗骨干。

（五）何应衡

1. 生平事迹及贡献　何应衡（1949—），何竹林第五子，秉承祖业，主持美国旧金山"何应衡跌打医馆"日常诊治工作，兼任美国中医跌打伤科协会副会长，广州市荔湾区骨伤科医院顾问。自幼谨奉严父之教诲，攻读家中所藏医学典籍，在父亲的亲自培育下，勤操接骨上髎之手法，理、法、方、药深得其父真传。又参加广州骨科专业进修，博采众家之长，诊病疗伤，疗效显著。20世纪80年代移居美国设办医馆，多次受到州长和旧金山市长的嘉奖勉励。先后撰写了《何竹林伤科用药经验》《理伤手法的临床应用》等文。

2. 对何氏骨伤的传承与发展　何应衡不但很好地继承了家传医业，同时也十分注重学习西医学，融汇古今中外经验，探索各种治伤方法，根据患者年龄和损伤特点，辨证施术，正确指导康复运动，对伤后积瘀、关节僵硬、肩颈腰背痛的治疗有独到的经验，使何氏医术和精益求精、敬业乐群的精神在海外得到广为传播。

（六）何应璋

1. 生平事迹及贡献　何应璋（1953—），何竹林第六子，生长于医学世家。自幼随父学医习武，耳濡目染，心向往之，潜心善学，秉承家传。1985年于广州中医学院本科毕业，先后在广州中医药大学、南方医院、广州市荔湾区中医医院、广州市荔湾区骨伤科医院深造及工作。1996年移民美国。1997—1999年在美国西雅图"华州中医针灸联合诊所"工作（中医）。1999年创办"何应璋中医跌打医馆"，同年加入美国中医跌打伤科协会。

2. 对何氏骨伤的传承与发展　何应璋运用祖传跌打医术济世，治愈的患者来自世界各地，疗效显著，影响甚广。根据临床经验，先后撰写和发表《腰腿痛中医辨治经验》《活血化瘀在伤科的临床应用》《肱骨外科颈骨折的治验》《踝关节骨折的分型和治疗》等学术论文多篇。用药方面继承和发扬了何竹林骨伤科经验，擅长传统正骨和理伤手法。

（七）何艳芬

何艳芬（1963—），何应基女儿，何竹林孙女，从小深得祖父何竹林喜爱，受家学影响，立志继承祖业。1985年毕业于广州中医学院，后随外祖父广东省名老中医杜蔚文学习内、妇、儿科，融会贯通并应用在骨伤科上。先后在广州市荔湾区人民医院及广东省中医药针灸研究会工作。1988年移民美国，在得克萨斯州开设中医骨伤科诊所。1996年在夏威夷考取中医针灸执业牌照，在当地行医。2000年考取美国东方医学针灸博士，任夏威夷针灸医师公会常务理事。长期以来致力于为华人谋取福利，争取到针灸治疗等项目纳入工伤、车伤和部分家庭保险，曾获得夏威夷针灸医师公会颁发的对东方医学有卓越贡献的奖状。

三、其他学术传承代表人物选介

（一）黄宪章

黄宪章（1931—），男，广东省新会人，广州中医药大学教授。出生于五代中医世家。父黄子明是广东省疮疡外科名家。黄宪章自幼习医，1954年于广东中医药专科学校毕业，同年分配至广东省中医院骨伤科工作，为何竹林助手和弟子。现为广东省中医院骨三科学术带头人，广东省名中医，主任导师、全国中医骨伤中心学术顾问，在省内、港澳及全国均有较高的声誉及学术地位。从医55年，一直坚持在医疗、教学、科研第一线工作。黄宪章既得父辈家传，又深得何竹林师授，擅长正骨手法，并师承尚天裕，在中西医结合治疗骨关节损伤方面有较深的造诣。

（二）岑泽波

1. 生平事迹及贡献　岑泽波（1936—2009），广东省南海县九江人，广东省名中医，骨伤科教授，国务院政府特殊津贴专家（图2-30）。岑泽波出身于南海六代中医世家。从1944年起随父亲岑达传学习中医和书法篆刻，从1946年起随父在南海县九江镇从事临床医疗。高中毕业后考入广州中医学院医疗系本科，1962年毕业留校，在骨伤科教研室从事教学、医疗、科研工作。同年，由广东省卫生厅分配拜何竹林为师。历任讲师、副教授、教授，教研室主任、系主任、广东省中医院院长，以及教务处处长等职。曾任广东省政协常委（第五、第六、第七届）、中华全国中医学会骨伤科学会副主任委员、广东省中医药学会理事长。

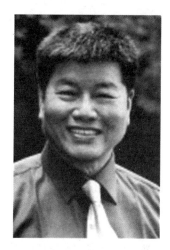

图2-30　岑泽波像

高等医药院校教材《中医伤科学》（第5版教材）主编，高等中医药院校教材《中医正骨学》主编，《中国医学百科全书·中医骨伤科学》副主编。1982年曾获广东省高等教育局教学优秀奖，2000—2009年受聘为香港中文大学中医学院教授。

《中医正骨学》为岑泽波、朱云龙主编，1991年由人民卫生出版社出版。是书分骨伤和脱位两大类，其中骨折分骨折概论和上肢骨折、下肢骨折、躯干骨折，脱位分脱位概论、脱位各论。骨折概论详细论述骨折的病因病机、分类、诊断、并发症、愈合过程、影响愈合的因素、治疗原则、整复、固定、功能锻炼、辨证用药、畸形愈合、迟缓愈合和不愈合、开放骨折等；脱位概论则分述关节稳定性的维持、脱位的病因病机、分类、诊断、并发症和治疗。

《中医伤科学》于1985年由上海科学技术出版社出版，首论伤科学发展简史，再依次详细论述损伤的分类和病因病机、辨证、治法、骨折、脱位、伤筋、损伤内证。该教材重印20余次，在全国及海内外影响极大。

发表的论文主要有《2319例肢体畸形分析》《中西医结合治疗脊髓灰质炎后遗股四头肌瘫痪88例（附39例随访分析）》《陈旧性骨折脱位的临床研究》等。岑泽波对中医骨伤科的理论及临床融汇古今，擅长中西医结合治疗骨关节损伤、小儿麻痹后遗症矫形等。

2. 对何氏骨伤的传承与发展

（1）对何氏骨伤的传承：岑泽波传承并积极推广何竹林的临床经验，科研成果"何竹林风湿跌打霜""脊椎骨折的护理"曾荣获省级科研奖。1985年，岑泽波指导和参与由广东省中医院骨伤科和广州中医学院计算机中心共同承担的科研项目"岭南骨伤科名医诊疗系统"的研制。该系统是模拟岭南骨伤科名老中医何竹林、蔡荣等的临床辨证施治的思想，将用特征判别辅于加权求和统计的辨证推理模式，对"四诊"收集到的病情资料进行辨证施治。具有编写病历、辨证分型、处方、医嘱和病历存档等多方面的功能。1986年初开始在广东省中医院骨伤科临床试用，共收集患者1 000余例，每张处方均由岑泽波或黄宪章认可。对传承两位骨伤大家的学术起到一定的作用。岑泽波弟子众多，代表性传人有刘金文、庄洪、陈炳坤、汪青春、叶淦湖、罗忆、杨海韵、卢永棠、岑瀑啸、岑瀑涛、陈得生、李主江、梁祥波、林冠杰等，传承了何氏学术。

（2）对何氏骨伤的发展：岑泽波的骨折手法整复继承了何竹林的真传，率先在中医院校开展中西医结合治疗骨关节损伤，开创了中医伤科手术治疗骨折的先河。1976—1977年与附属医院骨科其他同事一起在海南黎族苗族自治州人民医院、乐东县人民医院、乐光农场医院、乐东县福报公社只文大队卫生站采用中西医结合的代股四头肌术、夹板固定、功能锻炼、中草药等治疗脊髓灰质炎后遗股四头肌瘫痪88例，随访39例。根据下肢的负重步行功能、膝关节的稳定度、伸膝肌力、邻近关节的术前后检查对照，综合分析评定，功能明显改善者为优等，占27例；有进步者为良等，占10例；无进步或更差者为差等，占2倒。共随访39例，随访时间最短4个月，最长1年，平均6个月。随访发现：伸膝力量虽较治疗前增加，但屈膝力量减弱。此外，3例虽不用扶拐，但肌腱较松弛，伸膝肌力在3级左右，有2例肌腱粘连，屈膝仅能达到90°。还有2例，原已有骨结构改变，未做截骨手术，治疗后膝关节仍不稳，需扶拐步行。

岑泽波特色技术有二：

1）裹帘的应用：裹帘是用棉布、纱布、丝绸或人造纤维等材料根据身体不同部位剪成的不同形状的包扎器具。最早见于唐代《仙授理伤续断秘方》："凡脑骨伤碎，轻轻用手搏令平正，若皮不破，用黑龙散敷贴，若破用风流散填疮口，绢片包之……"清代吴谦等所编《医宗金鉴》更有详细的记载，并将这种正骨器具定名"裹帘"："裹帘，以白布为之，因患处不宜他器，只宜布缠，始为得法，故名裹帘。其长短阔狭，量病势用之。"裹帘的作用是对创伤急救时伤口的临时包扎和骨折的临时固定，以达到保护伤口、减少感染、减轻疼痛、压迫止血、固定骨折之目的。某些特殊部位的损伤，也可采用裹帘作为固定器材，可用作固定外敷药物和捆缚夹板的器具。弹力带用于护腕、护膝、护腰。裹帘的作用虽然很多，应用也很广，但使用的原则必须做到包扎动作轻巧、准确，既能包扎损伤部位，又要牢固严密、松紧适宜，常用的有绷带、三角巾、四头带、多头带、丁字带等各式形式。

2）腰柱的制法：腰柱是用来固定脊柱骨折或脱位的一种正骨器具。《医宗金鉴·正骨心法要旨》云："腰节骨被伤错笋，膂肉破裂，筋斜伛偻者，用醋调定痛散，敷于腰柱上，视患处将柱排列于脊骨两旁，务令端正。"腰柱是以杉木4根，制成宽3cm、厚1.7cm如扁担形状的木条，长宽依患者需要而定，均自侧面钻孔，用绳联贯而成。使用时，先以布缠围患处1~2层，将此柱列于腰部及腰部两旁，再以布缠于柱上数层。近代应用的夹板腰围是根据腰柱固定原理加以改进制成，应用于非稳定型脊柱骨折和脱位的固定。

（三）罗广荫

1. 生平事迹及贡献 罗广荫（1913—1988），广东省南海县人，广州市名老中医，副主任中医师。罗广荫出身于中医世家，祖父罗萼初善治脚气，曾以"罗生记治脚气"专科悬壶于广州。罗广荫幼承家海，1934年于广东中医药专门学校[1]毕业后，在西关设馆行医。从事中医药工作50余年，自医校毕业后，继承祖业，先医水肿、脚气、内科杂症，后师从岳父何竹林，精研跌打风湿诸症，1979年获广州市政府授予的"广州市名老中医"荣誉称号。先后担任广州市荔湾区第七届、广州市第八届人大代表，广州市中医学会理事等职务。著有《祖传脚气秘方》《足跟痛经验谈》《痹症治验》《坐骨神经痛》《治疗类风湿性关节炎的初步探讨》《水肿验方》等医学论文，入选《广州市老中医经验选》。

2. 对何氏骨伤的传承与发展 罗广荫师从何竹林，对治疗风湿性关节炎、类风湿关节炎、坐骨神经痛、足跟痛诸症经验甚丰，总结出"岭南之病，重视湿邪""寒热虚实，舌诊可辨""补虚之法，贵调脾胃""筋痹之病，重在柔肝"等临床见解。他善用自创的"土地骨方"治疗风湿性关节炎，多获良效。处方：地骨皮、猪苓、地胆头各15g，苍术、黄柏、独活各10g，桑枝30g，泽泻、威灵仙各12g。对久治不愈之痹病、腰椎间盘突出症，他善用虫类、藤类药物，使疗效更为显著。他提出"筋痹之病，重在柔肝"，以加味芍药甘草汤柔肝养肝治坐骨神经痛。处方：白芍、地骨皮、牡蛎、生地黄各20g，玄参25g，牡丹皮、甘草各10g，麦冬12g。罗广荫认为，坐骨神经痛虽有寒热之分，南方地处温湿，属湿热者较多，治疗时勿使用过多辛燥祛风通络药，忌食温补燥热之品，如鲮鱼、炖猪筋等，应调节情志，勿使肝火内动，疼痛更甚。

罗广荫善于带教，桃李满门，他的一儿一女均为"广东省名中医"。传人代表：罗笑容、罗永佳、罗漪梅、罗曼莉、杜宝妮、何应衡、何应璋、张少仲、黄雪友、李启镛、潘少卿、张宜新等。

（四）张贻锟

张贻锟（1932— ），男，广州市人。1952年毕业于广州市第二医士学校，

---

1 广东中医药专门学校：1924年9月15日，广东中医药专门学校建成举行开学典礼。1940年，更名为广东中医药专科学校。1952年，广东省中医进修学校成立，依托广东中医药专科学校办学。1956年，广州中医学院经国务院批准成立，建校基础是创立于1924年的广东中医药专门学校。

1962年毕业于广州中医学院。随何竹林学习正骨，在广东省中医院骨科工作18年，1982年调任广州市海珠区石溪中医院院长至退休。曾任广东省骨伤科学会第二届副主任委员，第六届广州市中医学会理事、学术委员，广州市骨伤科学会副主任委员，海珠区中医学会副主任委员，广州市"中评委"，广东省高级中医馆副主任医师，广州市白云区、海珠区政协委员。撰有《中西医结合治疗前臂双骨折》《双侧小夹板超踝关节固定治疗小儿小腿骨折》《中西医结合治疗小儿肱骨髁上骨折》等论文。学术上主张中西医结合治疗骨折，以中医为主，保持中医正骨学术的优点。

（五）魏征

魏征（1921—），男，江苏盐城人。1949年毕业于上海国防医学院大学部医科，主任军医，曾任广州军区广州总医院专家组副组长，第一军医大学客座教授。魏征1959年结业于广东省西医学习中医班，师从何竹林学习中医骨伤，收集医案整理何竹林中医骨伤科经验，协助撰写《何竹林正骨经验》发表在1962年第2期《广东中医》杂志。20世纪60年代初期，开展中西医结合治疗骨折时，是何竹林的得力助手之一。他擅长运用中西医结合的方法治疗脊柱方面的疾病，对脊柱发生错位的原因、错位后引起自主神经功能紊乱而发生内脏疾病，用正骨推拿法进行治疗有较深的研究，从而提出了脊柱病因学说。1988年获全军科学技术进步奖二等奖。主编有《脊椎病因治疗学》（香港商务印书馆出版），撰有《脊椎病与内脏病相关的研究及中西医结合治疗——附5 539例报告》论文，被1988年在美国召开的"世界第四届中医大会"录取并在大会作报告。共发表论文57篇。

（六）莫子云

莫子云（1939—），男，广东省东莞人，自幼跟随何竹林习医，勤奋好学，敢于实践，苦心钻研，深得其师所喜，耳提面授，尽得其传；又得何应华、何超常、何应基等众师兄从旁指导，获益良多。在何竹林悉心栽培下，继承了何氏学术和治疗经验。1960年在香港创办莫子云跌打医局，以救死扶伤为己任，治愈众多市民，信誉日隆，得各方嘉奖。1986年在美国加州设立莫子云跌打医局，为当地海外华侨治疗各类跌打损伤、骨折、脱臼、类风湿关节炎等病，疗效显著。在长期的医疗实践中，在遵循何竹林伤科理论的基础上，总结了多种治伤手法和用药经验。其手法特点轻劲柔和，深透有度；其用药以察所伤上下轻重浅深之异、经络气血多少之殊而制方。在外治药方面，善于应用何竹林的跌打药酒治疗各类软组织扭、挫伤，并取得较高的疗效。

（七）蔡润才

蔡润才（1937—），男，广东省东莞人，1957年在广东广雅中学高中毕业后，考入广州中医学院六年制医疗本科。1963 年分配到广州市中医医院。1983 年到香港定居。在校期间得到何竹林的悉心指导，参加外伤科教研组整理、拍摄何竹林骨伤科医疗经验专辑。毕业后，经何竹林的帮助，在广州市中医医院外科病房积极开展中西医结合治疗骨折，是较早的一批掌握手术治疗复杂性骨折的中医院校毕业生。先后在该院的普通外科、泌尿外科、急诊科工作，曾发表学术论文多篇，受到上级的嘉奖。

（八）萧劲夫

萧劲夫（1939— ），祖籍湖南，幼时随父母旅居香港，20 世纪 50 年代回广州求学，1963 年毕业于广州中医学院医疗系。现任深圳岭南医院院长、中华中医药学会理事、深圳市中医药学会荣誉会长、广东省中西医结合学会终身理事。著有《岭南伤科萧劲夫》《岭南正骨精要》等。1993 年获广东省政府授予的"广东省名中医"称号；2007 年获全国首届"中医骨伤名师"称号。

萧劲夫在广州中医学院就读期间受到何竹林、蔡荣等的教导，从医后不断学习，吸取了广东地区各医家的特长及岭南骨伤科特色，形成了自己的独特学术思想和技法风格。他研制中医正骨机械，于 1976—1984 年先后试制了 6 台样机，临床证实这些机械降低了骨干骨折闭合整复的难度，提高了一次复位成功率。该项成果于 1989 年获国家中医药管理局科学技术进步奖二等奖。

（九）李主江

李主江（1955— ），男，1984 年毕业于广州中医学院。荔湾区名中医，20 世纪 90 年代中后期在第一军医大学解剖研究所进修局部解剖及南方医院进修创伤骨科。全国第七届手外科专业班学员。广州市荔湾区骨伤科医院副主任中医师、广州市优秀中青年中医骨干、广东省非物质文化遗产代表性项目"西关正骨"代表性传承人，长期从事中西医结合治疗骨与关节损伤的临床工作。

少小时居住于广州中医学院内，1966 年后由家父李德明介绍，与在学院药圃劳动改造的何竹林相识，接受何竹林教诲，矢志于骨伤科事业。又经从事中药标本工作的母亲启蒙，16 岁时已掌握 100 多种广东常用中草药的采摘和鉴别。1974 年开始随广东省文史研究馆朱庸斋先生学习古典文学；1984 年大学毕业后在住院部、急诊科、门诊部从事医疗工作；师从岑泽波、何应华、徐达传、周围、夏霆等专家。1999 年，经广州市荔湾区人民政府批准与名老中医何应华结成师徒，并在何应华指导下整理编撰《何竹林正骨医粹》（2003 年7 月由广东科技出版社出版）。

根据临床实践，先后撰写了《改良 Steffee 钢板在腰骶椎内固定术中的应用解剖学》《何应华老师治疗增生性关节炎的经验》《何应华治疗膝关节创伤性滑膜炎经验介绍》《近代岭南伤科名家何竹林》《226例手外伤早期治疗的临床分析》《单侧多功能外固定支架治疗胫腓骨开放性骨折》等学术论文20篇，先后被《中国临床解剖学杂志》《中国骨伤》《新中医》等杂志全文刊登；参加编写《当代中西医结合骨科临床诊治学丛书·骨外科临床诊治学》，于1997年由中国科学技术出版社出版。

第四节 流派影响

何竹林是广东著名的中医骨伤科专家，亦是岭南伤科的代表人物。从医从教70余年，是广东中医教育界的一代宗师。何竹林绍承祖业，医武兼善，早年漫游南北各省，广结善缘。何竹林"讲求实效，不尚空谈"，以治疗伤科重症、大症而闻名省港，有"破腹穿肠能活命"的美誉。

何竹林一生为人豪爽慷慨，重情守义，20世纪30年代初期在广州西关组织粤海伤科联谊会，参加人员110多人，均来自于珠江三角洲地区的跌打伤科医馆。中华人民共和国成立前夕，众多何氏门人已经在海外设馆行医。

中华人民共和国成立后，何竹林积极参加筹办广州中医学院，主编《中医外伤科学讲义》教材，门下学生遍及海内外。其中何竹林的6个儿子以及弟子高北海、黄宪章、岑泽波、萧劲夫等均是当今岭南骨伤学术流派的领军人物。

何竹林倡导"识其体相，辨清伤情"，"顺其生机，因势利导"，"把伤骨看活"的无创治伤理念，以及用药讲究"气通血活，诸患能除"和重视瘀血辨治的经验，成为岭南伤科流派的用药特色之一。他献出的验方疗效好，在群众中享有很高的声誉；正骨理伤的"刚、柔、迫、直"手法深受后辈推崇。

何竹林培养弟子重视基本功训练，医武同修，虚心广学、创新求进的精神影响至今。广州中医药大学原校长冯新送在《何竹林正骨医粹》一书序文中说："今日岭南骨伤科能够成为国家重点学科，屹立中华医坛，学科昌盛，临床精进，救人无数，实有赖于何氏诸君所创之基而成就今日之业。"

由何竹林长子西关正骨名家何应华创办的广州市荔湾区骨伤科医院所沿用的正骨手法、伤科名药、杉皮夹缚固定术，作为传统医学项目——西关正骨，于2009年9月入选广东省非物质文化遗产名录。目前，海外仍有着不少的受众群体，在东南亚、美洲等有粤语华侨聚居的地区均有何氏伤科传人。

由何竹林传人编撰的《岭南骨伤科名家何竹林》一书，于2009年入选"岭南中医药文库·医家系列"。

（李主江　陈凯佳）

参 考 文 献

1. 彭汉土. 何竹林跌打风湿霜临床总结（附 465 例疗效分析）[J]. 新中医，1984（3）：11-12，28.

2. 李锐，李灿辉，李迅，等. 何竹林风湿跌打霜的药理研究 [J]. 中成药研究，1985（3）：27.

3. 施杞. 中国中医骨伤科百家方技精华 [M]. 北京：中国中医药出版社，1990：255.

4. 国家中医药管理局. 建国 40 年中医药科技成就（1949—1989）[M]. 北京：中医古籍出版社，1989：323.

5. 吴榴楠，魏冀新. 中国名医 400 家 [M]. 北京：光明日报出版社，1991：113.

6. 广州中医学院. 一九八七年学术年会论文选编 [M]. 广州：广州中医学院，1987：208.

7. 广州中医学院科研处附属医院. 学术报告会资料选编（一九七八年）[M]. 广州：广州中医学院，1978：148.

8. 施杞. 中国中医骨伤科百家方技精华 [M]. 北京：中国中医药出版社，1990：256.

9. 罗永佳. 罗广荫老中医治痹证经验简介 [J]. 新中医，1993（3）：5.

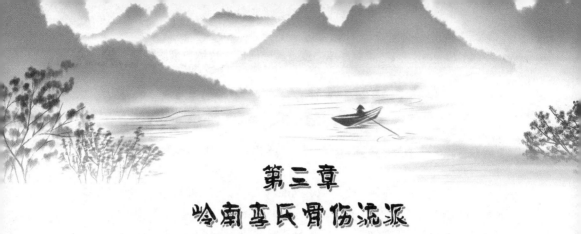

第三章
岭南李氏骨伤流派

第一节 李氏骨伤学术流派的形成

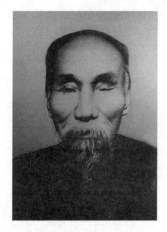

图3-1 李才干像

岭南李氏骨伤流派缘起于李才干。李才干（1832—1914），字子桢，佛山栅下茶基人（图3-1）。少好武术，得金山寺僧人智明和尚传授跌打医术，学有真传，善治筋骨损伤，枪炮弹伤，刀火烫伤，设跌打馆于平政桥沙涌坊，名为"平恕堂"。李才干医术精湛，声名远播，为人豪爽，尚义轻利，关心贫苦民众，在佛镇交运工人中甚有基础，四乡凡到佛山求治跌打刀伤者，用人力车拉送至李才干医馆门下，亦有求必应，贫苦者赠医施药，富室人家亦不索酬金，任凭封给。

积蓄之家有余庆。李才干做了许多善事，终于有一天交上了好运。那时，博彩业在广东非常盛行。有一次，李才干忽然来了兴致，抱着试试看的心态买了一次彩票，谁知运气奇好，中了一万两银子。一番深思熟虑之后，他做出利用这笔资金置业的决定。他想，平日里天天诊治伤病者，靠诊金日子也过得去，而眼下儿女成群，要把他们培养成人，得让他们有一个良好的生活环境。最后，他把小部分资金用于扩展医馆，大部分资金购置了一座前有池塘后带花园的青砖大屋。

由于他高尚的医德医术，热心公益，被按例报捐同知，并加捐道衔，赏戴花翎，《佛山忠义乡志》为其立传。李才干将医术传授给儿子李广海，使其成为一代名医。孙子李家强、李家达、李家刚、李家裕，曾孙李国韶、李国准、李国理等，均继承祖上骨伤医术，形成李氏骨伤学术流派。

第二节 学派宗师李广海

一、生平事迹及贡献

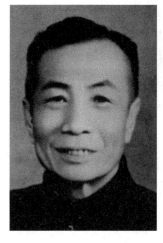

图3-2 李广海像

李广海（1894—1972），佛山栅下茶基人，骨伤名医李才干之子，广东省著名骨伤科专家，骨伤科圣手（图3-2）。医馆旧址：佛山平政桥，羊城西关十八甫。

李广海幼承父教，研读《黄帝内经》《伤寒论》《金匮要略》《神农本草》等中医经典著作；14岁随父临证，钻研《正体类要》《伤科补要》《医宗金鉴》《血证论》等伤科专著，边读书，边实践。20岁时，父亲病故，李广海继续在平政桥沙涌坊的医馆行医。1920年，李广海以其父亲医馆独自开业，更名为"李广海跌打医馆"，在此行医至20世纪50年代。

2006年，佛府【2006】24号文公布李广海医馆为佛山市文物保护单位。2012年，禅城区人民政府启动李广海医馆的修缮工作。2015年4月30日，医馆正式对市民开放（图3-3，图3-4）。医馆内有李广海的塑像，分2个主要的展馆，介绍了李广海的生平、贡献及学术传承。

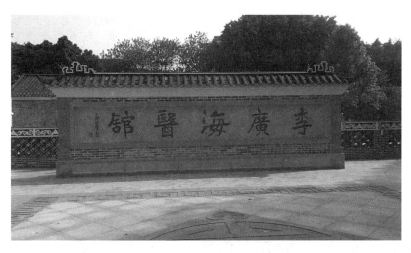

图3-3 修葺后的李广海医馆（佛山平政桥沙涌坊）

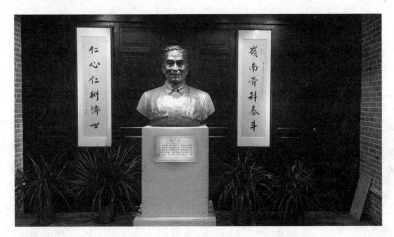

图 3-4　李广海医馆内的李广海雕像

佛山是个手工业城镇,当时的手工业作坊超过 4 000 户,手作工人伤筋折骨、烧伤、砸伤的特别多。抗日战争时期,佛山一带常遭日寇轰炸,许多被日军枪伤、炸伤的患者前来求医,他总是精心治疗,赠医施药。抗日战争时期,佛山民间武术馆社——鸿胜馆的主持人吴勤率 200 多鸿胜馆弟子组成抗日游击队,后接受中国共产党的领导,合并成"广游二支队",转战于南、番、顺一带,有力地打击了敌人,成为广东主要的地方武装队伍之一。从 1939 年起,李广海便秘密收治广游二支队受刀枪炮伤的伤病员。有的队员因伤重行动不便,为了抗日战士的安全,他专门在佛山市郊找房子安置他们,并冒着生命危险亲自上门诊治。珠江纵队领导人之一郑少康经常写字条,介绍受枪炮伤的伤员前来诊治,李广海都是来者不拒,免费提供食宿,免费医治,以满腔的热情和实际行动支持我党开展的抗日战争。

近郊乡民宗族械斗亦时有发生;佛山武术风气浓厚,练武之人也常有跌打筋伤之患,因此,慕名向李广海求医者络绎不绝,遍及四乡。无数伤者在他的精心医治下得到康复,李广海"跌打圣手"之名也不胫而走,在佛山、广州、香港、澳门享有盛誉。1947 年,李广海与何炳楠、钟伯石、陈典周、吴虚谷、吴满福、吴采南、温玉书、罗仁伯、黄伟堂、李君曼、邓丽程、邝楚枢等一批佛山名老中医组成"灵兰医学研究社",在挖掘、总结、提高祖国中医中药等方面作出了贡献。由于他医术高明,1949 年被选为南海县国医支馆副馆长。

1953 年,佛山的医生组织联营。那时,李广海的伤科医务院享有极高声誉,本来属于联营对象,但当时李广海未被吸收。李广海宁愿放弃伤科医务院每月的几千元收入,而主动积极申请联营,经多次要求,终于被批准加入。1956 年,他加入佛山市中医院,并任副院长;1960 年,任民革佛山市委会副主任委员、佛山市中医院院长，直至逝世。他曾是佛山市人大代表，第三届佛山市政协副主席，广东省政协委员。1959 年，一位在江门北街糖厂工作的波兰专家由于肩关节脱臼，两天未能复位而痛苦异常，李广海以娴熟的手法，在伤者毫无痛苦的状态下，顷刻即给予复位，令波兰专家赞叹不已，连称"神医"！1960 年，他受邀赴北京出席全国文教群英会，受到党和国家领导人的亲切接见。1962 年 9 月，他以名中医身份出席省卫生厅召开的"继承名中医学术经验座谈会"（拜师带徒大会）。

李广海在学术上不为陈规所束缚，博取众长，形成了自己的特点。他擅长治疗骨折、脱位、跌打内伤外伤、刀伤、烫火伤等，尤以细腻手法闻名于世。李广海还致力于中医骨伤学术研究，于 1959 年编著了《中医正骨学》（初稿），精辟地阐述了骨折脱位的诊断和治疗，介绍了自己多年总结出来的内服经验处方 31 首，外用经验处方 11 首。该书由佛山市中医院油印，现存上海中医药大学图书馆。1961 年（一说 1962 年）该书由佛山市卫生局刊印，分为上、下册，目前未能找到藏本。1965 年，他又指导李家达、陈渭良、梁理平等在《中医杂志》上发表了《闭合复位治疗陈旧性关节脱臼 50 例》的科研论文，给后人留下了宝贵的医学遗产。他创制的"李广海跌打药膏""李广海跌打丸"等成药，行销国内及东南亚一带，成为佛山传统名药之一。

李广海既是一位出色的骨科医生，又是一位出色的武术家。佛山是著名的武术之乡，许多跌打医生既从医又习武。他的父亲李才干"少有臂力，善技击"，叔叔李寿鹏也是佛山洪拳、咏春拳的高手。李广海自幼随父习医学艺时，也继承了父亲亦医亦武之风。民国初年，李广海就曾拜当时著名武术家、蔡李佛拳一代名师陈盛习武。1946 年，他积极参与复办鸿胜体育会的筹备工作，后连任鸿胜馆两届理事。此外，他还跟一位陈姓师傅学习洪拳，据说虎鹤双形拳打得相当出色，是一位集医学、武术于一身的名医。

李广海还热心公益。他本着"行医、办学、救国"的宗旨，于 1946 年在栅下自筹资金创办"栅溪民校"。学校以教习中文为主，同时也聘请一些拳师教习国术。他以父亲的名字为贫困孩童开办了"才干小学"，使读不上书的小孩免费上学。后"栅溪民校"随着办学规模的扩大和校园扩展，于中华人民共和国成立后将校址迁至普君墟金鱼塘，后改称佛山市第九小学。为了让广大民众增长知识，提高文化素质，他还出资在普君墟创立了"广博图书馆"。

李广海的几个儿子均继承父业：在香港的李家强、李家刚，在广州的李家裕，在佛山的李家达，都是大名鼎鼎的骨伤医师。此外，还有弟子陈渭良、钟广玲，均为广东省名中医。其他传人尚有马镇松、陈柏森、吴永良、莫益汪、元日成等。

二、学术经验与理论主张

李广海敢于革新，善于总结提高医技。他注意小夹板固定的研究，将生物力学运用于临床，对四肢骨干骨折及近关节骨折，提出小夹板加垫超一个关节固定，解决了固定与活动的矛盾；提出早期的练功活动能加速肢体功能的恢复；在骨折愈合方面较早提出通过"纵轴挤压"能促进骨痂生长的理论。这些对目前骨折的治疗仍有重要的指导意义。在用药方面，他科学地运用器械调制药剂，急救时服食药散，一反过去传统的用手调药、以瓦煲长时间熬药等古老方法，收到良好效果。

李广海强调内外治法的辨证施治，因人而施。对于"伤瘀"，主张早期先"大破"，认为"大破"才能"大立"，后期则善用温补以和血。对体质虚弱的伤者，则主张"攻补兼施"，并区分寒热虚实。对烫火伤的治疗，分期诊治，早期以清热解毒法祛邪解毒；中期用清热育阴法以祛余毒，并育耗散之津；后期育阴增液，固本培元。外敷自创加丹白药膏，疗效显著。对枪炮弹伤的治疗，或用手术取弹，或用药捻导引，或用丝线缝合伤口，或用拔毒生肌膏外敷，辨证施治。抗战时期，李广海采用这些方法治愈了很多患者。广东粤剧名演员何非凡，枪伤破腹及前臂开放性骨折，也是经他治愈的。

三、特色手法

李氏的整骨手法在"摸、接、端、提、按、摩、推、拿"的传统正骨八法的基础上，根据南方人的身材条件进行了改良。

（一）李氏骨伤科常用整骨手法

李氏骨伤科的常用整骨手法中，强调轻、灵、机、巧、稳、准，切忌使用蛮力暴力，减少骨折端及周围筋的损伤。

1. 触摸法　临床上，术者用手触摸骨折与关节脱位处，根据骨与关节的异常征象，辨认骨折与关节脱位的轻重类型和移位方向。手法摸诊要贯穿每一个疾病的疗程，随时了解痛点的变化、功能恢复程度、全身脏腑气血变化等。李氏骨伤对触摸法有以下要求：①操作手法轻巧，不可粗暴草率，增加患者痛苦；②平日多练习触摸正常肢体位置，提高临证时对异常骨骼触摸的准确性；③多进行比较，必要时将健肢放在与患肢对称的位置进行对比。

2. 拔伸法　用手、脚或器械牵拉伤肢两端，使有短缩或移位的骨折端和离开关节臼的关节头随纵轴线归还原位。拔伸法可解除伤肢肌肉痉挛导致的骨折短缩移位，消除关节头进入关节臼的障碍。李氏骨科认为拔伸时应注意尽可能直接拔伸该骨骨折的远近两端。

3. 捺正法　①两点捺正法：用于骨折的侧方移位，术者一手按压偏离伤肢纵轴外突的骨折远端，使骨折向纵轴线靠拢，使骨折远近端的轴线连成一线；②三点捺正法：可用于陈旧性骨折畸形愈合，如为成角畸形，可将骨折端的部位置于硬物上来捺正。

4. 反折法　用于骨折有短缩重叠移位，折角方向应选在远近两骨折端突出的最高点、肌肉丰满而避开大血管神经的部位。

5. 旋转法　此法是对有旋转移位的骨折或部分关节脱位的伤肢远端进行适当的方向旋转的复位手法。①回旋法：用于治疗斜形骨折、螺旋形骨折。有背侧移位或骨折两端有软组织嵌入骨折，其原理是以骨折端为轴心，骨折远端绕骨折近端边缘回旋 90°~120°，使骨折面吻合。②捻转法：用于骨折后有旋转移位，陈旧性骨折畸形愈合或骨不连，假关节形成等。它以骨折近端的纵轴为轴心，将骨折远端做逆时针方向旋转，使旋转应力作用到骨折端而复位。

6. 折顶法　用于近关节骨折或关节内骨折及部分关节脱位的复位手法。用于近关节骨折，关节内骨折复位后的小位移。用于关节脱位，多为较难复位的小关节脱位、肘关节脱位等。

7. 推挤法　此法为术者用两手或手掌在受伤肢体同一水平面做相对挤压或按捏进行复位的方法。治疗骨折的原理是在相对的方向挤捏，使骨折处承受向轴心挤压的合力，使分离的骨折端或骨折片得到整复。

8. 分骨法　用于两骨或多骨并列部位的骨折或关节脱位，方法是术者用拇指为一方，食指、中指为另一方，相对地捏在并列骨的骨间隙部位，使并列骨分开，用于治疗前臂骨折、掌骨骨折、跖骨骨折。

9. 合骨法　是将有分离移位的远近两端向骨折线尽量靠拢，如有分离移位的髌骨骨折等。

10. 推拿法　此处指狭义的推拿法，用于骨折、关节脱臼的辅助治疗，现代也较多用于骨折整复之后，术者做各种术式的推拿，在经络、穴位或肌肉、筋骨、关节等部位施术。用顺筋理骨法以调整筋骨，使骨折缝合，歪曲、扭转的肌腱肌肉得到理顺还原，以宣通经络，行气活血，消瘀通滞。

（二）李氏骨伤科治筋手法

1. 推拿法　即推法和拿法的总称。推法：有掌推式、指推式、拳推式、前臂按式、肘推式等。拿法：多指拿式、两指拿式等。

2. 按摩法　即按与摩两种手法的合称。按法：掌按式、指按式、拳按式。摩法：掌摩式、侧掌摩式等。

3. 揉捏法　用上肢有力部位，作用于患者病变位置，施加压力，并做旋转动作，近似摩法。与摩法的不同之处在于加压力较摩法大，不似摩法在皮肤上摩擦。着力处紧贴皮肤旋转,使手法旋转应力作用于皮下软组织。

4. 叩打法　是叩法和打法的合称。叩法包括指叩、掌叩。打法包括拳打、拳面打、立拳打、俯拳打、拳背打等。

5. 振抖法　振法包括指振和拳振。抖法是术者持患者肢体一端做一次或数次的牵拉、抖动。

6. 挤压法　挤法有掌挤、拳挤、两指对挤、多指对挤等。压法与挤法类似,但较为大而深。

7. 运摇法　运摇是运动患者的肢体,是在医生的协助下对患者进行各部位的被动活动。做此法时可配合各种推拿手法加强效果。

8. 引导法　是用意识呼吸配合身体进行有规律的运动,使体松、气固,以促进损伤机体功能恢复的方法。

四、功能锻炼

骨折固定后,伤肢及全身疼痛已解除的伤员,必须尽早进行合理的功能锻炼。功能锻炼既能加快血液循环,利于消肿,防止肌肉萎缩、骨质疏松和关节粘连强硬,也能通过肌肉的收缩和舒张时所产生的内在动力,使小夹板外固定的约束力和纸压垫的效应力起相应的变化,从而使骨折端的残余移位得到逐渐矫正,以促进骨折的早日愈合和功能的恢复。

功能锻炼分被动和主动运动两种。被动运动主要用于多发性骨折、进行功能锻炼有困难的伤员,或骨折合并神经损伤不能进行主动功能锻炼的伤员。运动要在医护人员的帮助下进行,以不增加伤员的痛苦、不加重局部的损伤和不影响骨折的愈合为原则。主动运动,就是伤员在医生的指导下,自己进行运动,有松解粘连组织的作用。在进行锻炼时,活动的幅度应由小到大,运动的时间从短至长,持之以恒,才能收到预期的效果。

功能锻炼一般分早、中、后三个时期进行。

(一)早期的功能锻炼

在伤后 1~2 周进行。本期的伤肢仍有肿胀和疼痛,骨折端未稳定,局部被损伤的软组织也正在修复中。通过功能锻炼,可促进气血的运行,防止局部筋肉萎缩、关节粘连强硬。一般可选用握拳伸指、吊臂屈肘、跖踝屈伸和股肌收缩等练功术式。

握拳伸指: 将伤肢的手掌及五指伸开,然后握拳,进行一伸一握,每回锻炼 20~40 次,次数由少至多(图 3-5)。此动作有改善腕部及前臂的血液循环,增强肌张力的作用,用以避免掌指的关节囊粘连及肌肉挛缩。适用于上肢各部骨折锻炼。

吊臂屈肘: 用颈腕带将伤肢的前臂悬吊于胸前,用力握拳,使前臂的肌肉紧张,接着屈曲肘关节,然后伸展至颈腕带容许的范围,每回锻炼20~40次(图3-6)。亦可用健肢托住伤肢腕关节,进行肘关节的屈曲锻炼。此动作有改善上肢的血液循环,防止肘关节粘连和肌肉挛缩的作用。适用于上肢各部位骨折的锻炼。

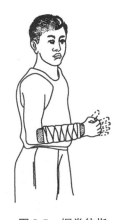　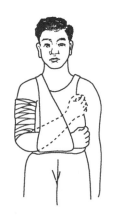

图3-5　握拳伸指　　　　　　　图3-6　吊臂屈肘

跖踝屈伸:伤员仰卧或坐位,将伤肢的踝关节尽量跖屈和背伸,每回锻炼20~40次(图3-7)。此动作有促进下肢血液循环和防止踝关节粘连强直的作用。适用于下肢骨折的锻炼。

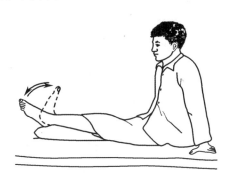

图3-7　跖踝屈伸

有些伤员在骨折后期出现半脱位现象,这主要是由于没有认真进行功能锻炼,致使肩部的肌肉萎缩,肌张力减弱,同时肩关节受到远段肢体的重力自然下垂造成纵轴牵引力的影响,使肱骨头与肩关节盂的距离增宽所致。

对外科颈骨折合并肩关节半脱位的伤员,无须用手法整复半脱位。早期发现的,应拟活血祛瘀法治疗,促进伤肢肿胀的早日消退。在小夹板固定后,用布带悬吊肘关节,以减轻伤肢的纵轴牵拉力。骨折后期出现的,治以养血通络、补益肝肾,并应加强肌肉收缩和吊臂屈肘等功能锻炼,使肌张力增强,肩关节自行复位。

股肌收缩: 伤员仰卧,做股部的肌肉收缩和放松锻炼(图3-8)。此动作有促进下肢血液循环,防止股部肌肉萎缩的作用。适用于下肢骨折的锻炼。

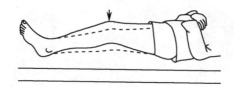

图3-8　股肌收缩

(二)中期的功能锻炼

于伤后3~6周进行。本期伤肢的肿胀和疼痛已消失,骨折已有组织纤维连接,并日趋稳定,甚至有些骨折已达临床愈合,故伤肢可做较大幅度的功能锻炼运动。必要时在健肢的帮助下,对骨折部的邻近关节进行屈伸活动锻炼。可选用空拳屈腕、抬臂屈伸、磨肩旋转、顶劲耸肩和拉腿屈膝等练功术式。

空拳屈腕: 伤肢的手半握拳,前臂中立位,腕关节尽量掌屈,然后伸展至中立位。每回20~40次,活动的幅度逐渐加大(图3-9)。此动作有恢复腕关节屈腕功能的作用,可避免腕关节囊及腕部屈、伸肌腱的粘连。适用于上肢各部位骨折的锻炼。

抬臂屈伸: 用健肢托住伤肢的腕部,使肘关节尽量屈曲,然后伸直。每回10~20次,屈曲、伸直的幅度由小到大,次数逐渐增加(图3-10)。此动作有改善上肢的血液循环,防止肘关节粘连,使肘关节的活动范围逐渐增大的作用。适用于上肢各部位骨折的中、后期锻炼。

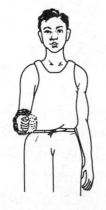
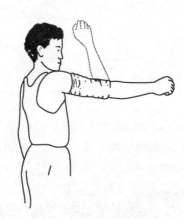

图3-9　空拳屈腕　　　　　　图3-10　抬臂屈伸

磨肩旋转：用健肢托住伤肢的前臂，以辅助伤肢的肩关节做前后、内外旋转活动。每回 20~40 次，活动的幅度由小到大，次数也由少到多(图 3-11)。此动作有松解肩关节囊粘连的作用。适用于上肢骨折的中、后期锻炼。

顶劲耸肩：伤肢的肘关节屈曲 90°，上臂紧贴于胸壁，以保持上肢的正常轴线。这时用力将上臂的肌肉收缩，以产生对骨折端的纵向挤压力，使肩关节向上提升(图 3-12)。此动作有增强上臂的肌张力，改善血液循环，使骨折端紧密嵌插相接触，避免骨折端分离移位的作用。适用于上臂骨折的中、后期锻炼。

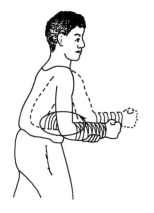

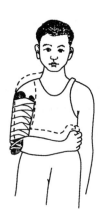

图 3-11　磨肩旋转　　　　　　　图 3-12　顶劲耸肩

拉腿屈膝：伤员取仰卧位，将股部肌肉用力收缩，接着用大腿带动小腿进行膝关节屈曲，然后放松、伸直下肢，每回 20~40 次(图 3-13)。此动作有促进下肢血液循环，增强肌张力，预防股部肌肉萎缩和膝关节粘连强直等作用。适用于下肢骨折的中、后期锻炼。

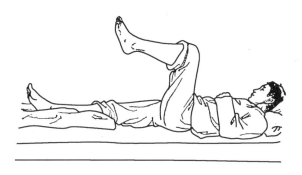

图 3-13　拉腿屈膝

（三）骨折后期的功能锻炼

于伤后 6~10 周进行。本期损伤的软组织已修复,骨折部的骨痂也日趋完善,有些骨折已临床愈合。这期的功能锻炼,如为上肢骨折,应扩大骨折部邻近关节的活动范围。如为下肢骨折,可下床站立。骨折端已愈合牢固的下肢伤员,可在小夹板的保护下扶拐做不负重的步行,直至骨折愈合坚固为止。可选用鲤鱼摆尾、单手擎天、劲直下蹬、伸膝抬腿、脚底滚筒和屈髋下蹲等练功术式,或选用上述的抬臂屈伸、磨肩旋转、顶劲耸肩和拉腿屈膝等练功术式。

鲤鱼摆尾: 伤肢的前臂中立位,手半握拳,将腕关节背伸,然后掌屈,状如鱼尾摆动。每回 20~40 次(图 3-14)。此动作能加大腕关节屈伸的功能锻炼,有增强肌张力的作用。适用于上肢各部位骨折的锻炼。

单手擎天: 健手置于胸前,伤肢的腕关节呈背伸,上臂紧贴胸壁,将肩关节向前上方高举,并伸直肘关节,然后徐徐放下,每回 15~30 次(图 3-15)。此动作有预防肩关节囊粘连及肌肉挛缩,增大肌张力的作用。适用于上肢骨折的锻炼。

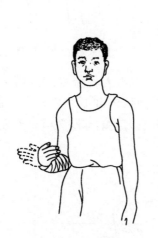

图 3-14 鲤鱼摆尾

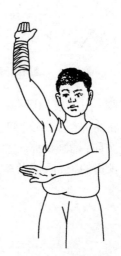

图 3-15 单手擎天

劲直下蹬: 伤员取仰卧位,将下肢伸直,保持正常的轴线,用力将足跟部往床尾的木板上做蹬足动作,每回 20~40 次(图 3-16)。此动作能使骨折端受到纵向力的挤压,刺激骨折端,有利于骨折愈合。适用于下肢骨折的中、后期锻炼和小腿骨折延缓愈合的锻炼。

伸膝抬腿: 伤员取仰卧位,将股部的肌肉用力收缩,使整个下肢伸直抬高约 45°，然后徐徐放下，每回 15~30 次（图 3-17）。此动作有促进下肢血液循环，增大肌张力，预防股四头肌萎缩的作用。适用于下肢骨折的锻炼。

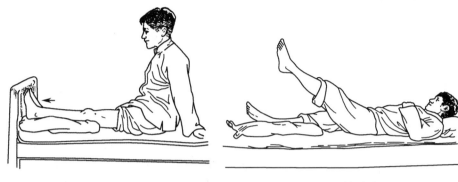

图 3-16　劲直下蹬　　　　　　　图 3-17　伸膝抬腿

脚底滚筒：伤员取坐位，小腿自然下垂，地面放置一直径 5~10cm 的竹筒或铁管，脚踏在竹筒或铁管上来回推拉滚动，膝关节屈曲和伸直，每回30~50 次（图 3-18）。此动作有助于膝、踝关节屈曲功能的恢复。适用于下肢骨折的锻炼。

屈髋下蹲：伤员的足分开约与肩膀的宽度相等，双手扶在双膝上，使髋、膝关节屈曲下蹲。每回 15~30 次，活动幅度由小逐渐增大（图 3-19）。此动作能锻炼髋、膝关节的屈曲功能，有增强肌张力的作用。适用于下肢骨折的锻炼。

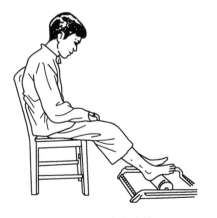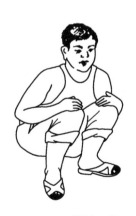

图 3-18　脚底滚筒　　　　　　　图 3-19　屈髋下蹲

（四）不同骨折类型的功能锻炼方法（表3-1）

表3-1　骨折类型与功能锻炼一览表

骨折类型	功能锻炼方法
锁骨骨折	握拳伸指，轻度吊臂屈肘，以增强上肢血液循环
肩胛骨骨折	绷带缚扎以掣动肩关节3~4周后，进行肩关节磨肩旋转等活动锻炼
肱骨大结节骨折	多做指腕活动，磨肩旋转，单手擎天
肱骨头骨骺分离及肱骨解剖颈骨折	顶劲耸肩、磨肩旋转、单手擎天
肱骨外科颈骨折	经整复、固定后，应多做握拳伸指活动，1周后在无痛的情况下可做吊臂屈肘锻炼，2周后做肩关节前屈活动锻炼，活动范围由小到大，5~6周后可做单手擎天的锻炼
肱骨干骨折	小夹板固定后多做伸指握拳活动。1周后做耸肩活动，2周后做肘关节的屈曲活动，4周后做肘关节屈伸、肩关节旋转及轻度的外展活动。有骨折端分离的伤员，宜每天纵向冲击骨折端3~4次，每次5分钟，以便使骨折端互相靠拢和刺激其生长
肱骨髁上骨折	握拳伸指
肱骨外髁骨折	握拳伸指、肘关节屈伸
肱骨上髁骨折	握拳伸指，1周后吊臂屈肘，3~4周后肘关节屈伸锻炼
肱骨髁间骨折	术后即开始伸腕握拳，1周后肘关节屈伸，5~6周后磨肩旋转、顶劲耸肩
桡尺骨干双骨折、桡骨干单骨折	握拳伸指、吊臂屈肘、磨肩旋转
尺骨上段骨折合并桡骨头脱位	磨肩旋转、肘关节屈伸
桡骨头骨折	握拳伸指、肘关节屈伸
尺骨鹰嘴骨折	握拳伸指、肘关节屈伸
桡骨远端伸直型/屈曲型骨折	伸指握拳、肩肘活动、前臂旋转
股骨颈骨折、股骨粗隆间骨折	股肌收缩、跖踝屈伸
股骨干骨折	第1周做股肌收缩和跖踝屈伸的功能锻炼。第2周嘱咐伤员做髋、膝关节屈伸活动，即伤员取卧位，用两手后伸支撑床面，健足蹬床抬高臀部，使躯干离床。第3周后可在此基础上配合收腹

续表

骨折类型	功能锻炼方法
	动作,将活动幅度加大到髋、膝、踝关节成一条直线,或用两手提吊杆,健足蹬床支撑,加大髋、膝关节活动幅度
股骨髁上骨折	同上
髌骨骨折	足底滚筒
胫骨棘骨折	固定后应多做股肌收缩活动和跖踝屈伸锻炼。4~6周后骨折部如无明显压痛及纵轴冲击痛,自主抬腿也无自发疼痛,即可扶拐下地学行
胫骨结节骨折	在治疗早期,可进行踝关节屈伸活动,但禁止做股四头肌收缩活动,以免胫骨结节受到髌韧带的牵拉而发生再移位。拆除固定后可下地负重学行和进行股四头肌收缩活动。但在2~3个月内禁止做过度的屈膝活动
胫骨髁骨折	股肌收缩,跖踝屈伸锻炼
胫骨近端骨骺分离	跖踝屈伸锻炼
腓骨近端骨折	股四头肌收缩,跖踝屈伸锻炼
胫腓骨干骨折	股肌收缩,跖踝屈伸锻炼
踝部骨折	股肌收缩,跖踝屈伸锻炼,拉腿屈膝
距骨骨折	跖踝屈伸
跟骨骨折	趾关节屈伸,中后期踝关节屈伸
跖骨骨折	跖趾屈伸,踝关节屈伸
胸腰椎压缩性骨折与脱位	天津医院骨科拱桥式背伸肌功能锻炼
胸腰椎压缩性骨折与脱位合并脊髓神经损伤	先进行被动性关节活动锻炼,情况改善后进行主动性锻炼,待上肢肌力增强,进行三点支撑法(即用头顶部、两手肘部及臀部着床,用力使腰背部过伸,离开床面,以增强背伸肌的肌力)锻炼
骨盆骨折	牵引期间加强股肌收缩及跖踝屈伸功能锻炼
肩关节脱位	指、腕、肘关节的屈伸活动,肩部顶劲耸肩
髋关节脱位	股肌收缩,跖踝屈伸,拉腿屈膝
髌骨脱位	股肌收缩,跖踝屈伸
膝关节脱位	股肌收缩,跖踝屈伸,膝关节屈伸活动

（五）李氏功能锻炼的特色

1. 提倡夹板固定下早期功能锻炼　李广海主张进行小夹板固定下的早期功能锻炼，加速肢体关节功能恢复，在固定下通过垫压的外在持续压力及肌肉自主舒缩活动时产生的内在压力，可逐渐纠正骨折的残余移位。通过外力或下地负重实现对骨折端的"纵轴"挤压，促进骨痂生长，有效解决骨不连的问题，从而大大提高了临床疗效。

2. 早中晚分期功能锻炼　关节的运动无外乎屈伸、内收外展、外旋内旋、环转等。李广海所主张的几种功能锻炼方式，包括早期的握拳伸指、吊臂屈肘、跖踝屈伸和股肌收缩，中期的空拳屈腕、抬臂屈伸、磨肩旋转、顶劲耸肩和拉腿屈膝，后期的鲤鱼摆尾、单手擎天、劲直下蹲、伸膝抬腿、脚底滚筒和屈髋下蹲等练功术式。早期虽然有功能锻炼，但只是简单地屈伸运动，这样既能不加剧患者的痛苦，也能有效纠正骨折的残余移位，还能活动肌肉，避免肌肉痿废。对于较复杂的如肩关节、肘关节损伤，则更适宜在骨折中期进行更大一点幅度的锻炼。后期则应扩大骨折部邻近关节的活动范围，所主张的功能锻炼方式更多地需要用力，如劲直下蹲的锻炼方式，用于下肢骨骨折的恢复，使骨折端受到纵向力的挤压，刺激骨折端，加速骨痂的生成，避免骨不连接。

3. 分部位功能锻炼　李广海对上肢和下肢骨折后的功能锻炼采取不同的方法，上肢的功能锻炼主要侧重握拳伸指等活动锻炼，而下肢主要注重负重肌肉的收缩锻炼，如股肌收缩等。所有的功能锻炼方式都可以由伤员自主完成，避免了被动锻炼可能引起的二次伤害，活动范围不大，却能有效加快血液循环，消肿，锻炼屈伸肌，防止肌肉萎缩、骨质疏松和关节粘连强硬。

五、用药特点及常用药物（含外治法）

（一）用药特点

1. 用药如用兵，随机应变　李广海常言："用药组方如用兵，君臣佐使须分清，随机应变贵灵活，沉疴顽疾何须惊。"强调用药随机应变，不可拘泥。

2. 活血化瘀，点到即止　"活血逐瘀，治伤之首法也。"李广海治疗跌打损伤早期主张"不破不立""瘀去新生"，首要是将离经之血驱除散尽，一方面可消肿止痛，另一方面为以后的恢复打下良好的基础。因此，活血化瘀时，田七、桃仁、红花之流一一上阵，但也不主张用之太过，恐伤正气。尤其考虑到南方人身体瘦小，更应点到即止。并配伍行气甚至补气类药物，如枳实、延胡索、黄芪、党参之类，以助散瘀。李广海认为："逐瘀不留邪，祛邪不伤正,留得正气在,何愁病不愈? 假若正气伤,复康路漫漫,治病必求本,人欢我也喜。"

3. 内治脾胃为本　脾为仓廪之本,四肢及全身肌肉皆属于脾。脾主运化,将水谷消化吸收为精微物质,并将其布输五脏六腑、四肢百骸之中。是故李广海主张无论治疗内伤还是外患,皆以脾胃为本,而非"见骨治骨"。即使在骨折的中后期也少用接骨药,而是多用党参、黄芪、怀山药、白术等益气健脾以资生化的药物,借后天以治先天。

4. 重视滋补肝肾　在伤科中,肝肾二脏极为重要。肝主筋,肝藏血,肝血不足,筋得不到肝血的濡养,便可出现手足拘挛、肢体麻木、屈伸不利等症状,甚至会出现手足抽搐、震颤、角弓反张等"肝风内动"的症状。由此可见,肝与筋在生理病理上的联系较为紧密。肾主骨,肾藏精,精生髓,髓藏于肾中而养骨。所以骨的生长发育、修复,以及脑的思考、记忆等,同肾有着密切关系。李广海根据岭南气候和人群体质特点,认为病证多以阴虚为主,故而治伤用药则擅用滋补肝肾,将"六味地黄丸"加减化裁,广泛用于治疗各类骨伤科疾病。六味地黄丸是滋阴、补益肝肾的代表方剂。

5. 辨治痹病,善清热化湿　李广海擅用清热化湿法治疗痹病。岭南气候潮湿而多热,加之人群体质因素,致病之邪留着体内易从热化,与湿胶结而表现为湿热证居多。所以治疗痹病,不必拘泥于本虚或风寒湿三气杂至之古训而过早冈投补益或温燥之剂,但见口干口苦、舌苔黄腻,则一概先以清热化湿为主,待湿热渐清,舌苔已退,再着手本证或标本兼治。常用桑枝、威灵仙祛风湿,通经络;茵陈、黄柏、土地骨清热泻火;大腹皮、苍术、白术、厚朴芳香化湿,行气止痛;薏苡仁、泽泻淡渗利湿;若大便秘结,则加大黄荡涤糟粕。

6. 妙用疏肝解郁　李广海认为,人在认识周围事物或与他人接触的过程中,对任何人、事、物都不是无动于衷、冷酷无情的,而总是表现出来某种相应的情感,也就是所谓的"喜怒忧思悲恐惊"七情。在正常范围内,七情对人体健康影响不大,也不会引起什么病变。但若七情太过,以至于对人体健康产生影响,甚至造成五脏内伤,则需要通过药物来治疗了。现代都市人的生活、工作压力大,而且现代资讯发达,很容易接收到各种各样的信息,从而产生了忧愁或思虑。思则气结,过度的忧思会导致肝气郁结。李氏骨伤科认为,升、降、出、入是脏腑气机的运动形式,是人体脏腑、经络、气血矛盾运动的基本方式,升降出入的正常运动构成人体正常的生命活动,一旦为情志所伤,人体气机升降出入的正常运动就会发生紊乱,诸如气虚、气滞、气郁、气逆、气血失调、中气下陷、气滞血瘀等。故而李广海在治伤用药中都会加入一些疏肝解郁的中药,如柴胡、郁金、素馨花、香附等,往往起到事半功倍之效。尤其在治疗颈椎病以及一些难以治愈的骨伤科疾病时更是妙不可言。

（二）自创药膏

1. 白药膏

[组成]　煅石膏粉500g,凡士林60g,麻(生)油60g

[用法]　用麻(生)油将凡士林并入溶化,放入煅石膏粉,调匀成膏,备用。将白药膏涂在油纸或纱布上,敷患处,每天换药。

[功效]　凉血祛瘀,止痛生肌。

[主治]　用于新伤积瘀,或积瘀化热红肿痛者。

2. 驳骨散

[组成]　田七粉30g,制自然铜30g,白术30g,黄栀子15g,红花15g,白及15g,大黄15g,龙骨18g,乳香21g,没药21g。

[用法]　将药共为细末,用蜜糖、开水调敷患处,每天换药1次。

[功效]　活血散瘀,消肿止痛,接骨续筋。

[主治]　用于骨折中后期。

3. 生肌玉红膏

[组成]　当归60g,甘草60g,白芷15g,红条紫草6g,血竭12g,轻粉12g,麻油500g,白蜡120g。

[用法]　用麻油将上药煎取汁,入白蜡成膏。将药膏涂在纱布上敷伤口,每天换药1次。

[功效]　止痛生肌。

[主治]　用于创伤或感染者。

4. 跌打膏药

[组成]　田七240g,闹羊花180g,蓖麻子300g,羌活105g,升麻105g,北芪90g,红花90g,高良姜90g,生南星90g,皂角90g,细辛90g,麻黄90g,川芎90g,北紫草90g,毛麝香90g,石菖蒲90g,防风90g,当归90g,藁本90g,牡丹皮90g,生半夏90g,桃仁90g,荜茇90g,没药90g,麻油(生)20kg,黄丹7.5kg,樟脑1kg,冰片120g。

[用法]　先将上述中药研成细粉末,用文武火将麻(生)油加温至270℃左右,离火投黄丹,搅匀,搅拌30分钟左右,在药膏呈滴水成珠状后,仍须继

续搅拌,使药膏的温度下降,在降到80℃时投入药粉,继续搅拌,待药膏温度下降至50℃左右时,加入樟脑、冰片,调匀成膏,备用。

［功效］　祛风活血,舒筋活络,坚骨强筋。

［主治］　用于跌打肿痛,后期痹痛诸症。

六、原始处方选登

李广海原始处方见图3-20、图3-21。

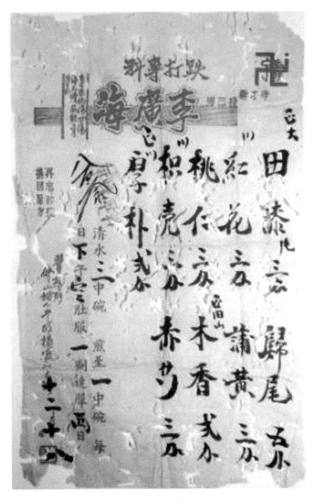

图3-20　李广海处方一

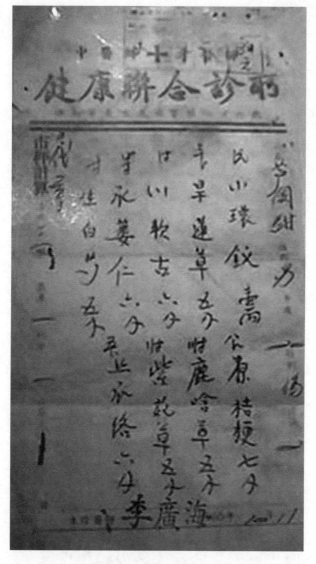

图 3-21 李广海处方二

第三节 学术传承

一、学术传承脉络

李才干医术传儿子李广海，创佛山市中医院骨科。李广海的5个儿子均继承父业，佛山李家达，广州李家裕，香港李家刚、李家强、李家丰，形成

佛 - 广 - 港三地格局。此外，李广海医术还传弟子陈渭良、元日成、马镇松、陈柏森、吴永良、莫益汪、陈志维。李家达一直在佛山，成为佛山骨伤的主要代表，其儿子李国韶、外孙女谭伟欣均承其业，尚有弟子陈逊文。陈渭良传有弟子钟广玲，现在佛山市中医院。李家裕从佛山迁广州，创广州西关李氏骨伤，医术传儿子李国准，此外还有弟子梁家伟、何锦添、陈少雄、老元飞、凌志平、张建平、李宇雄、谭超贤等。李氏骨伤学术流派传承脉络如图 3-22 所示。

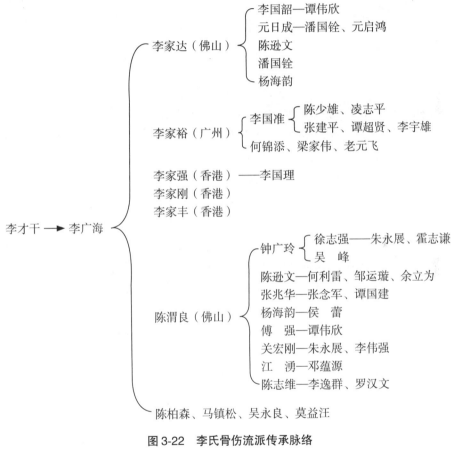

图 3-22　李氏骨伤流派传承脉络

二、传承代表人物

（一）李家裕

1. 生平事迹与贡献　李家裕(1926—2014)，为李氏骨伤科第三代传人（图 3-23）。幼承庭训，17 岁开始随父李广海学习正骨医术，尽得李氏正骨心

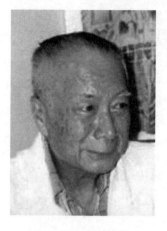

图3-23 李家裕像

法真传,博览群书、撷取各家精华,如蒲辅周的重脾胃学说、冯天有的腰椎坐位旋转复位法、尚天裕的小儿伸直型肱骨髁上骨折整复并小夹板固定法等,并在长期的临床实践中,既有承传,又有创新,形成了独特的学术思想。1949年,李家裕把李氏家族的骨伤科治疗术从佛山带到了广州。后入广州市卫生局举办的中医进修班第二班深造,1979年被授予"广州市名老中医"荣誉称号。他在西关十八甫北开设跌打诊所。开业之初,正值国民党飞机轰炸黄沙,大量民众死伤惨重,诊所每天接到众多伤者。李家裕不避臭恶,为这些伤者清洗创口,外敷祖传至宝膏,内服中药,使伤者很快痊愈,因此李氏骨伤在西关广受赞誉。中华人民共和国成立后,李家裕在沙基、西关一带开诊,赶上中西医结合的潮流,即认真汲取西医学知识来丰富自己的临床技术,逐渐形成一套独特的骨伤科治疗手法,尤其擅长关节脱位和骨折整复。他不但继承了家传,并十分重视西医学,对人体解剖学、生理学、生物力学均潜心学习。曾任广州市清平卫生院院长、广州市荔湾区第一人民医院中医科主任,第一届中华全国中医学会广东分会外科学会副主任委员,广州市第六届人大代表,广东省第四、第五届人大代表。担任过佛山市中医院中医永久顾问,全国中医骨伤科医疗中心佛山骨伤急救中心技术顾问。1954年参加编写《正骨学讲义》,1982年撰写学术论文《肱骨髁上骨折治疗》。2008年由其子李国准及同门弟子总结其经验,编成《西关正骨——李氏临症经验》(图3-24)。李家裕的弟子有李国准、梁家伟、老元飞、何锦添等。

2. 对李氏骨伤的传承与发展 李家裕在继承祖传手法精华的基础上,创出了旋、拨、抖、点、按、弹等手法,在治疗过程中,根据现代影像学诊断,运用上述手法,使无数患者解除了痛苦。在60余年从事骨伤科的漫长生涯中,积累了丰富经验,学术上认为"医之道在于识症、立法、用药,此为三大之关键,一旦草率,不堪司命,然三者中,识症尤为重要。故曰:治病之难,在于识症"。其治疗骨伤四大特色:一是药物治疗,二是重视手法,三是巧用杉树皮固定骨折及巧妙地进行功能锻炼,四是非手术治疗腰椎间盘突出症自成一格。此外,他指导编著的《西关正骨——李氏临症经验》传承和推广了李氏骨伤的学术经验。

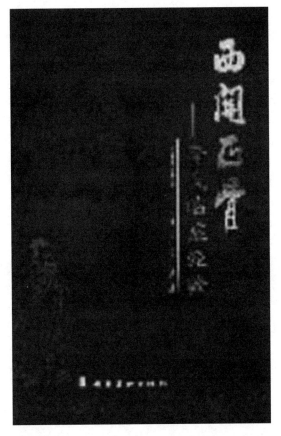

图 3-24 《西关正骨——李氏临症经验》书影

（二）李家达

1. 生平事迹与贡献　李家达（1926—1990），佛山地区名老中医，李广海第十子，跟随父亲李广海时间最长，14 岁开始学跌打，在父亲的悉心教导下，逐渐掌握高超的医术，更继承了祖辈的高尚医德。他待人宽厚，被人喻作有"菩萨好心肠"。如遇家境贫寒的患者，每每解囊相助，送医赠药。

1973—1976 年，为了研制南方杉树皮夹板对四肢骨折外用固定的作用，他观察了 1442 例，总结了第一手临床资料，取得了大量可靠的数据，科学地肯定了用杉树皮制作的夹板对四肢外固定的作用，从而改变了沿用已久的石膏绷带固定法，方便了患者，节约了开支，提高了疗效。

1977 年，李家达就任佛山市中医院院长。研制成功具有清热解毒凉血、散瘀止痛消肿功效的"佛山伤科红药膏"，将过去的散剂改为膏剂，既治闭合伤又治开放伤，为骨伤科外用药开辟了新的途径。

李家达善于集各家流派精华于一炉，走中西医结合的路，先后在全国、省地级刊物发表论文数十篇。1959 年，他与李广海、梁理平等骨科名医合编了《中医正骨学》（上下册），总结了佛山骨科名医治伤经验，是一本实用的教科书。另编著有《骨折与脱位的治疗》。该书为佛山市中医院骨科集体编写，书中序言记述主要编写人员为李家达、陈渭良、马镇松、陈伯森、吴永良、莫益汪、元日成，是佛山市中医院骨科对骨科名医李广海经验的总结及传承发展。1978 年，他与佛山市中医院中医骨科共同研究总结的《肋骨外踝翻转移位骨折闭合手法整复治疗》一文，刊登在《中华外科杂志》外文版，获全国科技奖，得到法国、匈牙利和港澳学者的好评，并提出进行学术交流的要求。

2. 对李氏骨伤的传承与发展　在学术上，李家达继承传统，但不为传统观念所束缚；善于集各家流派的精华于一炉，结合自己的实践体会，形成了自己的学术特点。对于"伤瘀"概念，李家达在父亲李广海"治伤从瘀"的基础上进一步发挥，主张早期先"瘀血内蓄，急宜逐瘀"，宜"大破"伤瘀血肿，认为"大破"才能"大立"，后期则善用温补以和血。对体质虚弱的伤者，则主张"攻补兼施"，并区分寒热虚实。强调共性和个性，因人而异，辨证施治。对于瘀血积于外、气血伤于内的证虚邪实者，先扶正后祛邪。在治伤外用药上，他体会到跌打外用药均具有清热解毒、凉血、散瘀、镇痛消肿作用，但它的缺点只能多用于闭合伤。对烫火伤的治疗，分期诊治，早期以清热解毒法祛邪解毒；中期用清热育阴法以祛余毒，并育耗散之津；后期育阴增液，固本培元。李家达医术传儿子李国韶。

（三）陈渭良

1. 生平事迹与贡献　陈渭良（1938—），广东省南海人，广东省名中医，主任中医师。1956 年，佛山中医界选派民间骨伤科医师陈渭良跟随李广海学习，李广海看中陈渭良中医知识扎实，待人诚恳，记忆力极佳，遂收其为弟子。陈渭良师从李广海 15 载，博取李氏骨伤科之长，继承了李氏正骨的精髓，为李氏骨伤科第三代传人。现任广东省佛山市中医院名誉院长，上海中医药大学、广州中医药大学兼职教授，第三批全国老中医药专家学术经验继承工作指导老师，全国首批"中医骨伤名师"。与李家达等共同编写《骨折与脱位的治疗》，参编《中医病证诊断疗效标准》等多部著作。

2. 对李氏骨伤的传承与发展　陈渭良在师承李广海正骨八法的基础上，结合人体解剖生理特点和力学原理，创立了具有岭南特色的正骨十四法。这套手法由 14 个相对独立的操作步骤组成，其中"摸触辨认""擒拿扶正""拔伸牵引"为基础手法，"提按升降""内外推端""屈伸展收""扣挤分骨""抱迫靠拢""扩折反拨""接合碰撞""旋翻回绕""摇摆转动""顶压折断""对抗旋转"为特殊复位手法。该套手法具有临床操作简便、可操作性强、痛苦小、并发症少、功能恢复好等优点,不仅对新鲜的四肢骨折有效,还可用于陈旧性骨折和一些关节内骨折。该研究成果于1997年获广东省中医药管理局科技成果奖三等奖。

在辨证施治和遣方用药上,陈渭良更有独到的经验。如治疗肩周炎,其认为急性期以风热型多见,风急热盛,须用寒凉重剂如清解汤(自拟方),方能毕其功于一役。此外,劳伤瘀滞是肩周炎的另一重要因素,"通则不痛"是治疗肩周炎的重要治则。治疗上除表实热盛之证外,均重用黄芪。黄芪具有固表、补气升阳、通经络、去肌热、壮筋骨等多种功效。

陈渭良在借鉴古方验方的基础上结合个人经验,研制出"外用伤科黄水",具有清热解毒、活血化瘀、消肿止痛、祛腐生肌之功效,用于治疗各种闭合性骨折、开放性骨折、脱位和软组织损伤。"外用伤科黄水"的开发与研究,填补了国内外用中药水剂治疗开放性损伤的空白。陈渭良根据临床实践经验,选取临床疗效确切的处方研制了69个品种的中药制剂,这些制剂的研发,拓宽了中药给药途径,方便了患者,也使得李氏骨伤科验方得到更为广泛的应用。

陈渭良医术传弟子钟广玲、陈旭文、张兆华等。

(四)李国准

李国准(1951—2020),荔湾区名中医,李家裕儿子,岭南著名骨伤科流派李氏骨伤科第四代传人,现任广州市荔湾区骨伤科医院副院长。李国准主编有《西关正骨——李氏临症经验》,2008年由岭南美术出版社出版。该书结合李氏家传正骨经验,对李氏正骨朴实的学术思想、医疗手法、治疗方药及常用药膳作了介绍。李国准在继承祖传李氏骨伤科学的基础上,与西医学的诊断学、实验检查学、影像学有机结合,开发出一整套治疗颈椎病、腰椎病、椎间盘突出等脊柱疾患的手法,提出"通过手法复位,使突出物复位到发病前的神经代偿区域,打破炎症与压迫之间的恶性病理循环"的观点;并根据不同的证型及CT、MRI等现代影像学进行定位,分别施以"旋、推、压、扳、抖、牵、按"八法复位。李国准医术传弟子陈少雄、凌志平、张建平、谭超贤、李宇雄。

(五)李国韶

1. 生平事迹与贡献 李国韶(1955—),李家达之子,李氏骨伤科第四代传人。自幼跟随李家达,李广海学习正骨手法,有扎实的医学理论基础和祖传李氏骨伤科疗伤技能,能运用手术、正骨手法、推拿按摩等方法治疗各种骨伤科疾病,尤其擅长各种创伤急救、骨折整复、颈椎病、肩周炎、腰腿痛、骨关节炎、跌打旧患、软组织损伤等疾病的中西医结合治疗。在遇到严重的骨折扭伤时,可使用牵引、旋转、提托等多法同时施行,使伤者未感觉到痛楚,骨折处已应声复原。与西医手术相比,大大缩短了骨折痊愈的时间和付出的代价。1980年,李国韶于香港开设跌打诊所,现任香港中医骨伤学会理事、香港中医骨伤学院常务副院长、香港推拿学会荣誉顾问,同时也在佛山市中医院出诊。临港初期,由于李广海家族李氏骨伤科在广东地区的嘉誉,以及李国韶本人精湛的医术,李国韶跌打诊所即门庭若市,繁盛时期诊所周边手工作坊、工厂等,凡有跌打损伤者皆于李氏医馆诊治。患者的信赖以及医者全心全意亲力亲为的医治,使得李国韶跌打医馆声名远扬。由于香港政府初期对于中医医师诊治疾病以及诊治方法的限制,反而使得李国韶心无旁骛,深入探究传统中医跌打骨伤、手法正骨、推拿整脊等。

2. 对李氏骨伤的传承与发展　李国韶对关节错位、筋伤、软组织损伤、骨折中后期内置调理等有独到的见解。尤其是关节脱位的手法正骨,不强求力线对齐和标准解剖复位,更加注重的是患者后期关节功能的恢复情况。在内治法方面,注重"消"法,认为"通为大法",以大剂量活血化瘀为主,主张"大破大立"。肢体受伤,皮肉筋骨损伤的同时,气血的运行也受到了影响,主要表现为气滞血瘀,气机不畅,无以鼓动血行则血瘀,气为血之帅,气行则血行,气滞则血瘀;血伤瘀凝,壅塞脉道,必阻碍气机流通。故治疗伤科疾患,无论内治外治,都必须注意流通气血,"血不活则瘀不去,瘀不去则新不生",而活血化瘀又离不开气的运行推动,如骨折、伤筋脱臼等瘀血停留脉道,则当活血化瘀以生新,宜"以血为先";伤科之瘀血多由外伤致离经之血停积,血行之道不得宣通,故治以祛瘀为要。清代陈士铎《辨证录》对骨折论述:"内治之法,必须以活血去瘀为先,血不活则瘀不能去,瘀不去则骨不能接也。"日常诊治中,常常使用穿山甲、皂角刺、白芥子、地龙等药物。外用或内服泽兰汤、吊瘀散、珠珀散等家传验方,效果显著。

他根据李氏骨伤科的经验总结出了手法治疗颈肩疾病的方法:

(1)旋转定位扳法:患者坐位,嘱颈部稍前屈约10°~15°。术者立于其背后,以一手拇指指腹顶按住病变颈椎棘突或横突,余四指置于患者枕骨结节部;另一手屈肘,托住其颞颌部,前胸固定后头部,然后缓慢带动头部向侧方旋转,当旋转至最大限度时,突然快速向上牵引,此时按住患椎处的拇指协同用力将其向对侧推动,则拇指下有跳动感,同时可听到一声或数声弹响音。

(2)点揉法:首先拿肩井,点揉肩中俞,提捏肩井数次,用手指或掌根按揉肩中俞,使气血流畅,放松肩部。以两手分别置于枕骨两侧,轻轻上提,转运头部,幅度小于45°,左右各3次,两手搓揉颈项肌、斜角肌、斜方肌和肩胛提肌,自上而下,再自下而上,反复10~20次,压痛处可适当加重力量。医者再用拇指按合谷、双侧缺盆穴,点揉肩后、天宗穴,各10次。

(3)滚法:操作时,患者正坐,术者位于患者身后,手呈半握拳状,以2~5

指的近端指间关节为支点放于患处,以腕关节带动,做均匀的来回摆动,来完成滚动的动作。着力点要深,用力要均匀柔和,力量要推进肌肉深部。操作时要以腕的灵活摆动带动掌指关节部运动,滚动时腕关节要放松,滚动速度一般为 60~100 次 /min,并要有轻重均匀交替、持续不断的压力作用于治疗部位上,着力点要深,用力要均匀柔和,力量要推进肌肉深部。

（4）揉捻法:操作时,患者正坐,术者位于患者身后,用大鱼际、掌根或指面交替在两侧颈部,自上而下做回旋揉捻,以患者感觉轻微酸痛、可以忍受为度,做轻柔和缓的环旋运动。指或掌应紧贴皮肤下移,使皮下组织随指或掌的揉动而滑动,使其作用力达到皮下组织深层。用力要均匀,速度不宜过快,频率 50~100 次 /min,在压痛点可做重点揉捻,时间应稍长一些。一般每侧施同样手法。

［注意事项］ 推拿手法宜柔和沉稳,切忌粗暴。应改变不良的工作姿势,调整睡枕高度,颈项部宜保暖,避风寒。治疗期间,宜配合针灸、理疗等疗法,常可收到较好的疗效。

（六）钟广玲

钟广玲（1945— ），广东省名中医,主任中医师,第三批全国老中医药专家学术经验继承工作指导老师,广州中医药大学兼职教授、硕士研究生导师。1971 年卫校毕业后师从陈渭良先生。钟广玲主张在对骨伤科患者的治疗上同样要突出中医的整体观念和辨证论治,强调诊断上应辨证、辨病并重,治疗上要方药并举、内外兼治。不仅擅长骨关节损伤、创伤危急重症、骨质疏松症、骨关节退行性病变、骨髓炎、骨坏死等疑难杂症的处理,还善于运用正骨手法治疗关节内骨折、邻近关节骨折、骨折合并脱位;并且在手法的应用研究中取得了丰硕成果,其中"肩关节脱位并肱骨外科颈骨折的闭合复位治疗""闭合治疗肱骨外髁骨折翻转移位""距下关节脱位合并距骨骨折的手法整复"等正骨手法,一直在国内同行中处于领先地位。主编《专科专病中医临床诊治丛书——骨伤科专病中医临床诊治》;对陈渭良的"正骨十四法"进一步研究,与陈志维整理出版《陈渭良骨伤科临证精要》。

（七）元日成

元日成（1940—2013），广东番禺人,广东省名中医,副主任中医师,主任导师,广州中医药大学副教授。1960 年起师从李广海、陈渭良等岭南伤科名家,传承岭南特色正骨十四法,参加编写《骨折与脱位的治疗》,对骨伤科各种疑难病症及各类骨折的闭合治疗有丰富的临床经验。与陈渭良、陈逊文、钟广玲、陈志维等共同撰写论文《中国佛山市中医院"正骨十四法"》,详细探讨正骨十四法的适应证、具体操作方法、操作注意事项。元日成弟子罗顺宁亦传承"正骨十四法",擅长关节内骨折、邻近关节骨折、骨折合并脱位以及陈旧性骨折畸形愈合的中医正骨手法治疗，提倡发挥"手法闭合复位""小夹板固定""中药内服外敷"等中医骨伤治疗优势。

（八）陈志维

陈志维（1954—），1971年毕业于佛山职工医学院，岭南骨伤科李氏流派传人中的杰出代表之一，主任中医师，第四批全国老中医药专家学术经验继承工作指导老师，广州中医药大学教授、博士研究生导师，上海中医药大学硕士研究生导师。曾任佛山市中医院院长。擅长中西医结合治疗创伤、骨关节病、软组织损伤、先天性或外伤性畸形等疾病，尤其对治疗关节内骨折、邻近关节骨折、骨折合并脱位及陈旧性骨折畸形愈合的闭合有独特疗效。主持和参与了"正骨十四法的临床应用""外用伤科黄水的临床和实验研究"等多项课题。与钟广玲主编了《陈渭良骨伤科临证精要》。

（九）陈逊文

陈逊文（1963—），师从李家达，第三批全国老中医药专家学术经验继承工作学术继承人，广东省名中医师承项目指导老师，佛山市中医院骨科中心副主任，擅长中西医结合治疗各种骨伤疾病，对骨伤重症、四肢神经血管损伤、骨髓炎、骨折迟缓愈合、创伤矫形等骨伤疑难问题有独到见解。在临床工作中，陈逊文逐渐认识到西医学知识欠缺的短板。为了弥补这一短板，陈逊文于1996年顺利考取了天津医科大学的硕士研究生，师从中国骨科医学泰斗顾云伍，1999年学成后重返佛山市中医院。

陈逊文勤于继承传统优势，精通正骨十四法，对于各种手法的要点和技巧都了然于心，对于手法整复各种骨折均有较高的造诣，尤其对桡骨头移位型骨折更具有深刻的体会。在前人研究的基础上，陈逊文进行了"正骨十四法"的生物力学研究，获得了中华中医药学会科学技术奖二等奖；开展国家自然科学基金课题"骨折愈合应力适应性的研究"，获得了中华中医药学会科学技术奖二等奖和北京市科学技术奖二等奖。曾担任高等中医药院校教材《整脊疾病学》副主编，参与编写《陈渭良骨伤科临证精要》《专科专病中医临床诊治丛书——骨伤科专病中医临床诊治》等著作。曾获得全国"首届中医药传承高徒奖"。

（十）杨海韵

杨海韵（1960—），主任中医师，佛山市中医院副院长，广州中医药大学教授、博士研究生导师。从事骨伤科临床医疗及科研、教学工作30余年，有丰富的临床经验及科研、教学能力。擅长治疗各种骨与关节急慢性损伤、各类软组织损伤、骨质疏松症、骨伤康复及骨伤科疑难病症。现任中华中医药学会外治分会顾问、骨伤科分会副主任委员，世界手法医学联合会常务副主席，世界中医药学会联合会骨伤科专业委员会副秘书长，广东省中医药学会脊柱病专业委员会副主任委员等。参加《专科专病中医临床诊治丛书——骨伤科专病中医临床诊治》《陈渭良骨伤科临证精要》等书的编写并担任副主编。主持开展的对李广海、陈渭良验方外用药的现代医药研发工作取得了重大成果，通过药理研究在临床推广应用的品种有 69 种，其中以伤科黄水为代表。通过杨海韵等的临床药理实验研究证明，伤科黄油有消炎、消肿、镇痛作用。伤科黄油对金黄色葡萄球菌、白色葡萄球菌、大肠杆菌、铜绿假单胞菌 4 种致病细菌具有抑制作用，尤其对常见化脓性金黄色葡萄球菌有较好抑制作用，有明显促进伤口愈合作用。连续使用伤科黄油，皮肤无红肿过敏等不良现象，表明伤科黄油毒性低，可供临床安全使用。这些现代药理学的分析，使得李氏骨伤科验方的接受人群越来越广。

第四节 流派特点及影响

一、岭南李氏骨伤学术流派的特点

以李才干为首的李氏骨伤世家是清末民初广东骨伤科学派的重要流派之一。李氏骨伤自李才干起，历时 100 多年，横跨 3 个世纪，经过数代人的努力，已形成独树一帜的岭南骨伤流派。而李氏骨伤第三代传人，从佛山到广州，经过半个多世纪，将传统的李氏骨伤科精华，与西医学有机融合在一起，将李氏骨伤科推到一个崭新的高度。李氏骨伤科能够发扬光大，继承者众多，充分保持其学术特色优势，与其独树一帜的发展方式有着重要的关系。

李氏骨伤学术流派起源于近代佛山，崇尚实干，从李才干创始之后即呈现一个继承和不断发展的趋势。第二代李广海，确定了"治伤从瘀"的原则，创佛山市中医院骨科。第三代传人在发扬光大李氏骨伤科的基础上不断创新，表现出自己的特色。如李家达研制佛山伤科红药膏，提出分期诊治观；陈渭良在李广海正骨八法的基础上创立了具有岭南特色的正骨十四法，开发了治疗开放性损伤的外用伤科黄水；李家裕将李氏骨伤发展到广州，创广州西关李氏骨伤科，形成"首辨阴阳""治脾胃为本""内外兼治""筋骨并重""衷中参西"等学术思想。而第四代传人更是与时俱进，将传统正骨手法与西医学的诊断学、实验检查学、影像学有机结合，并在科研上取得丰硕成果。

李氏骨伤科的发展体现在以家传为基石和以院校为依托两方面。家传方面，李氏传统家传技法以李国韶为代表，在香港地区进行着传统及原汁原味的本色发展，采用纯中医的治疗理念，私人医馆的发展方式通过授徒传承李氏骨伤经验。李国韶表示，传统授徒跟师模式下的中医传承效果是院校教育不能替代的,其通过言传身教,手把手演示,日常体会,亲自动手实践等获得的经验和知识,以及对于师长待人接物,与患者相处的体会,是流派传承中最重要的部分。院校培养方面,自李氏骨伤第三代传人起,李氏骨伤科的发展与佛山市中医院的发展有着密不可分的关系,自陈渭良任佛山市中医院院长以来,注重中医骨伤科人才的培养,为流派发展培养了大批人才。

二、岭南李氏骨伤学术流派的成就及影响

李氏骨伤学术流派主要通过人才的培养、著述、创制伤科用药等方面传承其学术,产生了较大的影响。

1. 著述　流派主要代表医家出版了如《中医正骨学》《骨折与脱位的治疗》《陈渭良骨伤科临证精要》《中医病证诊断疗效标准》《西关正骨——李氏临症经验》《专科专病中医临床诊治丛书——骨伤科专病中医临床诊治》等多部著作。发表了相关论文数十篇。

2. 人才培养　流派通过师承,培养了大批杰出人才,其中广东省名老中医 1 人,佛山地区名老中医 1 人,广东省名中医 3 人,广州市名老中医 1 人,荔湾区名中医 1 人,全国老中医药专家学术经验继承工作指导老师 3 人,中医骨伤名师 1 人。从 1977 年开始带徒授业,重点培养骨伤科骨干 23 人,博士研究生导师 1 人,主任中医师 22 人。主办了 9 期广东省骨科进修学习班,237 人接受了培训,慕名而来的骨科医师有 1 000 多人。2012 年,国家中医药管理局确定建设陈渭良全国名老中医药专家传承工作室项目,重点培养中医药骨科临床科研人才 13 人。

3. 自制药　李氏骨伤科除在手法治疗方面独具特色外,还开发了多种伤科用药,如李广海跌打酒、李广海滋补酒、白药膏、驳骨散、生肌玉红膏、佛山伤科红药膏、外用伤科黄水、渭良伤科油等。在骨科临床广泛使用,惠及大众。

(陈凯佳　包伯航　冯惠童　王琳玲)

参 考 文 献

1. 施杞. 中国中医骨伤科百家方技精华[M]. 北京:中国中医药出版社,1990:226.
2. 李国准. 西关正骨——李氏临症经验[M]. 广州:岭南美术出版社,2008:8.
3. 佛山市中医院骨科. 骨折与脱位的治疗[M]. 广州:广东科技出版社,1981:22.
4. 施杞. 中国中医骨伤科百家方技精华[M]. 北京:中国中医药出版社,1990,300.
5. 林仙健. 佛山文史资料第十辑:名医名药史料专辑[M]. 佛山:中国人民政治协商会议广东省佛山市委员会文教体卫工作委员会,1990:73.

6. 著名骨伤科专家陈渭良简介[J]. 中医正骨, 2003, 15(3): 2.

7. 刘继洪. 著名骨伤科专家钟广玲简介[J]. 中医正骨, 2003, 15(10): 68.

8. 陈渭良, 陈逊文, 元日成, 等. 中国佛山市中医院"正骨十四法"[J]. 世界中医骨科杂志, 2004, 6(1): 37-41.

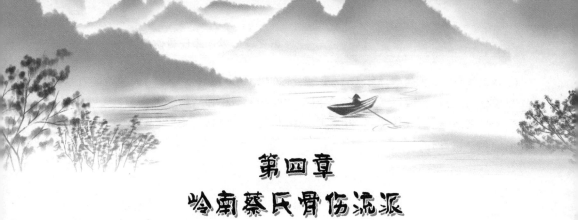

第四章
岭南蔡氏骨伤流派

第一节　蔡氏骨伤学术流派的形成

一、流派的形成与发展

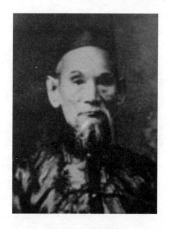

图4-1　蔡忠像

　　蔡忠(1844—1943),字世昌,广东省海康县人,清末骨伤名家,是蔡氏骨伤流派创始人(图4-1)。他出身贫寒,8岁成为孤儿,11岁便进入戏班学艺,曾往河南少林寺跟随小安和尚学习武功与医学,为将来能悬壶济世、行医积德打下基础。由于爱好武术,为班主所器重。清光绪年间,地方因革命变乱,再随戏班前往南洋槟城万景戏院演出,起艺名"高佬忠"。蔡忠曾拜少林名徒洪熙官的第四代弟子新锦为师,尽得武技医术的奥秘,在新加坡以医济世期间,创制了著名的跌打妙药"万花油"。1914年,蔡忠携子女回国定居广州,在八和会馆任武术教练多年,但仍以行医为业,在西关丛秀南路(今梯云路)设跌打骨伤医馆,名"普生园",每日求诊者络绎不绝,终成为民国初年广州西关一带著名骨伤科医生。由于医术高明,评价甚佳,行医的同时,设厂生产创制跌打万花油,对治疗骨折、脱位、刀伤、火伤等有独特功效,行销国内外,声名远扬,并有"跌打万花油,铁打的市场"之称。民国三十二年(1943年)春,南返故乡雷州半岛海康县。同年秋,病逝于老家,享年99岁。家传医学,迄今已有四代传人。

　　蔡忠长子蔡杏林(蔡荣的生父)英年早逝,次子蔡景文是蔡氏骨伤流派第二代传人。蔡景文1900年在南洋槟城出生,4岁随蔡忠回广州,成长中得受蔡忠医术真传。1922年正式在广州医馆行医,并代父传授医术于兄之子蔡其生（即蔡荣）及长子蔡其鸿。行医数十年，曾任广州海陆空三军医师。1939 年迁往香港设馆行医，使蔡氏骨伤科医术在粤港两地得到了传播与发展。1952 年任香港篮球联合会医生。1979 年在香港病逝。

梁敦娴，为蔡忠长子蔡杏林夫人（即蔡荣的母亲），是民国时期著名的骨伤科女医生，深得蔡忠医术真传，民国初年在广州西关丛秀南路跌打骨伤医馆"普生园"行医，曾任广东航空学校校医和广东省妇女生育互助社医师。梁敦娴是将蔡忠的医术传授给自己儿子蔡荣的关键人物之一，亦是蔡氏骨伤流派第二代传人。

蔡荣与蔡其鸿（蔡景文之子）同是蔡氏骨伤流派第三代传人。蔡其鸿1921 年生于广州，自幼随侍祖父蔡忠身侧，得蔡忠亲授医术。1935 年肄业于广东广雅中学，1939 年随父到香港学习骨伤医术。1941 年香港沦陷返广州。1946 年举家搬到香港继续行医。堂兄蔡其生则留守广州。1967 年蔡景文退休，蔡其鸿才正式执掌香港医馆（作者注：地址是香港洛克道 457 号洛克大楼三楼，名称"蔡忠授男景文孙其鸿父子跌打专科[始创跌打万花油]"），至1995 年退休，将祖传骨伤医术延续之责交付其子蔡武平（第四代）。

蔡武平是蔡其鸿长子。1943 年生于家乡广东海康，自幼继承家学。1960 年已经跟随祖父学习正骨医术。1966 年，代祖父出任香港篮球联合会医生。1995 年蔡其鸿退休，此时蔡武平从 1960 年正式执掌香港医馆，已历35 年临床经验，将蔡氏伤科医术继承并发扬光大，一直至今。

蔡氏骨伤流派第三代传人——蔡荣，生于业医世家，父早逝，母梁敦娴深得家翁真传，从小就得到家庭的精心栽培，在先辈的教诲下，熟读经史百家之书，勤习伤科诊疗技术，打下了良好的基础。祖父、叔父与母亲对蔡荣日后行医影响最大。1947 年，蔡荣于江西国立中正大学毕业后，居家与母、弟一起操持日常医馆业务工作。由于医术精湛，医效显著，药费低廉，对待患者不论贫富贵贱，一视同仁，悉心诊治，每遇远道而来的穷苦病家，不但赠医送药，还设茶饭招待，其高尚医德广为人所称道，因此每日来医馆诊者络绎不绝，影响日益扩大。蔡荣的中文功底深厚，饱读中医古籍，又在上辈的悉心教导培育下，不断地积累了丰富的骨伤科临证经验，在主持岭南、南华诊所工作中，出色发挥着他的才干。

1958 年，蔡荣受聘广州中医学院任中医骨伤科学教师。在广州中医学院工作后，他如鱼得水，将理论与实践相结合，发展和完善中医伤科学病因病机、辨证治法理论。曾发表《脾胃与肾命——薛己脾肾学说及骨科临证运用》《伤科内治八法及其临床运用》《论伤科病机》等论著及临床医案 30 余篇，颇有见地，深得学界的好评。他对教材的编写工作十分重视，曾多次参与编写《正骨讲义》《外伤科学》《中医伤科学讲义》《伤科学习手册》等，主编全国高等中医院校试用教材《中医伤科学》(第4版教材),主编《中国医学百科全书·中医骨伤科学》。他严于律己,宽以待人,品德高尚,和蔼可亲,能团结周围的人一起工作,毕生兢兢业业,被誉为中医骨伤科"粤海五大名家"之一,使蔡氏骨伤流派在其身上得以发扬光大。

蔡荣在自己多年的临床实践中,秉承祖辈续筋接骨之良技,兼能博取众家之长。他所诊治的骨关节损伤,具有对位满意、功能恢复好、后遗症少的效果,尤擅长用非手术疗法治疗骨折迟缓愈合、股骨颈骨折、骨质增生症等。蔡荣博学、精思,数十年孜孜不倦地研读医学典籍,又勤勤恳恳地应用于伤科临床实践,对中医伤科学病因病机、辨证治法有着独特的见解,在长期的临床实践中,逐渐形成了别具一格的理论联系实际的蔡氏骨伤流派医术,并在粤港两地发扬光大。

他在广州中医学院执教多年,为培养下一代人才呕心沥血,主办了全国中医学院外伤科师资进修班、多期广东省中医正骨进修班,培养的学生遍布海内外各地,堪称桃李满园,其中不少佼佼者均为当今中医骨伤科界的骨干人物,为弘扬中医骨伤科事业,为发展"蔡氏伤科"流派起着十分重要的作用。

目前"岭南蔡氏伤科"流派的传承人有岑泽波、蔡武平、陈基长、张悕达、曾传正、彭文炯、曾昭铎、黄关亮、何晃中、黄志河、冯新送、冯信香、彭汉土、明纪绵、刘金文、黄枫、庄洪、梁德等。

二、蔡氏伤科"创万花油,造福百姓"

"万花油"是蔡氏伤科的灵魂。它的传世过程亦是蔡氏伤科发展的一个缩影。在南粤一带流传一句家喻户晓的药物民谣——"家有万花油,跌打刀伤不用愁",指的就是久负盛名的"跌打万花油"。该药已有130多年历史,成分独特,消炎止痛,去肿活血,功效显著,被誉为跌打刀伤的神药,风行国内、东南亚各地,甚至远销欧美地区,被列为国家中药保护品种,评为中华特色药。该药的创始发明人是蔡忠。

《广州市志》载:"广州历史上生产纯中药油的厂家是敬修堂药厂,其中销量最大的是跌打万花油。"

蔡忠在新加坡谋生,在街边卖艺并行医济世期间,在异国目睹国家衰弱,列强入侵,华人受欺凌之苦,义愤填膺;看到当地华人多做苦力患跌打骨折外伤较多,而付不起昂贵的药费,于是他决心继承前人医药经验,总结多年行医的实践,在传统的中药上创制一种功效奇异、使用简单、价钱便宜的骨伤科外用药,为劳苦百姓造福,为中华医药振威。

蔡忠边行医,边研究外用药制法。他吸收民间良方精华,集各骨科名家所长,加入自己用药经验,采用道地药材炮制精制,亲自尝试后供病者试用,不断总结经验,最后确定选用 84 种中草药浸制。蔡忠对制法工艺极其严格,道道把关,将所有用药切碎,置大缸中,用油浸泡 30 天,再水溶加热,温浸数十小时,待药物放出油液,然后用人工挤出油液,静置过滤,生产周期长达50 天。同治十二年(1873),蔡忠终于研制成功,定名为"跌打万花油"。此药经济实惠,携带使用方便,药效神速,一经问世,立即赢得良好称誉,被视为医治骨折、脱位、刀伤、火伤的妙药、圣药,不但在新加坡成为抢手货,还畅销东南亚各地,时年蔡忠 29 岁。

蔡忠在海外漂泊了多年,思乡心切,也想早日把跌打万花油带回国内,造福桑梓。此时,清政府已是风雨飘摇,没有精力缉捕洪熙官反清武林弟子。清光绪二十四年(1898),54 岁的蔡忠举家回国定居广州,在西关丛秀南路6 号开办跌打骨伤医馆,名"普生园"。由于医德高尚、医术高明、声誉甚佳,每天求诊者络绎不绝。行医的同时,他又设厂生产自己创制的跌打万花油(图 4-2),行销国内外,有"跌打万花油,铁打的市场"之称。

在抗战时期,广州沦陷,日本在战争中大量伤兵急需医治,得知普生园医馆的跌打万花油有治创伤神功,也可用于治疗战争中的伤员,便多方寻找蔡忠下落,欲逼他交出独门配方。蔡忠早已得到风声,决心不让秘方落到日本人手中。他设法避开日寇,冒着生命危险,暗中把处方献给当时享有盛誉且规模较大,创建于清乾隆五十五年(1790)的敬修堂药房,以便让名药流传和造福后人。完成心愿后,1943 年春,蔡忠悄然南返故乡。

当时,华南沿海地区大部分已被日本人占领,广州湾(湛江市旧称,于1899 年沦为法国殖民地)及雷州半岛也相继沦陷。广州至海康县(今雷州市)的路上,关卡重重,匪患不断。战时,公路遭破坏,交通中断,很多地方无法行车。年近百岁的蔡忠咬着牙,步行或坐滑竿,历尽艰辛回到故里客路。家乡人民闻讯名医九世公(蔡忠是禄盘蔡氏第九代)归乡,特别是知道他的爱国义举后,肃然起敬,奔走相告,千方百计掩护他。蔡忠虽年岁已高,仍经常为乡亲送药看病,口碑甚好。同年秋,蔡忠病逝老家,享年 99 岁。村民为蔡忠举行隆重的葬礼,表彰其显赫功德,在祠堂立碑四时祭祀。

中华人民共和国成立后,跌打万花油分别由二天堂联合制药厂(原厂址在官禄横路 1-10 号,即现观绿路)、李众胜制药厂生产。其时,跌打万花油采用"蔡"字商标生产,但由于历史原因,产量一直不大。

1965 年 9 月 11 日,跌打万花油处方由李众胜制药厂移交广州敬修堂药厂。敬修堂药厂沿用蔡忠的配方工艺开始独家正式生产跌打万花油,广州市

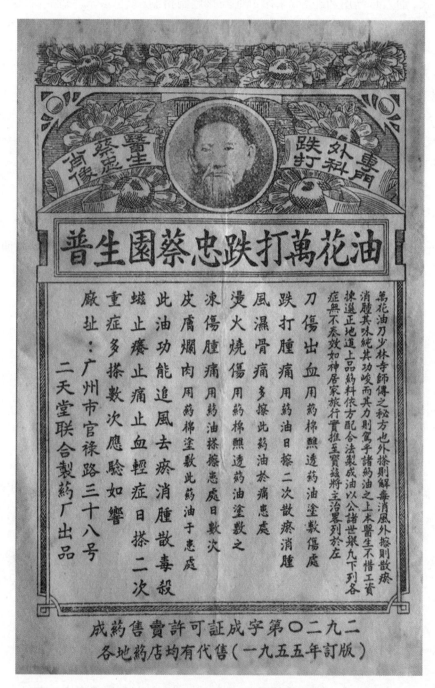

图4-2 万花油1955年版说明书

卫生局曾发有证照广临成字第 2257 号。蔡忠原创万花油时的制法设备比较简单,用酒缸、铁桶、炉灶、人力压榨机等,全是手工操作。将药料切碎,置大缸中,用油(最好是茶油)浸渍,浸渍半年,然后水浴加热,温浸数十小时,放出油液,药渣用人力榨油机将渣内油液挤出,合并油液静置,过滤即得,然生产周期长达 50 天,每批产量仅有 300kg,而且质量控制不稳定。

直至 1978 年改革开放之前,均基本采用蔡忠原创的制药方式,用佛山特制的 1~3 吨重的老式陶缸,先将成吨的茶籽油放入缸内,然后按照严格制法工艺将多味中药材依次依量地放入缸中浸泡。而搅拌则主要靠人手搅动,效率很低。20 世纪 70 年代以前的跌打万花油采用玻璃瓶包装,易破损漏油。1971 年后,改用塑料瓶,使运输方便,破损减少。

改革开放后,进入工厂大生产阶段,通过工艺改革措施,跌打万花油的产量大大增加了。而且在改进工艺的同时,药物的有效化学成分均未改变,且通过药效学研究表明,新旧工艺在镇痛、抗炎、止血等方面无明显差异。进入新世纪,更是通过浸渍储罐、四柱挤药机、双联过滤器、混合罐、不锈钢多层过滤器、万花油全自动双针灌注机、万花油自动灌注机等新生产工艺的改革,使万花油通过了现代规范化生产的 GMP 认证,进入了新的生产历程。在包装方面,从 1981 年开始,万花油分 10ml、15ml、25ml 3 种规格进行包装,方便群众选用。

1979 年国庆前夕,蔡荣毫无保留地正式把祖传秘方"万花油"捐献给国家,交由广州敬修堂药业股份有限公司生产,更使跌打万花油风行中外。

1985 年 2 月 20 日,时任广州中医学院中药学教研室主任的梁颂名教授为"跌打万花油"撰写了方解(图 4-3)。

1989 年,敬修堂生产的"跌打万花油"获得国家银质奖,被列为国家中药保护品种,并被评为中华特色药,进入国家医疗保险目录。近几年来,"跌打万花油"销售市场从广东扩展至全国各地,销售额逐年都有大幅度增长。"跌打万花油"也从一个地区性名牌产品变为全国性知名产品。2009 年,"敬修堂跌打万花油"入选首批广东省岭南中药文化遗产保护名录。"跌打万花油"这个百年驰名的名药,一直在造福广大民众,体现了蔡氏伤科对百姓的贡献。

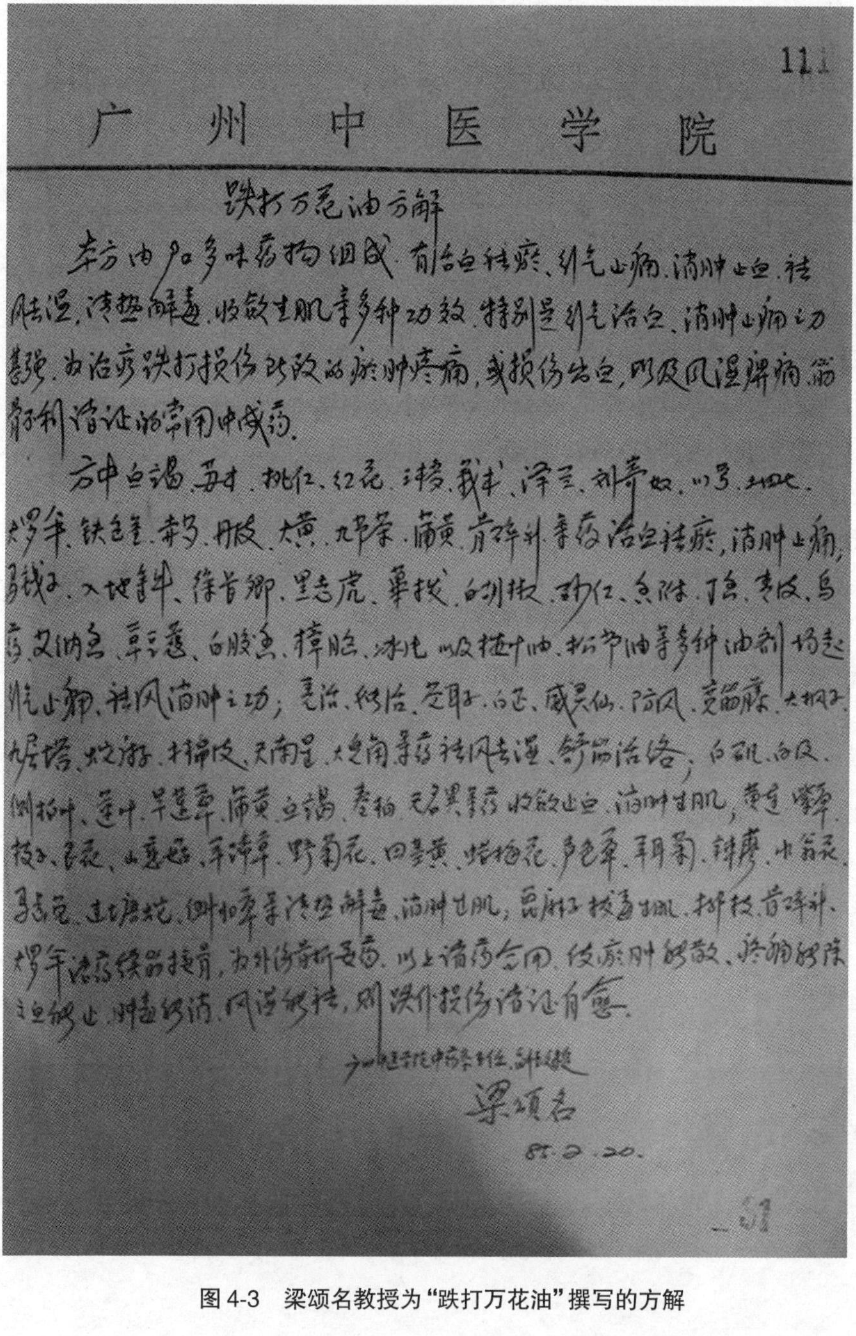

广 州 中 医 学 院

跌打万花油方解

本方由几多味药构组成，有活血祛瘀、行气止痛、消肿止血、祛腐温，清热解毒、收敛生肌等多种功效，特别是行气活血、消肿止痛功效强。是治疗跌打损伤所致的瘀肿疼痛，或损伤出血，以及风湿痹痛筋骨痹证的常用中成药。

方中白酒、莪术、桃仁、红花、三棱、莪术、泽兰、刘寄奴、川芎、三七、络石藤、铁色箭、薄荷、厚朴、大黄、九节茶、蒲黄、骨碎补等药活血祛瘀，消肿止痛，配伍入地牛、徐长卿、黑老虎、单枝、白背叶、动仁、鱼腥草、丁公、威灵仙、乌药、两面针、丰适、白胶泥、樟脑、冰片、山柰、松节油等多种油剂增起镇痛止痛，祛风消肿之功；兼治疗跌打损伤、疯、威灵仙、防风、宽筋藤、大枫子、娱蛤、蛇蜕、桔梗皮、天南星、等多种药祛风专湿，舒筋活络，白芷、白及、侧柏叶、透骨消、旱莲草、蒲黄、白酒、春柏、无名异等药收敛止血、消肿生肌，黄连、蟹壳、接骨、三七、山豆根、半枝莲、野菊花、田基黄、蛇倒退、芦荟草、卿泉、独活、水翁花、马鞭草、主根花、山巅莲等活血解毒、消肿生肌，骨碎补、接骨等药接骨，骨碎补筋骨、接骨、透骨续接骨，为外伤所新长面，以上诸药合用，使瘀肿所散、疼痛所除，通经活血，血止，则跌打损伤证自愈。

广州中医学院中药系，蔡维德

梁颂名

85.2.20.

图4-3 梁颂名教授为"跌打万花油"撰写的方解

80

第二节　学派宗师蔡荣

一、生平事迹及贡献

蔡荣(1921—1980),又名蔡其生,广东省海康县人,蔡氏骨伤流派第三代传人(图4-4)。中医骨伤科教授,全国著名的中医骨伤科专家,岭南伤科的代表人物,广东省名中医。从医从教30多年,是中医药教育界的一代宗师。其学术思想、医疗经验、教育思想、丰富阅历,教育着一代又一代中医骨伤科医学生,深得好评,在骨伤科学术界中产生了很大的影响。

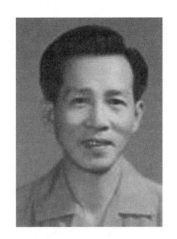

图4-4　蔡荣像

(一)阅历丰富,家传医术

蔡荣自小在读小学与中学期间,就利用空闲与假期跟随祖父练功习医,1941年中学毕业后考入江西国立中正大学中文系,在读大学期间,因家在沦陷区,经济完全断绝,曾半工半读,校外兼任江西健报社校对编辑、江西大众日报记者工作,6年的大学生活,勤工俭学,培养了扎实的中文功底。蔡荣从小受祖父、叔父及母亲的教诲与栽培,对其日后行医影响最大。熟读经史百家之书,勤习伤科诊疗技术,为其日后的行医成才打下了良好的基础。1947年大学毕业后,秉承家学,回家与母、弟一同操持丛秀南路的跌打骨伤医馆业务工作,由于疗效显著,药费低廉,更兼对待患者不论贫富贵贱,均能一视同仁,悉心诊治,每遇远道而来的穷苦病家,不但赠医送药,还设茶饭招待,其高尚医德广为人所称道,远近闻名,深受患者信赖。因此,每日来诊者络绎不绝。

蔡氏在广州西关设跌打骨伤医馆名曰"普生园",任普生园药店制药技术负责人,应用家传"跌打万花油"治疗骨折、刀伤、烫火伤等均有卓效,使蔡氏伤科名扬粤海。在此期间,蔡荣通过参加广州市第二届中医进修班,进修后成为广州执业中医师。在广东省中医进修学校及广州中医正骨班兼任教师。

新中国成立后,为发展中医骨伤科事业,蔡荣慷慨解囊资助岭南、南华诊所,并任广州华南中医联合诊所中医师,兼任二天堂联合制药厂技术顾问,指导跌打万花油制法,及兼任广州市中区红十字卫生卫国训练班教师。1952年受广州市卫生工作者协会表扬奖励。

（二）受聘高校，如鱼得水

蔡荣在自己多年的临床实践中，秉承祖辈续筋接骨之良技，兼能博取众家之长。1958年，受聘广州中医学院任教后，如鱼得水，在医、教、研、人才培养等方面，充分发挥了他的智慧与能力。

1958年，国家十分重视中医的发展，对中医骨伤科发展影响最大的一件事就是卫生部批准方先之、尚天裕、苏绍三在天津医院研究骨科的中西医结合治疗问题，并在天津医院试行"手法复位夹板固定"临床研究验证，请方先之、尚天裕等对苏绍三骨伤科名老中医治疗的100例尺桡骨干双骨折手法复位夹板外固定进行疗效验证，效果得到了肯定。1963年9月，方先之、顾云伍、尚天裕三人联名撰写题为"中西医结合治疗前臂双骨干骨折的研究"的论文，在罗马第20届国际外科年会上宣读，并出英文版，是中国骨科界在国际发表的第一篇论文，当时引起了与会62个国家的2 000名学者的兴趣和赞赏。1964年，卫生部组织全国中西医专家在天津对"中西医结合治疗骨折新疗法"进行鉴定，一致认为是一项重大的科研成果，建议向全国推广。此后，开始举办全国性的中西医结合治疗骨折学习班，至1988年，共办了20期，学员达千余人。1966年，由人民卫生出版社出版、尚天裕主编的《中西医结合治疗骨折》一书，提出"动静结合，筋骨并重，内外兼治，医患合作"十六字方针，成为中医骨伤科界治疗骨科伤病的准则。

此时期的机遇十分难得。蔡荣利用这个发展的大环境，举办多期全国中医学院外伤科师资进修班，多次举办广东省中医正骨进修班，从理论到实践，提高了骨伤科的诊治水平；经常以广佛两地为中心进行骨伤科学术交流，对骨伤科人才的培养起了促进作用，并影响珠江三角洲辐射全国（图4-5）。

因工作积极，在入职广州中医学院的当年（1958年）即获广州中医学院跃进奖金奖励。

（三）科研工作，积极开拓

广州中医学院自1956年成立后即设置了科研科，是学校最早的专职科研管理机构。在1956年至1965年，学校的科研重点放在编写教材、文献与经验整理上。从1960年起，临床研究的重点放在临床经验的总结，内容涉及内、外、妇、儿、骨伤、针灸各科，要结合常见病、多发病群防群治进行中医治疗。此时期针对早期血吸虫病、钩虫病、毒蛇咬伤、结核病、肝炎、痢疾、食物中毒、子宫脱垂、闭经、肿瘤、脉管炎、骨折等的研究，完成了论文52篇。

1958年，蔡荣受聘于广州中医学院后，在学校科研大环境中，第一次参加了外伤性骨折经验总结的科研项目，总结何竹林的经验。在《中医治疗外伤骨折100例经验总结（上）》[文章作者署名为广州中医学院外伤科教研组、附属

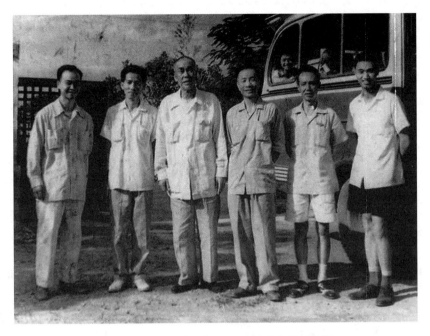

图 4-5 1958 年在佛山市中医院学术交流合照

医院(作者注:指广东省中医院,下同)正骨科,发表在《广东中医》1960 年第一期 40~48 页]一文中有这样一段描述:"去年(作者注:指 1959 年)五月间,我教研室接受了本项科学研究题目(作者注:中医治疗骨折的经验总结)后,当即深入展开讨论,拟订研究计划,其目的要求,是为了观察中医对外伤骨折之疗效(包括骨折愈合情况及功能恢复情况),通过临床治疗研究,要求做好治疗经验总结工作,从而找出比较完整的治疗方法,以便今后在临床上、教学上、与研究上更好地推广应用。故凡属外伤性骨折均列入本题研究范围,由我院外伤科教研组教师及附属医院正骨科医师共同参加,并指定五位教师(医师)(作者注:此五位医师应是何竹林、蔡荣、黄宪章、岑泽波、张贻锟)共同参加此项工作。自当年(作者注:指 1959 年)6 月 1 日起至 8 月底止,其间三个月,在附属医院设立外伤骨折治疗研究室(包括门诊部、住院部),进行医疗研究工作。"

"此次专题研究,得能如期展开,顺利进行和收到预期结果,是与党的中医政策和教育方针正确指导分不开的。……我院外伤科教研组教师,76 岁的老中医何竹林先生,亲自参加,指导工作,因而得以总结其治疗经验,更是值得我们珍贵的事。通过此次科研工作,我们为中医对外伤骨折的治疗,初步找出了比较完整的治疗方法。"从行文风格来看,应像蔡荣执笔,充分体现了其深厚文笔功底与扎实的中医骨伤科基础。

在《广东中医》1960 年第二期继续发表的《中医治疗外伤骨折 100 例经验总结（下）》是讨论章节，在文中强调 100 例骨折所用的正骨手法，"就是我院何老医生在数十年来从事治疗外伤疾病工作中摸索出来的一套比较符合理想、比较实用的正骨手法"，同时指出"何老医生的正骨手法是值得进一步研究推广应用的"。这两篇文章，从内容上看，有极高的文献学价值，反映当年进行研究的细节，同时有很高的学术价值，将何竹林宝贵的经验以文字的形式保留了下来。

在此次科研成功后，蔡荣继续开展其他常见病种的总结研究，在《广东中医》1963 年第六期，仍以"广州中医学院外伤科教研组、附属医院正骨科"联名发表，题为"从伸直型肱骨髁上骨折病例的追踪观察探讨'骨折与功能恢复'问题"可见一斑。

蔡荣在积极参与中医治疗骨折科研的同时，还加入中西医结合治疗骨折与中医治疗烫伤的研究工作。从以下有他署名发表的文章可看出其工作的价值与时代的烙印。

一篇是《试论中医治疗烫伤的理论与方法》，在《中医杂志》1959 年第 11 号上发表，作者署名是广州中医学院邓铁涛、杨志仁、周子容、蔡荣。文中将岭南近代骨伤名家管季耀、谢培初及古医籍有关治疗烫伤的方药列为当年中医药治疗烫伤的代表方，写入制药的方法，并将当时由广州红十字会医院与中山医学院附属医院会诊治愈的病例附上说明，是一篇体现用中西医结合的方法，以中医辨证论治为主治疗烫伤的好文，在今天阅读起来仍能细细回味，极具指导性。

另一篇是《成人四肢长骨干骨折中西医结合治疗的体会（附 57 例病例报告）》，发表在《广东医学（祖国医学版）》1965 年第三期，署名是解放军 157 医院李俊清、陈杰民、孟庆和，广州中医学院黄耀燊、蔡荣。前者为西医院，后者为中医院。文中将两院"从 1961 年起开展中西医结合治疗骨折至 1964 年 8 月止，曾收治包括小孩在内的各类骨折 458 例。除部分不适合中医治疗者外，大部分骨折患者都采用了中西医结合方法治疗，临床收效显著，骨折愈合时间短，功能恢复快，并发症少。对成人长骨干骨折曾作较系统的观察、随访，在治疗方法上，经逐步摸索作了若干改进。本文就成人四肢长骨干骨折 57 例用中西医结合闭合复位和小夹板固定的治疗情况，加以分析，并提出初步体会"。全文描述除用腰麻外，其他方法均以中医手法牵引、夹板固定、中药等为主导，从治疗方法、治疗结果分析、数据分析表格表达、讨论问题要点的行文风格来看，与《中医治疗外伤骨折 100 例经验总结（上）》相似，推测蔡荣有参与执笔工作，体现当时的中西医结合必须是中西医生共同参与的工作。全文严谨客观、规范，在现代仍有指导性。

1970—1975 年，广东中医学院[1]附属医院应用杉树皮夹板固定治疗各类四肢骨折 1 000 例。其中，362 例股骨干骨折采用手法整复、夹板固定与持续牵引结合、小夹板固定与髓内针结合、内服与外敷药之结合方法，治愈出院追踪 1 年，优良率达 90% 以上。复杂严重移位肱骨髁上骨折 97 例追踪随访 1 年，优良率达 92.8%。为了对小夹板固定进行客观科学的评价，蔡荣亲自筹建骨伤科学实验室，组织了对杉树皮夹板进行力学的测定，从材料力学和肢体内应力方面对杉树皮夹板在临床应用上作了科学肯定，用科学的数据证明杉树皮夹板具有弹性、韧性和可塑性。他主持的"杉树皮夹板的力学性能与临床应用"项目（年轻医师何振辉作为助手参与此项目），荣获 1979 年广东省医药卫生科学大会奖。该研究项目证实中医传统的杉树皮在骨科临床符合应用力学原理，外固定技术容易掌握，符合简、便、验、廉原则，有推广应用价值，对广东地区应用杉树皮小夹板治疗四肢骨折起到了推动作用。

在蔡荣的带领下，整个教研室对骨折治疗的生物力学问题比较重视，年轻教师先后发表关于手法与骨折畸形等专题的相关论文，如岑泽波的《略谈夹板固定中的几个力学问题》、何振辉的《论前臂重力与肱骨髁上骨折并发肘内翻的关系》、何晃中的《拔伸——古老的理伤手法——应用中的几个力学问题》，在全国引起很大的影响。

自 1976 年起，蔡荣连续发表两篇重要的骨伤科论文——《论伤科病机》《骨折迟缓愈合》。在这两篇文章中，前者论证了伤科分类包括骨折、脱位、创伤、内伤、伤筋和骨病 6 类，把伤科病机概括为皮肉受伤、筋受病损—经络阻塞—气血凝滞、精津亏损—脏腑不和。其论述的伤科病机，是建立在脏腑学说的基础上，并结合伤科的特点，而成为较完整的理论体系，可有效地指导骨伤科的临床实践。后者针对骨折迟缓愈合的治疗，提出"手法整复""夹板固定""功能锻炼""药物治疗"四项基本原则。即肢体发生骨折后，首先要求正确的整复，还需要采取合理固定，使能良好保持稳定，为骨折愈合创造有利条件。但骨折能否加速愈合，功能是否尽快恢复，则有赖于功能锻炼及药物治疗。因此，整复、固定、练功、药治是紧密联系的四个环节，不可孤立偏废。两篇文章的发表，使 20 世纪 70 年代广东中医骨伤科的理论及临床水平明显提高。

他积极开展对"肾主骨"的基础理论研究，于 1978 年发表《脾胃与肾命——薛己脾肾学说及骨科临证运用》。对于关节内骨折，主张在适当整复与合理固定的前提下，尽早进行功能锻炼。对骨折迟缓愈合的患者，内服中药

---

[1] 广东中医学院：即广州中医学院，现广州中医药大学。1966 年"文化大革命"开始后，学校停止招生，校名改为"广东中医学院"。1976 年"文化大革命"结束后，学校恢复了"广州中医学院"的名称。

应重视补益脾肾两脏，外治宜结合运用理伤手法、熏洗和保证有效的外固定等，可取得良好疗效。其著作颇有见地，观点鲜明，并深得中医骨伤学界的好评。

1974年、1975年连续两年荣获"广东中医学院先进工作者"称号。

（四）社会任职，江湖地位

1977年起，蔡荣担任广东省第四届政协委员，为广东省文教卫的发展出谋献策。1978年，在广州中医学院定职为中医骨伤科学副教授，是本校骨伤科学首位正式获得高级职称教师的医师；同年，广东省人民政府授予他"广东省名老中医"称号。

20世纪70年代，广东省中医外伤科的专业人员日趋减少，后继乏人的情况非常严重，是中医队伍中较薄弱的部分，引起各方面的重视。为充分发挥中医外伤科的特点，认真总结经验，开展学术交流，互相促进，继承发扬中医外伤科的宝贵经验，1980年4月4日中华全国中医学会广东分会外科学会在广州正式成立，并召开了第一次会议；经协商讨论，一致推选黄耀燊为主任委员，蔡荣、麦冠民、罗景光、倪大钧、潘永林、李家裕等6位同志为副主任委员，决定每月举行一次学术活动。

（五）培养人才，呕心沥血

蔡荣擅长骨折的非手术疗法，其手法准巧、刚柔有度，经他所治的骨关节损伤，具有复位满意、功能恢复好、后遗症少的疗效。治疗骨折迟缓愈合、骨缺血坏死、颈椎病，尤重视益气血、补肝肾，配合熏洗等多方面的治疗，进行了中西医结合治疗关节内骨折、陈旧性骨折畸形愈合、骨折迟缓愈合以及四肢、躯干骨折的临床研究工作，传世验方甚多。

1962年，刚从中医学院毕业的张贻锟，分配到广东省中医院工作。当时第一附属医院还未成立，何竹林与蔡荣都要到广东省中医院上班，参加带教。在何竹林与蔡荣的悉心指导下，张贻锟完成论文《试谈使用夹板固定的几个问题》，并在《广东医学（祖国医学版）》1965年第四期上发表。此文曾在1964年12月5日举行的广州市中医学会年会上宣读，引起重视，受到好评，认为刚走上工作岗位不久的中医院校学生，能写出这样的好文章，与名师教导分不开。

1964年3月28日，广州中医学院举办第一届正骨人才进修班。这个班是受广东省卫生厅委托，为系统地培养和提高本省卫生基层单位的中医正骨人才，适应农村卫生事业发展的需要而举办的，进修期限为1年。所招进修学员共18名，均来自广东省的9个县和5个市，学习的课程有政治、中医正骨学、中药学、方剂学、人体解剖学、放射学、西医外科学等7门，还举办正骨专题报告。这个班理论紧密联系实际，除理论课外，还安排到广东省中医院、佛山市中医院、广东省人民医院和广州市荔湾区人民医院等单位跟师临床实习。教师们都认真地、毫无保留地传授自己的经验和手法。通过一年来的学习,学员们均取得优良成绩(实习结果考核:优秀8名,良好9名)。学员们都掌握了中医正骨的理论和技术,并有显著提高,为今后更好地继承发扬中医学正骨医疗骨折打下了良好的基础。在结业会上,广东省卫生厅厅长古鸿烈、广州中医学院院长李福海、进修部主任罗元恺等均先后讲了话,而时下的班主任正是蔡荣。

他为培养下一代人才呕心沥血,培养的学生遍布海内外,堪称桃李满天下,其中不少佼佼者均为当今中医骨伤科界的骨干人物,为弘扬中医骨伤科事业,以及发展"蔡氏骨伤"流派起着重要的作用。

蔡荣十分重视对本科年轻医师的培养,针对每个人的特点结合科室业务发展的需要加以培养。1979年,附属医院住院大楼落成后(现在的南楼),外伤科教研组分为中医骨伤科学教研室和中医外科教研室,蔡荣任中医骨伤科学教研室主任,岑泽波任副主任。骨伤科病区设在附属医院南楼一层,55张床位;病区扩大后,收治疾病的范围随之扩大,疑难病、重病、急症比例增大。此期间,蔡荣有计划地分期分批派年轻医师外出到天津、上海、郑州、武汉等地以及广州中山医学院附属医院、广州市第一人民医院、南方医院等医院学习进修现代骨科技术,为骨伤科的发展、人才的培养打下了良好的基础。各批年轻医师学习返回后开展一系列新业务,如四肢骨折切开复位内固定术、小儿麻痹后遗症矫形术、神经血管的修复术等,从此使本校中医骨伤科步入中西医结合发展时期,开展手术治疗骨折。

蔡荣在广州中医学院执教的20多年中,为培养新一代中医人才付出了辛勤的劳动,在从事中医教学工作中,高度负责,对年轻教师言传身教,对学生积极传授经验,循循善诱,表现出对年轻一代的极大关怀,深受广大师生的崇敬。

(六)教材建设,独具匠心

蔡荣作为骨伤科教研室主任一向对教材的编写工作十分重视,加之学术继承家业——岭南蔡氏伤科医术,对中医骨伤科理论、骨伤古医籍及临床实践亦有较深造诣。

骨伤科学原称外伤科学,第1、第2版教材中的病因病机及治疗理论基本沿袭《正体类要》《正骨心法要旨》体例编写,且内容较为简略。第3版教材则是外科、骨科合并,因此也局限了其总体理论的发展。自20世纪70年代起,骨伤科从外科学分支出来后,如何在中医院骨伤科学的教育中、在教材的编写上体现中医整体观,编写系统全面反映中医各科特点的教材,显得十分迫切。蔡荣作为第4版骨伤科教材的主编,其教育理念、学术思想,在其中有充分的体现。他曾多次参与编写《正骨讲义》《外伤科学》《中医伤科学讲义》

《伤科学习手册》等，积累了丰富的编写教材的经验。

在教材编写中，蔡荣创立、完善的病因病机学说、骨伤内治十法、外治十三法、理伤十三法，是中医骨伤科临床基础，首先写入其全面主持负责的《外伤科学》（第3版教材）与《中医伤科学》（第4版教材）中。这些内容被后来出版的《中国医学百科全书·中医骨伤科学》采用，仍继续被岑泽波主编的高等医药院校教材《中医伤科学》（第5版教材）录用，其后又被张安桢、武春发主编的《中医骨伤科学》（人民卫生出版社1988年第1版）收载选用。这些院校的教科书及参考书可谓中医骨伤科界最具权威者，它教育了一代又一代的中医骨伤科医学生，影响深远。从第6版教材起，加入了许多新的观点、现代技术与研究进展，但大凡涉及骨伤治法的章节均以蔡荣风格描述，万变不离其宗。蔡荣通过对前人论述的系统梳理，给予创造性发挥，挖掘出中医骨伤学的精华，并经得起临床数十年的考验，而大家都认为记得住、用得顺、效果好。蔡荣对中医骨伤治疗理论给予系统梳理与发挥后，一直引领着中医骨伤科教材的发展方向。

1980年，蔡荣担任《中国医学百科全书·中医骨伤科学》主编工作。1980年4月（蔡荣临终前2个月），《中国医学百科全书·中医骨伤科学》进入修改对稿阶段，他抱病还在床前认真修改，一丝不苟，其对工作的态度感动了每个老师，如今每次翻到这本书时，大家都会提及此往事。

蔡荣以其深厚扎实的中医骨伤科理论、骨伤科教育思想、流畅的文笔、在工作与教材编写中不为名不为利的风格，在业界享有很高的声誉，深受敬重。他为中医学院骨伤科的教材建设付出毕生心血。蔡荣主编的第4版教材一直受同行的赞扬（文笔流畅，字句精练，不重复，无错漏），是中医院校骨伤科教材的典范。第4版教材的出版，恰好给恢复高考后五届中医院校学生使用，确立了本校骨伤科在全国骨伤科教材编写中的地位，为广州中医药大学中医骨伤科学的建设和人才培养做出重要贡献。

（七）定经验处方，当无名英雄

1968—1976年，蔡荣是广东中医学院外伤科教研组副主任，负责广东中医学院附属医院（注：现广州中医药大学第一附属医院）骨伤科的临床与教学工作。随着业务量的增长，1974年4月，医院印刷出版了对开版的《广东中医学院附属医院协定处方》，骨伤科有16首方入选"协定处方"。这16首方分别是"肢伤一方""肢伤二方""肢伤三方""肢伤四方""肢伤五方""骨科外洗一方""骨科外洗二方""头伤一方""头伤二方""胸伤一方""胸伤二方""腰伤一方""腰伤二方""腰伤三方""腹伤一方""腹伤二方"。据曾跟随蔡荣编书的两位前辈黄关亮、彭汉士回忆，骨伤科的16首"协定处方"均由蔡荣执笔编写制订。据考，当时统一规定协定处方不能冠以任何发明人的名字，故均以数字方的形式出现(其他科处方亦如此)。

1973年9月,广东中医学院附属医院外伤科教研组出版了《外伤科资料汇编(内部参考)》(注:此书现收藏于广州中医药大学第一附属医院图书馆,以下简称《汇编》)。《汇编》"前言"写道:"为……推动我组教学、医疗、科研的工作进一步向前发展,现将我组近一年来中西医结合治疗外伤科常见病、多发病的点滴经验和体会,选编成册,供同志们参考,……"入选有15篇文章,骨伤科占5篇,蔡荣的《伤科内治八法临床运用》排在第二篇。此文在骨伤三期辨证用药基础上,结合临床将其细分为八法,在每法中又详细列出[证候][适应][效能][运用],在[运用]栏上针对部位选方,针对伴随症状加减,在选方上重点介绍了自拟处方的运用,同时亦推介古籍处方选择,并在处方出处上有明确标注,以防混淆。文中列出自拟处方,以"部位+数字+(伤期)"命名的处方有"头伤一方(初期)""头伤二方(中、后期)""胸伤一方(初期)""胸伤二方(中、后期)""腹伤一方(初期)""腹伤二方(中、后期)""腰伤一方(初期)""腰伤二方(中、后期)""肢伤一方"(初期)""肢伤二方(中期)""肢伤三方(后期)"等,共11首,并附于文后方便查阅与应用,其他从古医籍引用的方则简略。

蔡荣把自己的用药经验和体会,凝炼成以"部位+数字+(伤期)"命名的11首处方,入选于1973年9月的《汇编》中,可以讲是"骨伤科协定处方"的早期形式。1974年2月,蔡荣在《新中医》公开发表《伤科内治八法及其临床运用》。与《汇编》中的《伤科内治八法临床运用》比较,两文内容无质的变化,只是《伤科内治八法及其临床运用》文字精简些,在处方[运用]描述上不用"部位+数字+(伤期)"方式,而是直接作为经验处方使用并标出用量。通过比较处方的组成与用量,其仍是《汇编》中出现的11首。

据上述资料分析,蔡荣制订的11首"部位+数字+(伤期)"自拟处方,与1974年4月《广东中医学院附属医院协定处方》所载骨伤科16首"协定处方"中的11首是完全吻合的。

通过第3版教材把"协定处方"升级为"经验方"的过程:1975年8月,由上海人民出版社出版,冠名广东中医学院主编的"中医学院试用教材《外伤科学》(即第3版教材)"中,蔡荣担任伤科学部分的编写工作,正式将这批协定处方作为"经验方"并标注出处,写入了教材附方目录。据统计,将"协定处方"16首中的"肢伤一方""肢伤二方""肢伤三方""骨科外洗一方""骨科外洗二方""头伤一方""头伤二方""胸伤一方""胸伤二方""腰伤一方""腰伤二方""腹伤一方""腹伤二方"等13首方写入。至此,通过第3版教材,把"协定处方"升级为"经验方"。在1980年蔡荣全面主持的第4版教材编写中,将"肢伤一方""肢伤二方""肢伤三方""骨科外洗一方""骨科外洗二方""腰伤一方""腰伤二方""腹伤一方""腹伤二方"等9首方编入。此后,所有骨伤科学教材、骨伤书籍及发表的论文,大凡引用到第3版教材首次出现的"经验方",其出处均以《外伤科学》经验方"标注。

近年对蔡荣的研究中有不少观点认为,肢伤系列及其他方剂属蔡荣创立或祖传于蔡忠。黄张杰认为,"蔡荣有多首伤科经验方传世,如治胸胁伤方、治肢伤方、治骨折损伤方、舒筋活血方、治腰痛方、肢伤三方、骨科外洗一方、治胸肋骨痹方等"。徐志伟等认为,广州地区名医"验方学术继承性还体现在祖传或师承传授。近代岭南名医蔡忠,创制了"跌打万花油"。中华人民共和国成立后,蔡氏家族无偿献出祖传秘方,其孙蔡荣为广东省名老中医,有验方"骨科外洗一方""肢伤三方"存世。蔡荣弟子彭汉士指出:"肢伤三方是全国著名骨伤专家蔡荣教授的经验方,我院(指当时的广东中医学院附属医院)自1964年开始使用本方治疗中后期骨折和骨折迟缓愈合,促进骨折愈后的作用明显,取得了良好的临床疗效。"

二、学术经验与理论主张

(一)传统中医骨伤治法理论状况

在中医骨伤科学的发展历程中,名医辈出,专著增多,从唐代蔺道人的《仙授理伤续断秘方》至清代吴谦的《医宗金鉴·正骨心法要旨》,其中既有对中医骨伤理论的整理与发展,也有对世传伤科治疗经验的继承和发扬,从内治的理法方药到外治的手法复位固定按摩等,都在传承与创新,对中医骨伤学理论的发展产生了重要的影响。1966年,由人民卫生出版社出版的《中西医结合治疗骨折》(方先之、尚天裕等著),对于骨伤科疾病的治疗,首先提出"动静结合、筋骨并重、内外兼治、医患合作"的十六字方针,成为骨伤科医师从事医疗行为的总则与纲领,而其中"内外兼治"是体现中医骨伤辨证思想的局部与整体治疗的具体实施。这反映出当时中医骨伤治法理论在临床研究上,在中西医结合的研究中已经有了较大的发展。然在当时中医院校的教育、教材编写上仍处于相对滞后的状态。

综观各朝代的中医骨伤医籍学术水平与影响,大都与当时的学术背景,以及医家个人出身、文化背景、社会地位、临床经验相关。因此,其体例与内容参差不齐。骨伤科的教材至今已有近10种版本,其发展演变历程也体现了这一特点。

(二)对骨伤治法理论研究的贡献

1. 引入内科的病因病机辨证学说　蔡荣在脏腑学说基础上,结合骨伤科特点,总结出骨伤科的脏腑、经络、皮肉、筋骨、气血、精津病机,不但发展了以往伤科病因病机学说的不足,而且有独特见解。他认为"人体受外因作用或内因影响而发生伤病时,局部皮肉、筋骨组织的损害,每能导致脏腑、经络、气血和津液的功能失调,因而一系列症状随之发生";"骨关节损伤和疾病多由皮肉筋骨病损而引起经络阻塞、气血凝滞、精液亏耗,或瘀血邪毒由表入里,导致脏腑不和;亦可由于脏腑不和,由里达表,引起经络、气血、精津病变,导致皮肉筋骨病损"。

在论述脏腑时说:"若脏腑不和,则经络阻塞,气血凝滞,皮肉筋骨失却濡养以致引起肢体病变。"又说:"损伤之症,恶血留内,不分何经,败血凝滞,从其所属,必归于肝,因血以肝为主。"说明了骨伤病变与脏腑病候息息相关,互为因果,损伤可内传脏腑,脏腑的病变也可引起局部反应的损伤病机。

在论述经络时说:"经络的病候主要有两方面:一是脏腑伤病可以累及经络,经络有病又可以内传脏腑;二是经络运行阻滞,影响循行所过组织器官的功能,出现相应部位的症状。"他举例说,胸部内伤,痛在胸胁;风邪乘虚猝入肾经和膀胱经时,可引起腰腿痛;骨病疮疡,由于外感邪毒,引起经络阻塞、气血凝滞而发病。邪毒由表传里时,可波及脏腑,脏腑内在病变、邪毒可波及体表等等,都是通过经络而传导。

在论述皮肉时说:"伤病的发生,或破其皮肉,是犹壁之有穴,墙之有洞,无异门户洞开,容易发生感染;或气血瘀滞逆于肉理,则因营气不从,郁而化热,有如闭门留邪,以致瘀热为毒;亦可由于皮肉失养,导致肢体痿弱,功能障碍。"他还举例说明,如皮肉破损,引起破伤风;损伤引起缺血性肌挛缩;局部皮肉组织邪毒感染,酿而成脓,出现红、肿、热、痛等。

在论述筋骨时说:"筋骨损伤和疾病可累及气血,损骨能伤筋,伤筋亦能损骨,伤筋损骨还可累及肝肾精气。肝肾气充的人,筋骨盛长,筋骨损伤后修复较快;肝肾气衰的人,筋骨衰弱,筋骨损伤后修复迟缓;筋骨损伤之后,如果肝肾得到调养,就能促进筋骨修复。"

在论述气血时说:"损伤和骨关节疾病,必然累及气血,引起气血病变","气无形,病故痛;血有形,病故肿。气为血帅,血随气行,或气先伤及于血,或血先伤于气,先痛而后肿为气伤形,先肿而后痛为形伤气,故气血伤病,多肿痛并见";"蓄血可引起瘀血泛注、瘀血攻心(气血错乱,瘀迷心窍),亡血可引起血脱晕厥(气随血脱,血随气亡)"。

在论述精津时说:"肾藏精、主水,津液的生存、分布、调节、转化,与肾都有密切关系""津是渗透、润泽于皮肉、筋骨之间,有温养充润的作用;液是流注、浸滑于关节、脑髓之间,有濡养空窍的功能。因此,精与津液的变化,能使皮肤润泽、肌肉丰满、脑髓补益、骨髓充盈、筋骨劲强,肢体和关节便可活动自如,机体阴阳调节得以相对平衡。骨关节损伤和疾病,亦能导致精津亏耗,体液平衡失调,引起机体其他病变"。他举挤压伤、严重创伤感染为例,可引起涎少、汗少、尿少、口渴、口燥唇干、舌裂无津、皮肤干燥、眼窝凹陷等失水症状,严重时则高热,甚至出现休克。又说:"津血同源,津液亏耗,可以导致气血虚衰;气血虚衰,又能引起津液不足";"体液平衡失调常由于津血亏耗之故"。蔡荣的"精气伤、津液损"和"精津亏损,则失神"的理论,为创伤重症的辨证论治提供了一定的指导意义。他的学说,经过多次修改、讲习后,首次载入全国高等医药院校试用教材《中医伤科学》(上海科学技术出版社 1980 年出版,又称第 4 版教材)及《中国医学百科全书·中医骨伤科学》。

2. 总结出伤科内治十法与外治十三法　蔡荣对伤科病机有独特见解,因而形成一套颇有伤科特色的辨证论治原则。他把伤病局部诊断与八纲辨证、脏腑经络辨证、卫气营血辨证等结合起来,以四诊八纲为依据、中医内治八法为基础,总结出伤科内治十法(攻下逐瘀、行气活血、接骨续损、调营清热、托里排脓、舒筋活血、镇惊安神、通窍宣闭、软坚散结、补虚益损)和外治十三法(敷贴、掺药、涂搽、洗涤、熏淋、热熨、药线、针灸、火罐、针拨复位、牵引、手术和理伤手法),而理伤手法又归纳为拔伸、旋转、屈伸、分骨、折顶、回旋、捺正、挤压、按摩推拿、理筋、分筋、弹筋、拨络等十三法。蔡荣颇有中医特色的辨证论治,丰富了中医骨伤科理论,为后学者提供了一套较为完整的辨证论治规范。

3. 伤科内治强调辨证,以"法"统"期"　骨伤内治法主要指通过内服药物以达到全身治疗的方法。传统思路通常分为三期用药:早期以攻利为主,中期以和营为主,后期以补益为主,在分期之下再列出各法。第 1、第 2 版教材编写时以期统法,这样比较方便记忆掌握,但初学时容易机械地运用。蔡荣则认为,辨证论治是中医的精华,以四诊八纲为依据,骨伤患者无论在何期,只要辨证符合病机,即使在早期亦可扶正,如虚人骨折、儿童骨折、孕期损伤,均要辨证兼顾。故在内治法的编写上强调以"法"统"期",如行气活血法—列出证候—再列适应证—下列具体运用—最后列出注意事项等。按中医辨证原则来选方择药,但重点应在辨证,淡化三期区分。在其小结中写道:"临床变化,错综复杂,必须审慎辨证,灵活变通,正确施治,既不可固执于一方一法,也不要机械地分期而治。治疗损伤病证,必须通过辨证施治,掌握比较全面治法,才能收到显著的疗效。"

4. 确立伤科验方 16 首　在 20 世纪六七十年代,各医院随着业务量的增长,曾流行中医协定处方,骨伤科亦不例外。据跟随过蔡荣编书的两位前辈黄关亮、彭汉士回忆,在第 3、第 4 版教材的编写中,有 10 多首经验方比较确定由蔡荣亲手拟订,如"肢伤一方""肢伤二方""肢伤三方""肢伤四方""肢伤五方""骨科外洗一方""骨科外洗二方""头伤一方""头伤二方""胸伤一方""胸伤二方""腰伤一方""腰伤二方""腰伤三方""腹伤一方""腹伤二方"等。据考，当时很多协定处方不能冠以任何发明人的名字，大都以数字方的形式出现（其他科亦如此）。所列的部分处方，首先在 1975 年 1 月《全国中医学院外伤科师资进修班学术专题讲座资料汇编》上出现。1975 年 8 月，由上海人民出版社出版，冠名广东中医学院主编的"中医学院试用教材《外伤科学》（即第 3 版教材）"正式将这批协定处方写入。在第 4 版以后的所有教材、骨伤书籍及发表的论文，大凡引用第 3 版教材经验方的，其出处均以"引自《外伤科学》经验方"标出。综观此经验方，性平温和、用药不偏、分治明显，带有南方伤科用药的特色。在蔡荣亲手拟定的这些处方中，既体现了蔡氏家传，亦证实了蔡荣发展创立之功。

（三）重视先天后天，主张脾肾兼顾

蔡荣在骨伤科临证运用中，很重视脾胃、肾与命门。在《脾胃与肾命——薛己脾肾学说及骨科临证运用》一文中有他的独特见解："脾胃、肾与命门，位居人身枢要。脾肾两脏，相互作用，脾阳赖肾阳温养而运化，肾精得脾阳营养而充盛，故历代医家临证，无不以脾肾为重。"阐明了脾胃与肾命之间的关系。谈到该理论在骨伤科中的运用时，他有这样的体会："气血之化生源于脾肾，肾藏精生髓而充骨，既为人身先、后天之本，则气血、筋骨损伤，每能导致脾肾功能失调。《正体类要》主治大法，阐明损伤连及脏腑，与脾胃、肾命息息相关。骨科运用脾胃、肾命辨治，临证颇为广泛，例如一般损伤后期、创伤失血过多、伤口肉芽不长、骨折迟缓愈合、关节习惯脱位、骨质增生病症、慢性肾虚腰痛等。尤其损伤后期，多见脾虚、肾虚或脾肾两虚证候，常用补脾、补肾或脾肾兼补法。跌打损伤病症，虽气血凝滞而为患，但体有强弱、证有虚实、患有轻重、病有新久，其先后缓急，须知所标本，方能善治无误。若一见有瘀血，动辄破血逐瘀，滥投桃、红、大黄；或以苦寒克伐，妄用芩、连、知、柏，气血得寒则凝，致虚者益虚，滞者益滞，瘀患不运去而元气已伤，非实徒事逐瘀克伐所能收功。"他的重视脾胃与肾命的学术思想，不但有理论根据，而且对骨伤科临床辨证用药，告诫人们不要一遇骨伤科疾病就妄投破血逐瘀及苦寒克伐之药物，有临床指导意义。

（四）骨折整复，动静结合，分步进行，功重于形

1. 关节内骨折　对于关节内骨折，蔡荣主张在适当整复与合理固定的前提下，尽早进行功能锻炼。这种方法用于临床取得了功能恢复好、后遗症少的效果。对骨折迟缓愈合的患者，内服中药应重视补益脾、肾，外治宜结合运用理伤手法、熏洗和保证有效的外固定等，可取得良好的疗效。这种对骨折整复，动静结合，分步进行，功能重于形态的观点，在他的医案与指导下的晚辈们的文章中可见一斑。这正是他几十年如一日对学术的孜孜探求、刻意创

新精神,使他在伤科的理论和临床上都达到了很高的学术水平,为中医伤科学的发展做了很大的贡献。

2. 骨干类骨折　对于骨干类骨折,蔡荣主张在局麻下用手法复位。股骨骨折有时用腰麻,整复时患者的位置亦十分重要。上肢骨折及下肢胫腓骨骨折取坐位,股骨骨折取平卧位,由两人对抗牵引后,再进行手法复位,强调远端迁就近端。股骨及胫骨可在复位固定后再透视或照片,尺桡骨及肱骨的复位应在X线透视下进行。复位满意时,随即在局部外敷中药正骨散,用4块杉树皮小夹板固定。初期用超关节固定,内外两侧夹板较长(包括上下关节),前后两侧夹板较短,不超过关节,以制动关节内外两侧而不制动其伸屈活动。到骨折有纤维连接时,再改为局部夹板固定。股骨骨折复位固定后,小腿做皮肤牵引以推持之,当骨痂出现时除去牵引。用上述方法复位后,对线不好及有骨片分离者,可在局部加压加垫并调整肢体位置。在治疗中鼓励患者早期活动。上肢的腕关节可做伸屈活动,但桡骨骨折不能过早做旋转动作,肱骨骨折不能过早做抬肩动作。下肢疼痛消失后,可在夹板固定和避免负重情况下扶拐下床活动。根据不同时期,以辨证论治应用中药汤剂内服,外敷中药,从骨折整复后开始,至骨折临床愈合为止,早期少换药,中期以后每1~2日换药1次。小夹板固定时间较长,至骨折愈合后14天复查无异常改变时为止。但下肢骨折还应适当延长固定时间。内服中药,应以中医辨证施治为原则,早期以活血祛瘀为主,中期以活血生新为主,后期以调和气血、舒筋活络为主,每日1剂。根据病情不同,时间长短不一,一般服用至骨折愈合为止。

(五)夹板固定,取其"三性",制订规范,有效推动

蔡荣是一位名老中医,但他并不故步自封,而是积极吸取西医的特长,努力提倡中西医结合,取两法所长应用于临床和教学中。他重视夹板固定的科学研究工作,针对临床骨折整复后南方多用竹片、杉树皮的特点,试图通过力学研究,不断加以改进,使临床应用效能获得很大的提高。杉树树皮具有弹性、韧性和可塑性,可就地取材,简便而价廉,是我国南方特别是广东传统的正骨外固定材料。我院骨科长期以来治疗四肢各类型骨折,绝大部分使用杉树皮为外固定器材,临床应用效能良好。为了进一步认识和掌握杉树皮夹板的性能,更好地总结和提高杉树皮夹板的应用经验,他亲自筹建骨伤科学实验室,亲自组织了对杉树皮夹板进行力学测定,从材料力和肢体内应力方面对杉树皮夹板的临床应用作了科学肯定,用科学的数据证明杉树皮夹板具有弹性、韧性和可塑性,从而制订杉树皮夹板的使用规范,有效推动了广东省中医骨伤科界小夹板深入应用。

我们在治疗骨折时,使用夹板的目的有三方面:一是固定作用。骨折以后,它的连续性干力就会消失,在有些不完全性骨折或嵌入性骨折中,它的连续性干力也会大大减弱,两折端尽管经过手法整复、对位,也是很难保持的。因为肢体的任何活动和肢体肌肉本身的各种运动都或多或少地影响到折端的稳定性,这样两折端不断进行不良的活动,不但会影响骨折的愈合,更重要的是,使原来已整复对位的两折端重新移位或变形,影响治疗效果。因此,治疗骨折时,在手法整复后必须使用夹板来固定。二是矫形作用。使用夹板固定治疗骨折,除了要使已经折断的骨骼稳定下来以外,还利用夹板,通过加垫,利用杠杆力学原理来达到矫形目的。特别是对一些成角畸形的矫治,往往都可以收到良好的效果。而对一些不稳定型骨折,加上一定的压垫,如果包扎得好及摆位合理,也会起到一定的稳定作用。三是治疗作用。在使用夹板固定的同时,还要求它起到治疗作用,如对一些陈旧性的不连或迟缓愈合的骨折病例,在治疗方法上,往往除了注意内外用药之外,局部还需经常卡挤和按摩,以及利用夹板来持续性加压。因为在一定的压力下,不但不会影响骨折的愈合,而且会刺激骨痂的生长,这在临床上也是常见的。杉皮板有无以上三个作用?通过测量杉皮板的弹性、韧性与可塑性后,认为杉皮板能适应肢体肌肉收缩和舒张时所产生肢体内部压力的变化而产生形变和赋形,具有良好的弹性;杉皮板有足够的支持力,完全能起到四肢骨折的外固定支架作用和维持折端骨位的压力,足见杉皮板具有相当的韧性;杉皮板的塑性,比柳木及竹片都差些,要它弯曲变形在某一形态时,需要屈拗或敲打,而屈拗或敲打后,杉皮板的韧性和弹性会稍降低。但肢体的骨突部位和弯曲弧度,因人而异,各有不同,杉皮板可以随时塑形和灵活运用,较小的弧度,可用棉垫填充,仍有足够的外固定支持力。

蔡荣认为要充分认识杉皮板的特点。长期的临床实践及其力学性能测定证实,杉皮板具有如下优点:①具有一定的弹性和韧性,对已复位的骨折起到良好的固定作用;②质地较柔韧,板的头尾容易压软,可避免紧压摩擦肢体,不易产生压迫性溃疡;③简易、轻便、柔韧,不妨碍肢体进行适当的功能锻炼;④制法简单方便,只需刀剪工具,可以大批制备,亦可临时选制,不受环境限制,不需特殊设备;⑤分布地区较广,我国南方盛产木材,来源容易,费用低廉,与其他行业用材无矛盾;⑥因地制宜,因材施用,适应平时和战备需要。但亦要认识其缺点:①杉皮板本身密度不完全均匀,其纤维大致是纵行,若选材制法不好,容易发生纵裂;②可塑性稍差;③库存时间过长,或经雨水浸渍,容易变脆、发霉。

蔡荣指出,杉皮板的制备方法十分重要。一要注意选材。要选择无结节、无虫蛀、无纵裂、无缺损且完整较厚的杉树皮,根据肢体各部位规格制用,如削去浮皮后厚度较薄至0.3cm者,可两块重叠成一块使用。二是制作时,要用刀削去表层粗糙浮皮,至较平整为度,并根据肢体各部位的长、宽、厚规格制好,其两端剪成弧形,内侧面用胶水或浆糊贴上衬垫(棉毡、海绵、棉花等),再套上布料外套,按规格扎好备用,如临时制用,可选均匀平整厚 0.3~0.5cm 的医用棉花作衬垫,再用绷带包缠作外套,以胶布条粘贴绷带,即可使用。杉皮板需要塑形时,可将有衬垫的外套板用锤或刀背在需要塑形处敲打,或以硬物(如台边)作力点,分别在所需塑形段渐加弯曲便可,但切不可骤然用力过猛屈曲,以免夹板折断,或在未包衬垫外套之前,先用胶布贴在塑形段的两板面上,再行包套弯曲更好。此外,在板上适当位置钻孔可配合钢针骨牵,在板边锯齿便于超关节部分缚扎,或根据肢体局部特点,配合其他装置需要,进行修制,灵活使用。三是杉皮板的规格。长短:要按所需固定的肢体长短制作。超关节者,一般超出部分至关节外,以能缚扎布带为度(约 3~5cm);不超关节者,以不妨碍关节活动为度。宽窄:按肢体的周径而定,以缚扎后两夹板之间不相接触为原则,适当宽些。

通过对杉树皮夹板的力学性能测定,证明杉树皮夹板的效能良好,可以作为正骨外固定材料。杉树皮夹板的抗弯、弹性模量等测定说明,杉皮板具有一定的弹性、韧性和可塑性,能适应肢体肌肉收缩和舒张,随肢体内部压力的变化而形变和赋形,多能起到骨折的外固定支架作用,有足够维持折端骨位的压力,可随时塑形和灵活运用。杉树皮夹板简单、轻便、柔韧,不妨碍肢体功能锻炼,不易发生压迫性溃疡。杉树皮本身是个密度不完全均匀的材料,临床应用时,需稍加选材,所用的外敷药不宜用水调;缚扎在肢体上,虽接触药物油膏、肢体汗液,但对其抗弯性能影响不大。杉树皮夹板固定在肢体时的应力测定说明,杉皮板固定在肢体时,要使夹板处在比较均匀地接触肢体的体位,这样对骨折端所起的作用力才能比较平衡。

蔡荣还认为,杉树生长于亚热带及温带,分布地区较广,我国南方盛产,来源容易,因地制宜,因材使用,简、便、验、廉,不受环境限制,不需特殊设备,值得提倡和推广应用。

三、特色临床经验

蔡荣从医 30 余载,在临床实践过程中刻苦钻研,积累了丰富的临床经验,对伤科各病有深入的见解,形成了一套独具特色的伤科临床诊疗思路,尤善治疗一些疑难重症。

(一)伸直型肱骨髁上骨折

伸直型肱骨髁上骨折为儿童最常见的骨折。由于肱骨髁部前后薄而内外宽,前有冠状窝,后有鹰嘴窝,两窝之间仅有一层极薄的骨板,因此肱骨髁上骨折的整复固定均不容易,是造成肘关节畸形和功能障碍的主要原因。蔡荣对此骨折的治疗有如下经验:

若顾忌肢节肿胀而延误早期复位，强调关节活动而忽视骨位整复，惧怕并发症（如缺血性挛缩、神经损伤等）而不作妥善固定，或过早强速屈伸而不求适当活动，甚至仰赖于儿童有旺盛修复力，能靠骨折后之模造（塑形）矫正而不求正确对位，均属危险，且能导致畸形，遗留功能受限。欲求正确对位与妥善固定，必须首先整复骨折断端前后移位，同时再行矫正骨折断端侧方移位或成角畸形，然后有赖于药物敷贴及加垫夹板妥善固定，以求保持骨折整复后之正确对位。

（二）骨折迟缓愈合

根据蔡荣临证经验，应分析迟缓愈合原因，然后运用手法、夹板固定、功能锻炼、药物治疗等方法治疗。药物治疗，内治以"肢伤三方"为主（当归、白芍、熟地黄、土鳖、自然铜、川续断、骨碎补、川木瓜、威灵仙，酌加黄芪、桑寄生之类），以补益气血肝肾、祛瘀接骨舒筋；外用"骨科外洗一方"（宽筋藤、钩藤、忍冬藤、王不留行、刘寄奴、大黄、防风、荆芥、生姜）煎药熏洗，以活血舒筋、祛风通络。

（三）骨折缺血性坏死

骨折愈合过程中，其骨折段组织再生，需要足够血液供给。如血供减少，则愈合迟缓；若严重障碍，可缺血坏死。临床上，骨缺血坏死，可发生于手舟骨、足舟骨、股骨颈等部位骨折。中医无"骨缺血性坏死"病名，而有"骨蚀"之称。《灵枢·刺节真邪》谓："内伤骨为骨蚀。"骨内伤缺损，故名为"骨蚀"。《素问·痿论》云："肾主身之骨髓。"精血津液本于气之生化，血受气取津由精气所化生，肾受五脏六腑之精而藏之以化髓生骨，故肾主骨，生骨髓，其充在骨。若骨折气血受损，导致肾阴亏虚，则内伤骨髓不充，骨失濡养而缺损。综观临床见证，多有肝肾不足证候、气阴两虚舌脉；或虚火上炎，或自汗盗汗，或骨热酸疼，或骨痹痿软。内治宜滋养肝肾、补益气血，用六味地黄汤酌加党参、黄芪、菟丝子、女贞子之类。外治则行气活血、温经通络，用药熏洗热熨及适当功能锻炼。

（四）坐骨神经痛

坐骨神经痛不属于传统中医学病名，但从其所表现的腰骶部、臀部、腘窝、小腿、足踝等处的疼痛、酸楚、麻木、重着等临床症状来看，与历代医籍所载的痹证颇为相似。痹即不通之意也。本病由于人体正气先虚，外受风寒湿三气侵袭，使络道不通，气血运行不畅而致。《济生方》指出："皆因体虚，腠理空疏，受风寒湿气而成痹也。"蔡荣治疗坐骨神经痛有以下三个特点：

1. 注重调养肝肾　本病初起急剧疼痛时，运用大剂祛风湿、通经活络之品固然恰当，而一旦稍有缓解之后，即应从调养肝肾着手。若出现形瘦身惫、腰膝酸痛、心烦失寐、脉弦细或细数等，投予桑寄生、女贞子、菟丝子、墨旱莲等养肝肾之品,再配以秦艽、木瓜、海桐皮、灵仙等祛风胜湿、通络药,其效必佳。

2. 善用四妙汤加味化裁　坐骨神经痛日久不愈者,往往反而出现类似热痹之证。因此在治疗时,若证见罹患日久,痛若火燎,口苦溺黄,舌苔黄腻,脉濡数者,投予清化湿热之四妙汤加味化裁。

3. 运用活血祛瘀药　坐骨神经痛由于迁延时间较长,后期亦常有瘀血内停之象。所以临床上若兼见疼痛日久、痛处拒按,大便秘结,舌质紫暗或有瘀斑,脉涩等,应酌加乳香、没药、田七、大黄等活血祛瘀药。

(五)胸肋骨痹(胸肋关节软骨炎)

胸肋关节软骨炎或称非化脓性肋软骨炎,病因尚未十分明确,可因关节劳损引起,或与病毒感染有关。本病主症为胸肋关节部隆起的胸痛,好发于第 2~4 胸肋关节,患者多属 20~50 岁体力劳动者,为骨伤科门诊常见疾患。

蔡荣认为,本病的病因为内伤气滞,外感湿邪,痹结于骨而成,证属气滞湿郁,气滞则留连痛久、结而不散,湿郁则着重不移、肿而难消。治宜从气分宣通,以行湿流气、散结宣痹为主。处方:老桑枝(先煎)30g,地骨皮、瓜蒌皮、白芍各 15g,佛手片 12g,丝瓜络、川郁金、金铃子、延胡索各 10g。清水煎服。留渣再煎,水煎液外用湿热敷。

(六)颈椎病

颈椎病,又称颈椎综合征,或名颈臂综合征。早期病变起源于椎间盘退化,而后逐渐发生一系列解剖与病理改变,如椎间隙变窄、椎体骨质增生等,以致引起颈脊髓或颈神经根受压和刺激,出现颈后、上背、肩胛及胸前区或肩、臂、手部的疼痛不适症状。

蔡荣认为,本病的发生,可因外伤后遗、痰浊瘀阻、颈椎劳损、风寒湿痹、肝肾亏损、气血虚弱等因素引起。外治可应用按摩、针灸、体疗;内治须根据不同证候,辨证施治。颈椎病常见于 40 岁以上患者,多属肝肾气血不足,兼有风寒湿痹证候。由于肝肾气虚,血脉不荣,风寒湿邪乘虚入络,以致颈臂掣引疼痛,上肢麻痹乏力,甚而肌肉萎缩。内治宜滋养肝肾、补益气血为主,辅以祛风寒湿;可用六味地黄汤去牡丹皮、泽泻,酌加党参、白术、白芷、乌豆衣、桑寄生等药,辨证加减化裁。

四、医案选录

医案是医家临床实践的记录,具有查考、思考、提高诊疗水平的价值。蔡荣的医案反映了其理、法、方、药、治、手法、康复的伤科治疗过程,对晚辈提高临床诊疗水平很有帮助。现选录如下:

（一）活用六味地黄丸案例5则

六味地黄丸是补益方剂，重在补阴，尤以补益肾阴为主。方源于金匮肾气丸，去桂枝、附子补阳药，避其辛热而重填补。宋代钱乙（仲阳）《小儿药证直诀》立此方，治小儿行迟、齿迟、脚软、囟开及阴虚发热诸证。钱乙认为，肝有相火，有泻而无补；肾有真水，有补而无泻。熟地黄养血补肾、益阴填精，山茱萸补肾滋肝、固涩精气，以壮水之主；山药健脾补肺、兼能涩精，以培水之源，这是补的一面。茯苓淡渗脾湿、协助山药健运，泽泻清泻肾火、防熟地黄滋腻，牡丹皮凉血泻肝、制山茱萸湿涩，以通水之道，这是泻的一面。药虽六味，相辅相成，通补开合，有补有泻，补中有泻，寓补于泻，是滋补肝肾、三阴并治方剂。常用治肝肾阴虚所致的腰膝痿软，骨热酸疼，足跟骨痛，虚火齿痛，小便不利，遗精梦泄，自汗盗汗，亡血消渴，眩晕头痛，耳鸣目眩等。历代补阴方剂，以此加减化裁，如知柏八味丸治阴虚骨痿；麦味地黄丸主肝肾精虚痰嗽；都气丸治肾虚气喘呃逆；左归丸主治肝肾精血亏损。现代对于肝肾阴虚所致的糖尿病、高血压、肺结核、肾结核、神经衰弱、慢性肾炎、视神经萎缩、球后视神经炎、中心性视网膜炎、甲状腺功能亢进症、功能失调性子宫出血等疾患，辨证加减使用，亦有一定疗效，临床应用颇为广泛。骨科应用此方，文献尚少论述，兹从证治体会入手，以供临床参考。

1. 治骨缺血性坏死

[医案举例]　黄某，女，45岁，广东省文化局幼儿园干部。初诊日期：1974年7月20日。

病史：患者于1970年曾扭伤右足跗关节，后遗肿痛跛行已4年。1974年6月12日经某医院X线照片诊断为右足舟骨陈旧性压缩性骨折。X线示有骨块分离，合并局部缺血性坏死。拟行距骨与舟楔关节融合术，因患者不愿手术而来诊。素有子宫颈炎、肥大性腰椎炎、慢性肾盂肾炎病史。证见：伤足浮肿压痛、功能活动障碍，腰腿酸痛乏力，面睑足胫浮肿，小便频而数欠，月经先期色淡，舌淡胖苔薄白，脉细略数无力。

诊断：右足舟骨陈旧性压缩性骨折、缺血性坏死。

辨证：肝肾不足，气阴亏虚证。

治疗：治宜滋补肝肾，调养气血。方用六味地黄汤加党参15g、菟丝子12g、女贞子12g。外治则用入地金牛、王不留行、刘寄奴、大风艾、豆豉姜、生姜各30g煎水熏洗，以行气活血、温经通络。

经治8个多月，治愈，其他兼病亦好转。1975年4月15日X线片示右足舟骨组织结构形状大小正常，坏死表现不明显。1年后追踪复查，1976年4月7日X线片显示已骨性愈合。

按语：足舟骨骨折较少见，其缺血性坏死病例报道亦少。本例足舟骨骨折损伤已 4 年,由于失治误治,患部气血受损,并有骨块分离,内伤骨髓不充;复因素体肝肾不足、气阴亏虚,致使骨失濡养而缺损骨蚀,故用六味地黄汤加补气养阴药,滋补肝肾,调养气血,促使骨合。

2. 治颈椎病

[医案举例]　李某,女,50 岁,江西省洪都机械厂干部。初诊日期:1976 年 1 月 10 日。

病史:患者于 1975 年 6 月开始,自觉腰酸颈痛,四肢关节痹痛。血液检查:抗链球菌溶血素 O 833U。颈椎 X 线片示第 4 颈椎前下缘呈现较大尖刺状骨质增生;腰椎 X 线片示腰椎生理前凸度稍变直,第 3~5 腰椎肥大性骨质增生。曾使用中药、理疗、抗疫风湿类药及颈项牵引等治疗,症状未见好转,故由江西来诊。证见:眩晕自汗,头痛失眠,耳鸣目眩,腰膝酸痛,颈项、肩胛及上肢疼痛,颈项活动受限,左上肢麻痹感,胸前区疼痛不适,舌质淡苔厚白,脉弦细而略数。

诊断:颈椎病。

辨证:肝肾气虚,血脉不荣,风寒湿邪乘虚入络之候。

治疗:治宜滋养肝肾、补益气血为主,辅以祛风寒湿。方用六味地黄汤去牡丹皮、泽泻,酌加党参 15g、白芷 9g、乌豆衣 12g、桑寄生 30g,或加何首乌 15g、白芍 15g、白术 12g。外治则指导其每日坚持体疗。治疗约月余,门诊共 8 次,服药 30 剂,抗 O 试验正常,临床症状消失。

按语:本例颈椎病,主要病变为骨质增生,颈腰椎均有肥大性改变,属脊柱退行性变慢性疾患。骨质增生或肥大,不仅表现为局部组织的病变,且与全身气血肝肾内虚有一定关系,而风寒湿邪亦每易乘虚侵袭,致使病损迁延日久,并反复发作,故用六味地黄汤加减,滋补肝肾、调养气血为主,祛风寒湿为辅。

3. 治股骨颈骨折迟缓愈合　股骨颈骨折常见于老年人,因老年人髋部骨质疏松,关节活动应变能力差,易受骤然轻微外力引起骨折。若关节囊内骨折,头颈部血液供应较少;如为内收型骨折,移位明显且剪力较大,均不利接连,故愈合较难,易造成迟缓愈合或不愈合,甚而股骨头缺血性坏死。

中医学认为,气血外而充养皮肉筋骨,内而灌溉五脏六腑,温煦肢体,濡养全身,周流运行不息;人为整体,内外相关,筋骨是肝肾之外合,肝肾精气能充养筋骨,肝肾精气盛衰关系筋骨成长与衰退,故损骨必伤筋,筋伤能损骨,伤筋动骨也必然损及肝肾精气。老年人气血衰弱,肝肾精气不充,股骨颈骨折迟缓愈合,尤应重视气血肝肾。内治宜滋养肝肾、补益气血为主,佐以健运脾胃,可用六味地黄汤去牡丹皮、泽泻,酌加黄芪 12g、白芍 9g、肉苁蓉 12g、谷麦芽 30g,或加党参 15g、白术 9g、鹿角霜 4.5g(冲服)、鸡内金 12g,随证加减施治。

[医案举例] 梁某,女,55 岁,家庭妇女。1963 年 10 月 30 日急诊入广东省某医院治疗。

病史:患者不慎从三级楼梯滑跌,右侧臀部着地,伤肢功能丧失、缩短约 1cm,X 线片示右股骨颈内收型骨折。入院后,伤肢施行皮肤牵引,内服活血舒筋中药。2 个月后,X 线片示骨折线仍清晰可见,两骨折面分离约 0.5cm,周围骨质明显稀松。4 个月后,X 线片示两骨折面仍可见相距约 0.5cm 透明带,未见骨性连接,骨质较前稀松。经五家医院会诊,均建议手术治疗,拟行粗隆下截骨术。因患者不同意,故未予手术,于 1964 年 3 月 9 日来诊。

诊断:股骨颈骨折迟缓愈合。

治疗:外敷接骨药散,髋部夹板固定,配合按摩熏洗,适当功能锻炼;内治用六味地黄汤去牡丹皮、泽泻,酌加黄芪 15g、肉苁蓉 12g、白术 9g、鸡内金 12g 等药,滋养肝肾,补益气血,健运脾胃。

1 个月后,X 线片示股骨颈内侧骨折线已模糊,少许密度增高,可能为少许骨性连接。2 个月后,X 线片示骨折线比前更模糊。3 个月后,已临床愈合,可徒手步行,但未能完全下蹲,X 线片示骨折线已不明显,密度亦增高。经非手术治疗 3 个月而愈,于 1964 年 6 月 12 日出院。

出院后 4 个月,伤肢功能良好,照常家务劳动,X 线片示骨折线较 4 个月前所见模糊及致密,股骨颈纵轴与股骨干纵轴相交之角小于 120°。1973 年因患冠心病来院门诊,伤肢功能良好,缩短约 1cm,X 线片未见股骨头缺血性坏死征。1975 年因患髋跌伤来院门诊,X 线片未发现骨折征,但股骨头变扁小,密度增高,边缘不清且不规则,符合缺血性坏死改变;经门诊治疗 4 次,功能基本恢复,以后未见再诊。

按语:股骨颈骨折治疗难度大,尤其老年性治愈率低,目前仍被认为是骨科难点。本例股骨颈骨折迟缓愈合,采取外敷中药、夹板固定、按摩熏洗、功能锻炼等一系列外治措施,并加强内治用药,以六味地黄汤加减,滋养肝肾、补益气血、健运脾胃,经非手术治疗 3 个月而愈,既往病例亦多获效。由此可见,"整体观点""内外施治""动静结合""筋骨并重",从气血、肝肾辨证论治,对骨科临床实具有重要指导意义。

4. 治足跟痛与腰腿痛 六味地黄汤在骨科临床上的运用还相当广泛,若辨证得当,则治验良好。如治疗足跟痛与腰腿痛,可随证加减化裁。

足跟痛(跟骨刺):跟部属足少阴肾经,肾虚则足跟痛。阴虚骨热酸疼,阳虚不能久立,夹湿则重着而肿。肾阴虚者,六味地黄汤主之,酌加威灵仙 12g、牛膝 9g;阳虚加桂枝 9g,夹湿加木瓜 12g。宜配合外治熏洗,处方:入地金牛 30g,大风艾 30g,豆豉姜 30g,威灵仙 15g,川木瓜 15g,桂枝 9g,乳香 9g。

腰痛(腰腿痛):腰痛原因很多,发病机制也较复杂。腰痛有肾虚、血瘀、气滞、风湿、寒湿、湿热诸证。《景岳全书》认为："腰痛之虚证十居八九。"腰为肾府，经络大会，邪之所凑，其气必虚，而有"肾虚其本，余证皆标"之说，阐明外因风寒湿邪劳损，与内因肾虚有着密切的关系。在骨科临床上，损伤性腰痛以腰部软组织损伤多见，如急性扭伤、慢性劳损以及腰椎间盘突出症等，此外，或伴有脊柱疾患（如肥大性脊柱炎、老年性脊柱骨质疏松症）、先天性脊柱异常（如腰椎骶化、隐性脊柱裂），由于脊柱本身存在解剖和生理缺陷，以及在炎症变化情况下，亦易引起慢性劳损，或稍受外力急性发作。一般来说，损伤性腰痛，病变以筋骨受损、气血凝滞为主，亦常致风寒湿邪乘虚侵袭，或病损日久而内动于肾，使腰痛易于反复发作，又多会出现肾虚证候。因此，其辨证施治，应重视气血损伤、风寒湿邪和肾气内虚三方面。一般外治，配合按摩、针灸、熏熨、体疗。肾虚内治，宜用六味地黄汤加味：痛处局限，痛无定时，加土鳖虫、延胡索；痛感游走，活动稍减，加木香、川楝子；痛觉重着，阴雨增剧，加白术、桂枝；痛无定处，抽掣引痛，加地龙、钩藤；痛连髋胯，双足滞重，加桑枝、木瓜；腰膝隐痛，手足心热，加龟甲、麦冬、木瓜；腰膝隐痛，肢体不温，加续断、补骨脂；腰膝酸痛，体倦乏力，加黄芪、桑寄生。触类旁通，随证施治。

5. 治骨痨

[医案举例]　邓某，男，35岁，技术员。1975年10月29日来诊。

病史：患者右髋部疼痛已10年，初为酸痛，尔后疼痛逐渐增加，活动后更甚，不能久坐及久行，神疲乏力、午后低热、口干咽燥、夜睡多梦、便秘纳差。曾在广州几家医院诊治，并经X线摄片检查，诊为"右股骨大粗隆结核"。5年来曾用异烟肼、链霉素等抗结核药治疗未愈。1964年，曾患浸润型肺结核，经治而愈。

检查：患者右髋部无红肿灼热，大粗隆及腹股沟处有压痛，腹股沟淋巴结稍肿大，右髋外展时疼痛，活动稍受限制，直腿抬高时牵拉臀部及大腿后侧疼痛，右大腿肌肉萎缩，舌绛红、苔白，脉弦细数。本院X线片示"右股骨大粗隆外上方可见边缘不规则之骨性破坏及增生，意见为结核性破坏"。

诊断：（西医）右股骨大粗隆结核；（中医）"骨痨"。

辨证：肝肾不足，阴虚化火。

治疗：治以滋养肝肾，凉血降火。

拟方：六味地黄汤去熟地黄、山茱萸，加鸡血藤、桑寄生各30g，金樱子、菟丝子各12g，白芍、沙参各15g。每日1剂，水煎服。并用骨外洗二方外洗患部，并嘱加强股四头肌锻炼，每周门诊1次。

尔后守上方加减，低热加青蒿10g、地骨皮15g，疲倦加党参15g、白术12g，多梦加五味子10g、女贞子12g，纳差加谷芽30g。连服半年后，诸症好转，于1976年7月14日复查X线片示"所见骨质破坏情况有所吸收"。同年

11月6日再复查X线片示"骨质破坏较前明显吸收,右股骨大粗隆外上方边缘略规整"。经治2年,于1977年10月6日摄片复查已愈。继用补肝肾、健脾胃之法,以善其后。

按语:"骨痨"一病,历代中医文献多列入"阴疽(无头疽)""流注"等病中论述,有混淆之弊。直至清代《疡科心得集》始将此病分出,称为"流痰",并加叙述,较为合理。"流痰"者,是因其病至后期,脓肿形成后破溃,流出稀脓及夹有干酪样物质,外形似"痰"而得名。但病初,未必"流痰",故叫"骨痨"更为合适,因其全身症状似"痨",但病在骨。中医认为,本病属阴证、虚证范畴。先天不足、肾亏空为本,痰浊凝聚、风寒侵袭或遭损伤而病为标。病始为寒,久则化热。诸医在初期多用阳和汤,后期采用大补阴丸、六味地黄丸以治。然本病经抗结核药治疗多年而不效,属顽疾也,用六味地黄汤加减,补而不燥的桑寄生、金樱子、菟丝子、鸡血藤、白芍补肝肾、强筋骨,此即扶正为本,再配牡丹皮养真血,与白芍同用而凉血泻肝,则虚火自灭,佐以沙参养阴补肝除烦,云茯苓益气健脾宁心,并取其甘淡而制腻。故本方通补开合,有补有泻,补而不燥不腻。治法虽有异,然能谨守病机,治其根本,故多年顽疾得收良效。

(二)治疗坐骨神经痛

[医案举例]

案一:卢某,男,65岁,农民,初诊于1979年。

病史:患者得坐骨神经痛已半年多,腰膝痛,左侧臀部、左腘窝部掣痛反复发作,左小腿外侧麻木,跛行。症见形瘦神惫,心烦失寐。

检查:腰椎稍向右凸,第4、5腰椎压痛,左侧环跳、委中穴处压痛,左小腿肌肉稍有萎缩,局部感觉麻木。直腿抬高试验:左侧60°,右侧80°。舌质淡红、苔薄白、脉弦细。X线片示第5腰椎骶化。

诊断:痹证(肝肾亏损)。

治疗:桑寄生20g,菟丝子15g,女贞子15g,白芍15g,木瓜15g,海桐皮15g,威灵仙15g,秦艽15g,牛膝15g。服药4剂,每天1剂。

再诊:上述症状明显改善,左侧臀部、腘窝部掣痛减轻,能安寐。拟上方加鸡血藤18g,再进3剂,每天1剂。

三诊:上证继续好转,步行比较有力,左小腿外侧麻木感也有改善。直腿抬高试验:左侧85°,右侧90°。照上方加北芪20g,再进4剂,以善其后。

案二:王某,36岁,民警。初诊日期1979年9月17日。

病史:患者于2个月前突觉两侧背部酸痛,越数日后右侧臀部剧烈疼痛、呈持续性烧灼样,沿同侧大腿后方、小腿外侧及足背部扩散,彻夜难寐,不能步履。曾到附近医院诊治,谓坐骨神经痛。服激素、阿司匹林类药物,并行普鲁卡因局部封闭，效果不著。由家人扶来门诊。症见面色苍白，身热口渴，溺黄。

检查：腰椎稍向左凸，右环跳、委中穴处及小腿外侧明显压痛。直腿抬高试验：右侧 55°，左侧 80°。平卧时于足跟处上抬左侧下肢，右侧亦见牵痛。舌质淡红、苔黄腻，脉濡数。X 线片示第 4、5 腰椎轻度肥大，余未见明显异常。

诊断：痹证（湿热内蕴）。

治疗：知母 15g，黄柏 12g，牛膝 15g，苍术 10g，秦艽 15g，地龙 12g，木瓜 15g，薏苡仁 30g，海桐皮 15g。3 剂，每天 1 剂。服药后留渣再煎水，热洗患部。

再诊：症状明显好转，夜间能安睡，右臀部及右小腿外侧疼痛减轻。拟上方加桑枝 30g，再进 4 剂，每天 1 剂。

三诊：患者只见右腘窝部隐痛不舒，已能下地缓缓步行。舌质淡红、苔微黄，脉略数。拟前方易秦艽、地龙，加北芪 15g、桑寄生 20g，再服 3 剂。

四诊：患部疼痛感觉轻微，步行也比前有力。直腿抬高试验：右侧 80°，左侧 90°。基本好转。拟方：桑寄生 30g，北芪 20g，千斤拔 20g，牛膝 15g，鸡血藤 30g，木瓜 15g，海桐皮 15g，白芍 15g，甘草 15g。以巩固疗效。

案三：林某，男，52 岁，干部，1979 年 11 月 21 日初诊。

病史：患者于 4 个月前，在一次重体力劳动后，见左侧腰部酸痛。翌日症状加剧，左大腿后侧、足背外侧掣痛，不能端坐、站立，咳嗽及弯腰时疼痛难忍，曾延医诊治，认为属根性坐骨神经痛，服吲哚美辛（消炎痛）、阿司匹林类，注射丁公藤针等，不见明显好转，跛行来诊。

检查：第 4、5 腰椎左侧压痛，左侧坐骨切迹部、左大腿后侧、外踝后侧明显压痛，左小腿外侧皮肤轻度麻木，膝反射增强。直腿抬高试验：左侧 70°，右侧 85°。X 线片示第 5 腰椎骶化。血沉、抗 O 试验均正常。形体消瘦，面色晦暗，口干，便秘，舌边间有瘀斑、苔微黄腻，脉涩。

诊断：痹证（湿热夹瘀）。

治疗：知母 15g，牛膝 15g，苍术 15g，没药 10g，乳香 8g，大黄 12g，田七 6g，枳壳 10g。2 剂，每天 1 剂。

再诊：患者服药后下黑色稀便 2 次，腰痛及右大腿后方、足背外侧掣痛减轻，但药后半小时许觉胃脘部隐隐胀痛。拟前方去乳香，加白芍 15g、甘草 5g，3 剂，每天 1 剂。

三诊：症状大减，已能端坐、站立片刻。只见腰部及右大腿外侧隐隐作痛。舌边瘀斑减少、苔薄黄，脉略涩。

处方：知母 15g，黄柏 12g，苍术 10g，牛膝 15g，秦艽 15g，地龙 12g，没药

10g,白芍 15g,海桐皮 15g,木瓜 12g,甘草 5g。3 剂,每天 1 剂。

四诊:已能做较长时间的步行活动。直腿抬高试验:左侧 85°,右侧 95°。诸症好转。拟方:桑寄生 20g,白芍 15g,牛膝 15g,北芪 20g,薏苡仁 20g,海桐皮 15g,木瓜 15g。再进 4 剂,以善其后。

按语:坐骨神经痛与中医学的痹证相似。痹证有风寒湿痹和热痹之分。《素问·五脏生成》说:"肝之合筋也……肾之合骨也。"《灵枢·邪客》说:"肾有邪,其气留于两腘……皆机关之室,真气之所过,血络之所游,邪气恶血,固不得住留,住留则伤筋络骨节,机关不得屈伸。"《素问·痹论》也说:"故骨痹不已,复感于邪,内舍于肾。"可见,痹证中出现腰腿疼痛、重着、麻木不仁、活动不便等病理变化,与肝肾,特别是肾的功能是息息相关的,故蔡荣对本病的辨证和治疗较注重肝肾的调养。凡本病见形瘦身惫、腰膝酸痛、心烦失寐、脉弦细者,投予桑寄生、女贞子等调养肝肾之品,合秦艽、木瓜等祛风胜湿、通络的药物,都能取得比较满意的效果。又《素问·至真要大论》指出:"独胜则湿气内郁。"《类证治裁》指出:"初因寒湿风郁痹阴分,久则化热攻痛。"《素问·痹论》又指出:"病久入深,荣卫之行涩,经络时疏,故不通。"说明本病的病理病机是罹患日久,邪留经络,蕴化为热,或瘀血阻滞,气机不舒。故治疗本病日久不愈、痛若火燎、口苦溺黄、舌苔黄腻、脉濡数者,投予清化湿热之四妙汤加味化裁;若后期痛处拒按、大便结、舌质紫暗或有瘀斑、脉涩者,投予祛风通络合活血祛瘀之方药,均能取得较好的疗效。

(三)治疗肾虚腰痛

[医案举例]　黄某,女,40 岁,已婚,籍贯上海,新疆第九运输公司医生。入院日期:1976 年 4 月 28 日,出院日期:1976 年 5 月 20 日。

病史:患者腰及两侧骶髂关节突发疼痛已 4 个月余,无明显外伤史,天气变化时疼痛加剧,曾在当地就诊,治疗效果欠佳。既往有风湿性关节炎、风湿性心脏病及慢性盆腔炎病史。

检查:腰骶部无红肿灼热,两侧骶髂关节压痛,引痛至双侧髋关节,弯腰活动困难,下蹲不能起立,两下肢直腿抬高试验阴性。血沉 35mm/h,抗"O" 1 250U。X 线片示双侧骶髂关节骨质密度增高,拟为致密性髂骨炎。证见:面色㿠白,神疲体倦,心悸气短,手足畏冷,腰膝酸痛,喜温恶寒,腰骶喜按,小便清频,月经不调,舌淡胖少苔、色略呈紫蓝、边有数个瘀点,脉沉细尺弱。

诊断:①致密性髂骨炎;②腰骶部神经炎。

辨证:肾虚腰痛(肾气不足,寒凝瘀滞)。

治疗:治宜温补肾气,散寒行瘀。

内治处方:炙黄芪 30g,桑寄生 30g,熟附子 9g,肉桂心(焗冲)3g,胆南星

12g，桃仁9g，红花9g，防己15g，独活15g。清水煎服，每日1剂，连服15剂。

外治用药：以艾条悬灸肾俞、命门；桂枝15g，防风15g，荆芥9g，威灵仙15g，五加皮15g，乳香9g，没药9g，煎水热敷腰骶部，每日1～2次。

经治疗后，精神甚佳，心悸消失，疼痛缓解，弯腰自如；舌蓝色已退，瘀点亦消减。继拟益阳养血、温经通络方剂，嘱出院服用，以巩固疗效。

按语：《素问·脉要精微论》云："腰者肾之府，转摇不能，肾将惫矣。"《灵枢·经脉》云："膀胱足太阳之脉……挟脊抵腰中……是动则病……脊痛腰似折。"《景岳全书》云："腰痛之虚证十居八九。"《诸病源候论》云："肾主腰脚，其经贯肾络脊，风邪乘虚卒入肾经，故卒然而患腰痛。"腰在经属太阳，在脏则属肾。肾与膀胱相表里，其经贯肾而络于腰，风寒湿邪易乘虚侵袭，故诸般腰痛，多以肾虚为本。肾有阴阳，又分水火，阴阳消长，水火相济；若有所偏胜，则腰痛自见。故《灵枢·本脏》说："肾坚则不病腰背痛。"本例腰痛，非瘀之患，痹证为标，肾虚其本。由于肾阳不足，命门火衰，引致寒凝瘀滞，阻塞经络，络道痹阻，久而不散；虽有风湿痰瘀见证，仍以温补肾气为主。故方用附子、肉桂，峻补肾命，益火消阴，阳气外达，以起沉寒；辅以黄芪、桑寄生，补气养血强腰；酌加桃仁、红花活血行瘀化滞，防己、独活、胆南星祛风胜湿除痰。外用艾灸、热敷温通肾命，以收内外兼治之效。

（四）治疗亡血发热

［医案举例］吴某，男，21岁，未婚，顺德县杏坛公社龙坛大队农民。入院日期：1976年12月6日。出院日期：1977年4月3日。

病史：患者于1天前被重约1吨的石块压轧右下肢，膝内外侧有大块软组织创伤出血，胫骨上1/3粉碎性骨折；伤时因流血过多，曾发生出血性休克，经当地县医院抢救，输血1 040ml，行清创缝合及夹板固定处理后，转送我院进一步治疗。

检查：入院时，神志清楚，体温39℃，血压稳定，患肢肿痛，伤口渗血，血运尚好。入院后，患肢整复固定，伤口换药处理，输血600ml，内服清热解毒、或凉血消瘀、或稍加补托中药，先后使用激素及青霉素、四环素、红霉素、庆大霉素等。但2周以来，仍持续发热，体温在37.5～39.5℃，腿肿痛、色暗，伤口流黄液，血培养无菌，尿检尚正常；血液检查示血红蛋白7.7g/dl（77g/L），红细胞计数258万/mm³（2.58×10¹²/L），白细胞计数9 050/mm³（9.05×10⁹/L），杆状1%、中性75%、淋巴21%、伊红1%、大单2%；血沉112mm/h，抗"O"500U；肝功能示麝浊2U，麝絮（－），锌浊15U，谷丙转氨酶546U/L；胸透示心肺正常。患者面色苍白，神疲体倦，日晡发热，而不恶寒，心悸心烦，胸胁胀闷，微渴出汗，饮食少思，小便稍黄，大便不畅；舌淡边红苔白，脉弦细数无力。

诊断：①右膝开放性压轧伤；②右胫骨上1/3粉碎性骨折；③持续发热原

因待查。

辨证:亡血发热(肝侮脾虚,血不归经)。

治疗:停止激素、抗菌药,使用中药治疗。治宜先清肝养血,复壮健脾胃;拟小柴胡汤去半夏,加当归、赤芍、栀子、木通,2剂。

处方:柴胡9g,黄芩12g,党参30g,当归30g,赤芍15g,栀子12g,木通12g,甘草4.5g。

服药翌日起,热退至正常,按原方加黄芪30g,5剂,体温未见回升。患者热退神清,腿肿暗渐消退,伤口黄液减少,其余症状悉减。再拟四君子汤加何首乌、白芍、郁金、怀山药、薏苡仁,壮健脾胃,以固其本。

处方:党参30g,茯苓18g,白术12g,何首乌30g,白芍15g,郁金12g,怀山药30g,生薏苡仁30g。

连服20剂,伤口已愈合。X线检查示骨折端已有骨痂生长。血液检查示血红蛋白12g/dl,红细胞计数448万/mm³,白细胞计数11 000/mm³,杆状0、中性57%、淋巴31%、伊红10%、大单2%。肝功能示麝浊2U,麝絮(-),锌浊12U,谷丙转氨酶192U/L。续用壮健脾胃、补益气血方剂,后治愈出院。

按语:肝藏血,脾统血。肝以血为体,以气为用,主全身血液贮藏与调节,并能疏泄脾胃以助运化;脾化生营气,统摄血液,主全身气血生化与运行,并能运化营养四肢肌肉;营气乃血中之气,气为血帅,血由气摄。若肝血受伤,则血液节制功能失调,致肝火侮而脾气必虚;若脾气虚损,则化生血液功能衰弱,致营气虚而不能摄血。本例病证,亡血过多,虚热不退,非瘀毒热,肝侮为标,脾虚其本。证属肝侮虚脾,血不归经;肝木生火,侮及脾土,肝血既伤,脾气必虚。若行血破血,苦寒克伐,则脾胃愈虚,气血益滞,故非清热解毒、凉血消瘀或抗菌药所能奏效。治当先清肝养血,用小柴胡加减,扶正祛邪以退其热,重用归芪,法东垣当归补血之理;复壮健脾胃,用四君子汤加减,补脾摄血以治其本,酌用郁金,取散肝郁以行瘀之意。亡血发热,气血已损,失血过多则气无所附,气虚耗散则血无所附;圣愈、八珍、生脉、当归补血诸方,亦可随证加减化裁。薛己治出血过多,或伤溃之后,发热脉虚用当归补血,发热烦躁用圣愈,发热不退用四物或四君合小柴胡,明此理便可效其法。

(五)治肝胆湿热之胁痛症

[医案举例] 陈某,男,34岁,粤北建筑公司工人,住韶关市蔬菜公司职工宿舍。1973年5月27日诊。

病史:病已2天,畏寒发热,卧床不起,服药未效。证见寒轻热重,胸胁胀痛,膈闷欲吐,时伴嗳气,口苦咽干,渴而欲饮,小便短赤,大便不畅。过去曾患慢性肝炎、十二指肠球部溃疡多年,以及甲状腺功能亢进症、全身多发性血管瘤。

检查：右上腹痛，压痛拒接；舌边尖红、苔黄而腻，脉弦滑数。地区医院门诊检查：肝肋下1cm，脾未可触及，巩膜轻度黄染，肝功能未见异常；粪检蛔虫（＋），小便常规（－），超声波显示胆囊炎、胆石症波型。

诊断：胆囊炎，胆石症。

辨证：肝胆郁结，湿热内蕴。

治疗：宜疏肝利胆、清热祛湿、行气止痛，拟小柴胡汤、茵陈四逆散、金铃子散三方加减化裁，而成"柴胡茵陈汤"。

处方：柴胡9g，绵茵陈30g，黄芩12g，法半夏9g，白芍15g，川楝子9g，郁金9g，延胡索9g，甘草6g。3剂，每日1剂。另用金钱草30g，煎水代茶。

5月30日，患者往返步行20余里来诊，自诉服药3剂后，热退痛止，余证悉减；舌质红、苔薄黄，脉弦缓。仍按原方再进3剂，清肃余邪，病愈停药。

随访3个月，未再复发。

按语：胆为"奇恒之府"，承受肝之余气，与肝为表里关系，相互影响，因肝主疏泄，性喜条达，故胆腑亦以疏泄通降为顺；若肝气郁结，则胆道不通，以致肝胆疏泄功能失常，郁湿化热而滞结内蕴。

本方和解少阳，能疏肝利胆、清热祛湿、行气止痛，可拟名为"柴胡茵陈汤"。肝胆湿热，以肝胆郁结、湿热内蕴为主证，若少阳、阳明合病，肝气犯脾，阳明腑实，出现便秘，则当下之，以大柴胡汤化裁，可于本方去郁金、甘草，加大黄9g（后下）、枳实9g或芒硝6g（冲服）攻里泄热通便；如湿热滞留，郁积瘀阻，可出现黄疸，所谓"时行热病，内瘀发黄""瘀热在里，身必发黄"，因本方以茵陈与郁金、延胡索同用，郁金、延胡索均为血分气药，郁金行气解郁，延胡索活血止痛，协同茵陈泄热除湿，则可获退黄功效。

（六）治骨折迟缓愈合

[医案举例]

案一：刘某，男，30岁，工人，汕头市发电厂检修工。1974年9月14日来诊。

病史：右上肢受伤已5个月，骨折久不愈合，上臂、前臂畸形，肩、肘、腕关节僵硬，患肢功能完全丧失。缘伤者于1974年4月因工作不慎，被机器转动皮带绞伤右上肢，前臂伤口流血，在当地医院急诊入院治疗。诊断为：①右肱骨中下1/3斜行骨折；②右尺桡骨中段开放性横断骨折。曾进行创口处理，经多次手法整复，采用石膏托固定，均未获满意效果。8月1日转另一医院治疗，复查X线片示桡骨骨折远端向掌侧移位，尺骨骨折远端向桡侧移位，呈成角畸形，桡尺两骨断端相连，未见明显骨痂生长，远端骨质密度减低，显示骨质脱钙现象，肱骨骨折远端则向后移位。提示治疗效果仍不佳。9月10日由当地转送广州，经两家医院诊查，认为须手术治疗。因伤者不愿接受手术，遂于9月14日来诊。

检查：患肢肌肉萎缩，指掌握力微弱，肩、肘、腕关节僵硬，前臂功能完全丧失，肱骨中下 1/3 处可扪及骨折远端向后成角畸形，压痛明显，无肿胀、骨擦音与异常活动；前臂背侧伤口已愈合，中段可触知尺桡两骨折端相连及向背侧成角畸形，压痛明显，无肿胀与骨擦音，有轻度异常活动，患肢未见神经损伤征。伤者面色㿠白，神疲倦，肢冷易汗，不思饮食；舌质淡、苔薄白，脉弦细。

诊断：骨折迟缓愈合

治疗：①手法整复：一手挤按折处，另一手握腕牵引，然后徐徐后旋前臂，使前臂处于旋后 45° 位，矫正骨折端移位畸形。②夹板固定：前臂敷贴万花油绷带，骨折部位掌、背侧置纱布压垫，按患肢前臂体形，四侧加杉板皮棉垫夹板，不超肘、腕关节固定。③功能锻炼：积极主动进行耸肩、旋肩、举臂、握拳、伸指及肘腕屈伸等功能活动；配合点穴按摩（肩井、肩贞、肩髃、曲池、尺泽、阳池、合谷）。④药物治疗：内治以"肢伤三方"为主方酌加黄芪、桑寄生之类，以补益气血肝肾、祛瘀接骨舒筋。外用"骨科外洗一方"为主方煎药熏洗，以活血舒筋、祛风通络。"肢伤三方"：当归 12g，白芍 12g，熟地黄 15g，土鳖虫 9g，自然铜 12g，川续断 12g，骨碎补 12g，川木瓜 12g，威灵仙 12g。"骨科外洗一方"：宽筋藤 30g，钩藤 30g，忍冬藤 30g，王不留行 30g，刘寄奴 15g，大黄 15g，防风 15g，荆芥 9g，生姜 30g。

经 1 个月治疗，骨折已愈合。10 月 15 日 X 线片示均已有骨性愈合，肱骨对位对线良好，桡骨轴线良好、远端少许偏尺掌侧，尺骨远端亦偏桡掌侧，桡尺两骨已不相遇，均已塑形。患肢肌力良好，肩腕活动正常，已能自理生活，肘及前臂功能尚未完全恢复。继续治疗月余，回原单位工作。1 年后追踪复查，X 线片显示骨性连接，患肢功能完全恢复。

案二：邓某，男，24 岁，工人，广州无线电研究所钳工。

病史：伤者于 1975 年 5 月 24 日上午因工作不慎，从 2 米高台上跌下，致左上肢受伤，肘及前臂肿胀、疼痛、畸形、功能丧失，即送郊区医院急诊，再转某区医院治疗，经 X 线片检查，诊断为左肘关节后脱位合并桡骨中上 1/3 粉碎性骨折，尺骨茎突撕裂骨折。曾施行手法整复，肘关节后脱位已复位，桡骨骨折则未能整复，再转送我院门诊。于臂丛麻醉下再行手法整复，对位仍欠佳；X 线片示桡骨骨折处上下两断端骨干对位约 1/3，对线尚可，唯两断端间之骨碎片位置不良，呈横置或斜置，远断端向上移。遂于当天下午收治入院，拟行切开整复及内固定，后考虑折端虽有大块碎骨片横跨其间，但患肢血运仍好，无神经损伤征，折端对线尚可，桡尺两骨未有交叉相连，故仍采取非手术治疗，使用四夹旋中位固定，内服活血祛瘀、消肿止痛方剂。于 6 月 7 日出院，嘱继续门诊治疗，但俟后未见来诊。8 月 12 日，伤后 2 个月余，患者复来诊，

X线片示桡骨骨折端位置对位不良,骨折线清晰,无骨痂生长。伤者肢冷乏力,体质尚好。

检查:患肢肌肉萎缩,指掌握力微弱,肘关节屈伸障碍,前臂僵处旋前位,腕关节活动受限;骨折部位已无肿胀,压痛明显,可扪及畸形,轻度异常活动。舌质红、苔薄黄、脉弦缓。

诊断:骨折迟缓愈合。

治疗:本例骨折迟缓愈合,桡骨上下端对位不良,有大块骨碎片横跨其间,2个多月仍无骨痂生长,肘、腕关节僵硬,前臂功能丧失。治疗方法基本同前例,内治用"肢伤三方",酌加天花粉润燥。

治疗25天,骨折已愈合。9月6日复查X线片示断端对位对线尚好,周围有骨痂形成。患肢功能完全恢复,继续治疗1周,回原单位工作。

按语:骨折愈合为骨组织不断修复之过程,而影响愈合的因素及其难易迟速,可因年龄、体质、类型、血供、感染或治法之不同而异;其中治法尤为重要。例如:①复位不良且接触面少;②过度牵引使折端分离;③多次整复损伤软组织;④手法损伤血供及感染;⑤局部固定不良或不足;⑥缺乏锻炼致功能失用;⑦固定与活动处理不当。凡此种种不利愈合因素,即使在有利愈合因素条件下,如青壮年、体质强、损伤轻、闭合性、稳定型、血供好、无感染等等,亦能导致骨折迟缓愈合,甚至不愈合。因此,骨折迟缓愈合的原因,多是人为因素造成,尤其和治疗方法不良与动静结合不当有关。

手法整复、夹板固定、功能锻炼、药物治疗,是治疗骨折的四项基本原则。肢体发生骨折后,首先要求正确整复,还须采取合理固定,始能良好保持稳定,为骨折愈合创造有利条件。但骨折能否加速愈合,功能是否尽早恢复,则有赖于功能锻炼与药物治疗。因此,整复、固定、练功、药治,乃紧密联系之治疗环节,必须互相结合,不可孤立偏废。

《正体类要》序云:"肢体损于外,则气血伤于内,荣卫有所不贯,脏腑由之不和。"骨折局部损伤,每能导致机体脏腑、经络、气血功能紊乱。在辨证施治过程中,必须重视脏腑、经络、气血功能;要求局部与全身联系,骨与软组织并重,固定与活动结合,外治与内治兼顾,愈合与功能并进,以上迟缓愈合骨折两侧,经非手术治疗而愈,可资借鉴。

(七)治疗胸肋骨痹(胸肋关节软骨炎)

[医案举例] 朱某,女,31岁,广州市塑料某厂工人。初诊日期:1976年7月17日。末诊日期:1976年8月25日。

主诉:左侧第4、5胸肋关节及肋软骨部隆起疼痛已1年多。

病史:起病突然,初觉胸痛,无全身发热症状,亦无明显外伤史,逐渐累及左侧第4、5胸肋关节及肋软骨部隆起疼痛,俟后常见胸痛不适,隆起肿块未有消失。省、市某医院均诊断为胸肋关节肋软骨炎（Tietze病）。血沉、抗"O"、血常规检查均属正常；X线片示左上肺第1前肋间可见小指头大陈旧性结核灶，余肺清，肋骨完整，未见肿块影。曾先后服用软坚、止痛方剂及四环素、消炎痛、激素类药物，局部注射泼尼松、普鲁卡因封闭。1年多来，屡经诊治，未获显效。

检查：左侧第4、5胸肋关节及肋软骨部位隆起，肿块性硬压痛，表面平整光滑，边缘分界清晰，基底部固定不移，与皮肤不粘连，范围约5cm×5cm，局部皮肤无潮红灼热，患侧上肢活动掣引痛，锁骨上及腋窝部未扪及淋巴结肿。胸痛彻背，体倦纳差，舌红苔白，脉弦略数。

诊断：胸肋骨痹（气滞湿郁，痹结于骨）。

治疗：予行湿流气、散结宣痹之法。

处方：老桑枝（先煎）30g，地骨皮15g，瓜蒌皮15g，白芍15g，佛手片12g，丝瓜络9g，川郁金9g，金铃子9g，延胡索9g。清水煎服，留渣再煎水，外用湿热敷。

疗效：门诊5次，服15剂，患部平复无痛，随访半年如常人。

按语：本病属"骨痹"范畴，病变在胸肋关节，可名为胸肋骨痹。痹者，闭塞之意，风寒湿三气杂至，使气血凝滞、闭阻不通，致肢节疼痛，或见不遂。痹在于骨，则为骨痹。《素问·痹论》云："其留连筋骨间者疼久""痹在于骨则重"。胸肋骨痹，乃内伤气滞，外感湿邪，痹结于骨而成，以胸肋关节部隆起与胸痛为主症，病变可迁延数月或1年之久。综观临床所见，证属气滞湿郁，气滞则留连疼久、结而不散，湿郁则着重不移、肿而难消。治宜从气分宣通，以行湿流气、散结宣痹为主；故方用老桑枝行湿除痹、通经活络，地骨皮清骨泻热、下胸胁气，瓜蒌皮宽胸散结、疏通中满，白芍益气缓中、和荣血脉，佛手片消胀解郁、行气止痛，丝瓜络化湿通络、利水退肿，金铃子清泄湿热、流气定痛，川郁金化浊开郁、下气散结，延胡索和血止痛、消坚散积。本病因气滞湿郁而成，不可骤用参芪归地之属，使湿滞邪留而结肿不散；又证非跌仆伤损、血瘀为患，切勿伤药妄投、因循误治，致破散气血而削伐正气。

五、常用效方及药物（含外治法）

（一）伤科内治八法之具体运用

蔡荣创立的伤科内治法，以四诊八纲为依据，以内治八法为基础。根据伤科的外伤、内损与气血、筋骨特点，和损伤的表里、虚实、轻重、缓急证候，采取祛瘀（逐瘀血、行瘀滞、清瘀热）、通窍、接骨、舒筋、补养（补气血、养肝肾）诸法，或先攻后补，或攻补兼施，或消补并用，相互配合，灵活掌握，辨证施治。

兹将伤科内治八法及其临床运用,分述如下(原文分 [证候] [适应] [效能] [运用] 四部分,根据现在的行文规范,修正为 [适应证] [功效] [运用]):

1. 攻下逐瘀法(攻逐体内瘀积留滞之法)

适应证:内伤蓄瘀,损伤初期,大便不通,体实者。

功效:排除瘀积,祛瘀生新。

运用:

(1)胸伤蓄瘀,胀痛咳逆,大便秘结,舌红苔黄,脉象数大。宜大成汤(《外科正宗》)加减:当归 9g,苏木 12g,枳壳 9g,北杏仁 12g,川红花 6g,大黄 12g(后下),厚朴 9g,芒硝 6g(冲服),甘草 6g。

(2)胁伤蓄瘀,两胁胀痛,大便秘结,舌红苔腻,脉弦数或弦紧。宜复元活血汤(《医学发明》)加减:柴胡 9g,归尾 9g,桃仁 9g,川红花 6g,穿山甲 12g,大黄 9g(后下),厚朴 9g,枳实 9g,天花粉 9g,甘草 6g。

(3)腹伤蓄瘀,脘腹胀痛,大便秘结,舌质红苔黄厚,脉洪数或弦紧。宜鸡鸣散(《伤科补要》)合失笑散加减:归尾 9g,桃仁 9g,大黄 12g(后下),蒲黄 12g,五灵脂 9g,郁金 9g,甘草 6g。

(4)腰伤蓄瘀,动辄则痛,大便秘结,舌红苔腻,脉弦而紧。宜桃仁承气汤合地龙散(《证治准绳》)加减:桃仁 9g,大黄 12g(后下),芒硝 6g(冲服),桂枝 9g,归尾 9g,地龙 9g,黄柏 9g,泽泻 12g,甘草 6g。

攻下逐瘀法为八法中之"下法"。常用苦寒泻下以攻逐瘀血,但年老体衰、气血虚弱、内伤轻证、慢性损伤、怀孕妇女、月经期间、产后荣血不足者忌用。

逐瘀方剂甚多,药效相当峻猛,临床运用应当慎重,非必要时不可滥用。清代王清任善用逐瘀,亦以活血为主。若稍一见有瘀血证象,便用攻下之法治疗,是不符合理法的。

逐瘀之法,还具有泄热止痛作用。因损伤证候,蓄瘀化热,不通则痛,故逐瘀可以退热、通便、止痛。

2. 行气活血法(消散疏通气血结滞之法)

适应证:内伤气血,损伤初期,气血凝滞,不任攻伐者。

功效:活血祛瘀,行气止痛。

运用:

(1)胸胁伤,以行气活血、疏肝宣肺为主。处方举例:柴胡 9g,丹参 15g,当归 12g,赤芍 12g,郁金 12g,延胡索 9g,瓜蒌皮 15g,北杏仁 9g,枳壳 9g,甘草 6g。

(2)腹部伤,以行气活血、通下祛瘀为主。处方举例:当归 12g,赤芍 9g,桃仁 9g,川红花 6g,枳实 9g,乌药 12g,青皮 4.5g,五灵脂 9g,延胡索 9g。

(3)腰部伤,以行气活血、通利止痛为主。处方举例:桑枝 30g(先煎),秦芁 15g，当归 12g，赤芍 12g，延胡索 9g，木香 4.5g（后下），厚朴 9g，枳实 9g，续断 12g，木通 9g。

（4）四肢伤，以行气活血、消肿止痛为主。处方举例：当归 12g，赤芍 12g，桃仁 9g，川红花 6g，防风 9g，黄柏 9g，木通 9g，乳香 4.5g，木香 4.5g（后下）。

行气活血法为八法中之"消法"。气为血之帅，气行则血行，气滞则血滞，气结则血瘀，故活血祛瘀之中常兼理气以行血，气滞则行，气郁则疏，气逆则降。行气药，如木香、枳壳、乌药、陈皮等。疏气药，如香附、柴胡、青皮、郁金等。降气药，如厚朴、枳实、沉香、降香等。

损伤胁痛日久，可于行气活血剂中加入柴胡、青皮，一方面作为引经药，一方面亦能疏肝气。胸伤咳嗽引痛，常在治咳的同时加入桃仁、郁金。郁金为气中血药，理气之中兼能活血；桃仁祛瘀而能润下，兼有止咳之效。胸伤咳嗽痰多，又常配合宣肺化痰法，于行气活血剂中加入宣肺化痰药，如瓜蒌皮、桔梗、北杏仁、前胡、贝母之类。

活血祛瘀方剂，一般并不峻猛，如须大剂逐瘀，当与攻下配合。王清任《医林改错》著名方剂，如膈下逐瘀汤、血府逐瘀汤、少腹逐瘀汤，可用于腹部外伤；补阳还五汤，虽以黄芪补气为主药，但仍为活血之剂，用大剂活血通经、行瘀散滞之药，可用于外伤性截瘫。

3. 清热凉血法（清除瘀热凉血止血之法）

适应证：①躯干内伤初期，血热妄行出血：吐血、咯血、尿血、便血；②烧伤，火毒内攻壅热。

功效：清除瘀热，凉血止血。

运用：

（1）躯干内伤初期出血证，舌红苔黄，脉见弦紧、弦数有力或细涩有力。以清热凉血止血为主，佐以祛瘀之药。如犀角地黄汤加味：犀角 0.9g（锉细末，冲服；现为禁用品，可用水牛角代，剂量相应加大），生地黄 30g，赤芍 9g，牡丹皮 12g，藕节 15g，三七末 4.5g（冲服），甘草 6g。发热气促，加黄芩 12g、苏子 9g；咳嗽痰多，加北杏仁 12g、瓜蒌仁 9g。吐血、咯血，用十灰散（《张氏医通》）4.5g（冲服）。尿血，加小蓟 9g、木通 12g。便血，加蒲黄炭 4.5g（冲服）、地榆 9g。

（2）烧伤，以清热凉血解毒为主，并须固气养津。一般用黄连解毒汤（《外台秘要》）加减：黄连 6g，黄芩 9g，黄柏 9g，栀子 9g，地榆 12g，金银花 15g，玄参 15g，生地黄 30g。

气血两燔，用犀角地黄汤加地榆 12g、生石膏 30g（先煎）、知母 12g、甘草 6g。

清热凉血法为八法中之"清法"。出血之证，每因血得热而妄行，清热以凉血,凉血则血止,治不重在使用止血药,而重在治其出血原因,故较多用清热凉血法。

止血药的使用,应按出血部位。鼻衄多用白茅根,吐血多用侧柏叶、茜草根、藕节,尿血多用蒲黄、小蓟,便血多用槐花、地榆。止血药要分辨其性味功能。凉血止血药,如茜草根、侧柏叶、墨旱莲、白茅根等;收敛止血药,如白及、藕节、仙鹤草、百草霜等;化瘀止血药,如三七、蒲黄、花蕊石、血余炭等。跌打内伤出血,一方面当止血,一方面又当祛瘀;若瘀患不去,则血不归经,故常用化瘀止血药。此外,上部出血忌用升提药,如升麻、桔梗等;下部出血忌用沉降药,如厚朴、枳实等。

损伤血证初起,忌用大剂凉血止血,以防瘀血内停。见紫黑血块者,为内有瘀血,忌用单纯止血剂。见血色鲜红者,为内有血热,宜清泄血分之热。使用清热凉血剂,须防寒凉太过,应中病则止;寒凉药久用,易损伤脾阳,脾阳伤则不能统血归经。

出血不多者,治宜行气活血,以防积瘀为患;出血过多者,治宜补气摄血,以防气随血脱,可另参考行气活血法与补益气血法。

4. 通窍安神法(通窍开闭镇潜安神之法)

适应证:气闭晕厥,神志不清,眩晕嗜睡,胸闷恶心,头痛不安,神疲体倦者。

功效:通窍开闭,息风宁神,化瘀降逆。

运用:

(1)晕厥期:头伤晕厥,神志不清;治宜通窍开闭、活血通经,如用苏合香丸、至宝丹、黎洞丸(《外科证治全生集》)、七厘散(《良方集腋》)等剂。

(2)复延期:眩晕嗜睡,胸闷恶心;治宜息风宁神、化瘀降逆。

处方举例:石决明30g(先煎),钩藤24g,白芷9g,当归12g,川红花6g,木通9g,茯神24g,川芎6g,菊花9g,蔓荆子12g。

药治运用:①息风——石决明、钩藤、天麻、蔓荆子;②宁神——茯神、石菖蒲、远志;③化瘀——当归、郁金、三七、川芎、红花;④降逆——竹茹、法半夏、陈皮、生姜。

发热作渴,佐以清热之品,如黄芩、黄连、牡丹皮、栀子、赤芍、天花粉。

(3)恢复期:眩晕头痛,神疲体倦;治宜镇静安神,补益调治。

处方举例:龙齿30g(先煎),党参12g,何首乌24g,白芍9g,茯神15g,白蒺藜12g,当归12g,川芎6g,炙甘草4.5g。

通窍安神法是宣窍、镇潜之法。

宣窍治疗神昏闭证。"闭证"主要表现为神志昏迷。神志昏迷可见于闭证,亦可见于脱证。闭证是实证,脱证是虚证。闭证宜开窍,脱证宜固脱,两者治法不同。本法适用于头部外伤引起的闭证。例如：热闭（高热，神昏，谵语，抽搐；舌红、苔黄，脉数），治宜凉开，如用辛凉宣窍方剂至宝丹、安宫牛黄丸；寒闭（突然晕倒，牙关紧闭；舌淡、苔白，脉迟），治宜温开，如用辛温开窍方剂苏合香丸、通关散吹鼻嚏醒；头伤闭证，在使用宣窍剂的同时，要配合活血祛瘀剂的应用，如黎洞丸、七厘散。宣窍药走窜性强，易引起流产、早产，孕妇慎用。针灸疗法对闭证有很好疗效，临证可针药兼施。

镇潜是安神、潜阳、息风治法。心气虚弱则心神不宁，肝阳上扰则眩晕头痛，肝风内动则口噤抽搐，故用镇静安神、平肝息风等方药治疗。使用镇潜剂的同时，要配合活血祛瘀药的应用，如当归、川芎、丹参、郁金、琥珀等。

5. 接骨续损法（生新去瘀接骨续损之法）

适应证：四肢骨折损伤中期。

功效：生新去瘀，促进骨合。

运用（处方举例）：

（1）驳骨丹：醋制自然铜 30g，土鳖 9g，乳香 15g，没药 15g。研细末，每服 1.5~3g，开水或白酒送服。

（2）自然铜 9g，土鳖 6g，续断 12g，当归 12g，赤芍 12g，骨碎补 12g，桑寄生 30g，威灵仙 12g，甘草 6g。

（3）黄芪 15g，当归 12g，白芍 12g，熟地黄 15g，骨碎补 12g，自然铜 9g，土鳖 9g，威灵仙 12g，木瓜 12g，续断 12g，天花粉 12g。

（4）大驳骨 15g，鸡血藤 30g，五加皮 15g，千斤拔 30g。

（5）大驳骨、小驳骨等分研末。每次服 6g，每日 1 次，开水或白酒冲服。

其他方剂，如《医宗金鉴》八厘散、《伤科补要》夺命丹、《疡医准绳》代杖丹、《杂病源流犀烛》接骨紫金丹等，均可选用。

接骨续损法是"瘀去、新生、骨合"治法。对于骨折损伤的治疗和愈合过程，中医学概括为瘀去、新生、骨合。"血不活则瘀不去，瘀不去则骨不接"，"瘀血不去则新血不生，新血不生则骨不得合"。骨折损伤内治原则可分为三期：早期行气活血、消肿止痛，治法以消瘀为主；中期生新去瘀、接骨续损，治法可消补并用；后期补气养血、强筋健骨，治法用补益调治。临床观察和实验研究证实，内治用药有促进骨折愈合的作用。

骨折损伤内治，应用消瘀接骨药如桃仁、川红花、乳香、没药、自然铜、土鳖、续断、骨碎补，不但调整机体功能紊乱，而且增加局部血液循环，促进肢体新陈代谢，加速骨折愈合过程。应用补益药如当归、熟地黄、黄芪、补骨脂、鹿角胶，培补气血肝肾，有调节内分泌的作用，能改善肾上腺皮质、性腺等代谢情况，造成有利于骨折愈合的全身因素。

6. 舒筋活络法（祛风寒湿活络舒筋之法）

适应证：骨关节骨折、脱位、扭挫伤后期或旧患出现筋络挛痛。

功效：温经散寒，祛风除湿。

运用：

（1）损伤旧患，寒湿瘀阻者，宜温通散结。例如：大活络丹、小活络丹。

（2）损伤后期，风湿为患者，宜祛风除湿。例如：桑枝 30g（先煎），钩藤 15g，宽筋藤 15g，千斤拔 15g，防风 9g，五加皮 12g，木瓜 9g，续断 12g，薏苡仁 30g。

（3）因损伤部位证候不同，可选用下列方剂：

创伤失血之后，风寒侵袭筋络，如《伤科补要》疏风养血汤。

肢节损伤之后，风寒乘虚入络，如《百一选方》蠲痹汤、《伤科补要》宽筋散，《杂病源流犀烛》防风根汤。

腰脊损伤之后，肾经风寒湿痹，如独活寄生汤、三痹汤。

舒筋活络法是温经、通络之法。肢节损伤日久，气血凝涩不利，每与风寒湿邪侵袭经络有密切关系，故一般辛温祛邪的同时，常佐以行气活血药，以期达到温经通络疗效。祛风寒湿邪，用桂枝、秦艽、羌活、独活、川乌、草乌；其他能走四肢经络的，如桑枝、丝瓜络、威灵仙、海风藤、络石藤、宽筋藤、千年健等药，均在采取之列。有时还须根据患者具体情况，配合行气活血、补益气血、补养肝肾治法，可收到相得益彰功效。因为"治风先治血，血行风自灭"，养血可以祛风。肢节损伤，"久痛入络"，每能导致气血凝滞，故须配合行气活血、温阳益气药。"肝主筋"，"肾主骨"，舒筋骨、利关节，又当佐以补益肝肾之药。

祛风寒湿药，药性多辛燥，易损伤阴血，故血虚、阴虚者慎用；或配合养血、滋阴药同用。此外，外治法如针灸、按摩、熏洗、热熨、拔火罐及其他理疗，对筋络挛痛有很好疗效，临证时可内外兼治。至于失用性功能障碍或肌肉萎缩，则应加强主动功能活动，通过功能锻炼可愈，不应单纯依赖药物治疗。

7. 补益气血法（补益亏损扶正祛邪之法）

适应证：体虚患者，损伤后期气血亏损。

功效：补气养血，扶正祛邪。

运用：

（1）伤后多虚，补气为主用四君汤，补血为主用四物汤，气血双补用八珍汤、十全大补汤。

（2）损伤出血过多者，独参汤补气固脱。失血虚脱，阳气大伤者，参附汤回阳救逆。

（3）四物汤为养血通剂，加牡蛎、钩藤、天麻、菊花等药则为"养血潜阳"，再加生地黄、龟甲等药则为"养血息风",治血虚肝阳上扰。若加麦冬、酸枣仁、茯神、柏子仁等药则为"养血安神",治心血不足惊悸。

补益气血法为八法中之"补法"。气为阳,血为阴,阳生则阴长,故补血方内常用补气之药。气虚可致血虚,血亏可致气损,血脱可致气脱,故治疗血虚时,补血之中常兼以补气。有形之血生于无形之气,严重血虚及血虚气亦虚证候,需于补血剂中加入补气药,如当归补血汤(《内外伤辨惑论》)之重用黄芪,治出血过多,脉浮洪大、重按则无,或血虚发热等。此外,在极度气虚时,补气药常与扶阳药同用,以附子补肾中阳气,如元气虚用参附汤,中气虚用术附汤,卫气虚用芪附汤。又,补气多着重肺脾两经,因肺主气,脾主中气,而培补中气尤为常用,如脾胃虚弱用参苓白术散,中气下陷用补中益气汤。

补血药多滋腻,脾胃虚弱者易引起纳呆、便溏,故补血方内宜用健胃和中之品。补血药内有偏于辛温的,阴虚内热、肝阳上亢者忌用。

补气药易壅滞,中焦痰湿者不用;必要时,补气与化痰、理湿同用。一般出血证不用补气,尤其有内热者忌用。

跌仆损伤,患者体虚不任攻伐,于补虚之中仍需酌用攻实之药,以防积瘀为患。前人有所谓"虚人不可下者,宜四物汤加穿山甲",用之须得当,如辨证不明,则会留邪损正。

8. 补养肝肾法(补养肝肾强壮筋骨之法)

适应证:老人骨折,愈合迟缓,慢性腰痛,习惯性脱位,骨关节损伤后期,肝肾虚损。

功效:补养肝肾,强壮筋骨。

运用:本法多与补益气血法同用。

(1)老人骨折,愈合迟缓,骨关节损伤后期,可用健步虎潜丸。

(2)习惯性脱位,可用《伤科补要》补肾壮筋汤,或补中益气汤加菟丝子、补骨脂。

(3)慢性腰痛:金狗脊30g,桑寄生30g,千斤拔30g,菟丝子12g,补骨脂9g,续断12g,木香4.5g(后下),独活12g,威灵仙9g。(腰腿掣引疼痛,酌加钩藤、地龙;腰脊损伤后期,酌量加土鳖、牛膝。)

肝肾不足,六味地黄丸。阴虚火动,知柏八味丸。肾阳不足,金匮肾气丸。真阴不足,左归丸。元阳不足,右归丸。

肝主筋。《素问·痿论》说:"肝主身之筋膜。"又如《素问·经脉别论》说:"食气入胃,散精于肝,淫气于筋。"说明筋膜有赖于肝血的滋养,全身肌肉的运动与肝有密切关系。运动属于筋,而筋又属于肝,肝血充盈,才能使机体的筋得到充分的濡养。若肝血不足,血不养筋,则出现手足拘挛、肢体麻木、屈伸不利等。伤筋时,内动于肝,肝血不充,血不足则无以荣筋,筋失濡养而影响修复，所以蔡荣在养肝兼壮筋时，多采用入肝经药物。肾主骨。《素问·宣明五气》说："肾主骨。"《素问·五脏生成》说："肾之合骨也。"《诸病源候论》说："肾主腰脚。"所以肾虚易致腰部扭伤和劳损，骨伤必内动于肾，因肾主骨生精髓，而骨折后如肾生养精髓不足，则无以养骨。人体的运动功能，有赖于筋骨的活动。"骨为干……筋为刚。"骨有支持躯体，保护内脏之功。筋可联络骨骼，维持肢节的活动。所以筋骨损伤必然导致肢体活动的障碍。补养肝肾法亦为八法中之"补法"。肝为肾之子，虚则补其母，故养肝常兼滋补肾阴。肝虚而肾阴不足，左归丸。元阳不足，右归丸。

补养肝肾法亦为八法中之"补法"。肝为肾之子，虚则补其母，故养肝常兼滋补肾阴。肝虚而肾阴不足，或肝虚久不复元，在养血（肝主血）基础上加熟地黄、枸杞、山茱萸等药，则为"滋肾养肝"，以养肝为主，滋肾为辅。肾为先天之本，脾为后天之本，损伤后期，可见脾虚或脾肾两虚，故又常兼以健脾养胃。

9. 伤科八法应用小结　内治诸法，在临证应用时都有一定的原则。如《医宗金鉴·正骨心法要旨》在内治方法总论中说："更察其所伤上下轻重浅深之异，经络气血多少之殊，必先逐去瘀血，和荣止痛，然后调养气血，自无不效。"治疗骨折，在正骨手法、夹板固定等外治的同时，内治初期以行气活血为主，中期以接骨续损为主，后期以补益气血、补养肝肾为主。若骨折而瘀肿不甚者，则用接骨续损之法。治疗伤筋，外治法可愈时，不必施以内治；若须结合内治法，初期以行气活血为主，中期以舒筋活络为主，后期以补养肝肾为主。损伤出血，应根据不同证候采取不同治法，如血热妄行，宜清热凉血止血；失血过多，须补气摄血固脱。临床变化，错综复杂，必须审慎辨证，灵活变通，正确施治，既不可固执于一方一法，也不要机械地分期而治。治疗损伤病证，必须通过辨证施治，掌握比较全面的治法，才能收到显著疗效。

（二）蔡荣十六首"经验方"

1968—1976 年，蔡荣是广东中医学院外伤科教研组副主任，负责广东中医学院附属医院（注：现广州中医药大学第一附属医院，下同）骨伤科临床与教学工作。随着业务量的增长，1974 年 4 月，医院印刷出版了对开版的《广东中医学院附属医院协定处方》（图 4-6），骨伤科有 16 首方入选"协定处方"。这16 首方分别是"肢伤一方""肢伤二方""肢伤三方""肢伤四方""肢伤五方""骨科外洗一方""骨科外洗二方""头伤一方""头伤二方""胸伤一方""胸伤二方""腰伤一方""腰伤二方""腰伤三方""腹伤一方""腹伤二方"。据曾跟随蔡荣编书的两位前辈黄关亮、彭汉士回忆，骨伤科的 16 首"协定处方"均由蔡荣执笔编写制订。据考，当时统一规定协定处方不能冠以任何发明人的名字，故均以数字方的形式出现（其他科亦如此）。

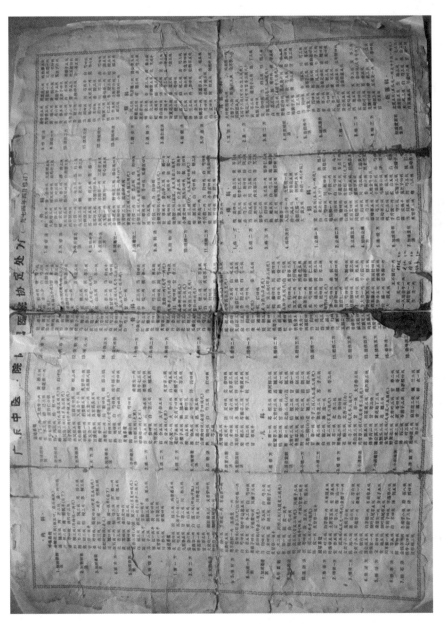

图4-6　1974年版《广东中医学院附属医院协定处方》

119

蔡荣的 16 方

【说明】 以广东中医学院附属医院 1974 年 4 月修订并印刷出版,在医院使用的对开版《广东中医学院附属医院协定处方》为基础,参对中医学院试用教材《外伤科学》(即第 3 版教材)录入。部分是蔡荣未收入书籍或教材,或只在文章或在医院处方中应用;部分已写入《外伤科学》,以后各版或书籍的引用均出自《外伤科学》。

1. 肢伤一方

[组成] 当归 12g,赤芍 12g,桃仁 10g,红花 6g,黄柏 10g,防风 10g,木通 10g,甘草 6g,生地黄 12g,乳香 5g。

[用法] 水煎服。

[功效] 行气活血,祛瘀止痛。

[主治] 跌打损伤,瘀肿疼痛。用于四肢骨折或软组织损伤初期。

2. 肢伤二方

[组成] 当归 12g,赤芍 12g,续断 12g,威灵仙 12g,生薏苡仁 30g,桑寄生 30g,骨碎补 12g,五加皮 12g。

[用法] 水煎服。

[功效] 祛瘀生新,舒筋活络。

[主治] 跌打损伤,筋络挛痛。用于四肢损伤的中、后期。

3. 肢伤三方

[组成] 当归 12g,白芍 12g,续断 12g,骨碎补 12g,威灵仙 12g,川木瓜 12g,天花粉 12g,黄芪 15g,熟地黄 15g,自然铜 10g,土鳖虫 10g。

[用法] 水煎服。

[功效] 补益气血,促进骨合。

[主治] 骨折后期。

4. 肢伤四方(出自《广东中医学院附属医院协定处方》1974 年 4 月修订版)

[组成] 豆豉姜 15g,牛大力 30g,千斤拔 30g,鸡血藤 15g,骨碎补 12g,牛膝 9g。

[用法] 水煎服。

[功效] (根据处方中药组成,作者拟定,仅供参考)理气舒筋,祛风除湿。

[主治] 跌打损伤初中期,筋脉不舒,气机不畅者。

5. 肢伤五方(出自《广东中医学院附属医院协定处方》1974 年 4 月修订版)

[组成]　鸡骨香 15g,鸡血藤 15g,两面针 12g,三棱 9g,大罗伞 15g,紫珠草 15g。

[用法]　水煎服。

[功效]　(根据处方中药组成,作者拟定,仅供参考)行气止痛,散瘀消肿。

[主治]　四肢骨折损伤初中期,瘀肿未消者。

6. 骨科外洗一方

[组成]　宽筋藤 30g,钩藤 30g,金银花藤 30g,王不留行 30g,刘寄奴 15g,防风 15g,大黄 15g,荆芥 10g。

[用法]　煎水熏洗。

[功效]　活血通络,舒筋止痛。

[主治]　损伤后筋肉拘挛,关节功能欠佳,酸痛麻木或外感风湿作痛等。骨折及软组织损伤中后期或骨科手术后已能解除外固定,做功能锻炼者。

7. 骨科外洗二方

[组成]　桂枝 15g,威灵仙 15g,防风 15g,五加皮 15g,细辛 10g,荆芥 10g,没药 10g。

[用法]　煎水熏洗。

[功效]　活血通络,祛风止痛。

[主治]　治损伤后期肢体冷痛,关节不利及风寒湿邪侵注,局部遇冷则痛增,得温稍适的痹证。

8. 头伤一方

[组成]　石决明 30g(先煎),钩藤 24g,白芷 9g,当归 12g,红花 6g,茯神 24g,川芎 6g,木通 9g,菊花 9g,蔓荆子 12g。

[用法]　水煎服。

[功效]　息风宁神,化瘀降逆。

[主治]　头部内伤复苏期,眩晕嗜睡,胸闷恶心等。

9. 头伤二方

[组成]　党参 12g,白芍 9g,茯神 15g,蒺藜 12g,当归 12g,川芎 6g,炙甘草 3g,龙齿 30g(龙骨代)(先煎),何首乌 24g。

[用法]　水煎服。

[功效]　镇静安神,调理气血。

[主治]　头部内伤恢复期,仍见眩晕头痛、神疲体倦等。

10. 胸伤一方

[组成]　柴胡 9g，赤芍 12g，丹参 15g，当归 12g，甘草 6g，枳壳 9g，北杏仁 9g，延胡索 9g，瓜蒌皮 15g，郁金 12g。

[用法]　水煎服。

[功效]　行气活血，疏肝宣肺。

[主治]　胸胁损伤初期积瘀、肿痛。

11. 胸伤二方

[组成]　党参 12g，桔梗 9g，云苓 15g，白芍 9g，白术 12g，炙甘草 6g，香附 9g，当归 12g，郁金 9g。

[用法]　水煎服。

[功效]　补养气血，宽胸解郁。

[主治]　胸胁损伤中、后期气虚胸痛不舒者。

12. 腰伤一方

[组成]　当归 12g，赤芍 12g，续断 12g，秦艽 15g，木通 10g，延胡索 10g，枳壳 10g，厚朴 10g，桑枝 30g（先煎），木香 5g（后下）。

[用法]　水煎服。

[功效]　行气活血，通络止痛。

[主治]　腰部损伤初期，积瘀肿痛，或兼小便不利者。

13. 腰伤二方

[组成]　钩藤 12g，续断 12g，杜仲 12g，熟地黄 12g，当归 12g，独活 10g，牛膝 10g，威灵仙 10g，白芍 5g，炙甘草 6g，桑寄生 30g。

[用法]　水煎服。药渣可再煎水熏洗、湿热敷腰部，敷完后，做适当的自主腰部练功活动。

[功效]　补养肝肾，舒筋活络。

[主治]　腰部损伤中、后期，腰部疼痛者。

14. 腰伤三方（出自《广东中医学院附属医院协定处方》1974 年 4 月修订版）

[组成]　铁包金 15g，五爪龙 30g，千斤拔 30g，牛大力 30g，狗脊 30g，黑老虎 15g，两面针 12g，桑寄生 30g，骨碎补 6g。

[用法]　水煎服。

[功效]　（根据处方中药组成，作者拟定，仅供参考）补养肝肾，舒筋散瘀。

[主治]　腰部损伤中后期，腰部酸痛瘀血残留兼风湿痹痛者。

15. 腹伤一方

[组成]　当归 12g，赤芍 10g，枳壳 10g，桃仁 10g，红花 6g，乌药 12g，五灵

脂 10g，青皮 5g，延胡索 10g，车前子 10g。

[用法]　水煎服。

[功效]　行气止痛，活血祛瘀。

[主治]　腹部挫伤初期，积瘀肿痛者。

16. 腹伤二方

[组成]　党参 12g，茯苓 15g，怀山药 15g，扁豆 15g，白芍 10g，白术 10g，香附 10g，炙甘草 6g，生薏苡仁 30g。

[功效]　健脾益气，调中除湿。

[用法]　水煎服。

[主治]　腹部损伤中、后期，见脾气虚弱、胃纳减少、体倦乏力等。

（三）蔡荣十六首"经验方"组方用药特点

综观蔡荣"经验方"，性平温和、用药不偏、分治明显，带有岭南伤科用药的特色，又师承古法，是从《正体类要》所崇尚的"三期分治"演化出来的。所谓"三期分治"即攻、和、补三法分别应用于骨折外伤之初、中、后三期。此法源于元代名医王好古"治病之道，有三法焉，初中末也。初治之道，法当猛峻者……中治之道，法当宽猛相济……末治之道，法当宽缓"。明代薛己最早在骨伤科中应用此三法，在其著作《正体类要》中的治则、治法、方药处处体现此内涵。蔡荣在《骨折迟缓愈合》中写道："《正体类要》序云：'肢体损于外，则气血伤于内，荣卫有所不贯，脏腑由之不和。'骨折局部损伤，每能导致机体脏腑、经络、气血功能紊乱。在辨证施治过程中，必须重视脏腑、经络、气血功能；要求局部与全身联系，骨与软组织并重。"蔡荣深刻领悟了其中的"整体观"与"治病求本"，继承了骨伤三期治法，创制了肢伤系列"经验方"，运用于骨与软组织损伤的初期、中期与后期。正如《伤科内治八法及其临床运用》所述："治疗骨折，在正骨手法、夹板固定等外治的同时，内治初期以行气活血为主，中期以接骨续损为主，后期以补益气血、补养肝肾为主。"在收集蔡荣生前公开发表的 23 个骨伤医案中，其处方用药均以"经验方"为基础，辨证加减应用。

第三节　学术传承

一、学术传承脉络

蔡荣从事医学教育工作多年，培养的学生遍布海内外各地，其中不少佼佼者，均为当今中医骨伤科界的骨干人物，为弘扬中医骨伤科事业，以及发展

"蔡氏伤科"流派起着重要的作用。他的学生和弟子较多,在广州中医药大学(原广州中医学院)任教的第四代弟子有岑泽波、陈基长、张恃达、曾传正、彭文炯、曾昭铎、黄关亮、何晃中、何振辉、黄志河、冯新送、冯信香、刘金文等。

蔡氏(荣)伤科代系传承简介

(一)蔡氏伤科家族传承脉络

第一代:蔡忠(又名蔡世昌)

第二代:

蔡杏林(蔡忠长子,蔡荣生父)

梁敦娴(蔡荣生母,深得蔡忠伤科真传,传技于蔡荣,民国时期广州著名女伤科医师)

蔡景文(蔡忠次子,蔡荣叔父,早年在广州行医,传技于蔡荣、蔡其鸿,后移居香港行医)

第三代:

蔡荣(又名蔡其生,江西国立中正大学中文系毕业,自幼得蔡氏伤科二代的传授,早年在广州西关行医,后入广州中医学院任教)

蔡其鸿(蔡景文之子,蔡荣堂弟,深得家父蔡景文的真传,早年曾在广州蔡氏医馆习医,后随父在香港行医)

第四代:

蔡丽容(蔡荣之女,职业幼师)

蔡武平(蔡其鸿之子,生于家乡,幼承家学,继承祖业,居香港行医至今)

(二)蔡氏(荣)伤科学术传承脉络

第四代:岑泽波　陈基长　张恃达　曾传正　彭文炯　曾昭铎　黄关亮
　　　　何振辉　黄志河　冯新送　冯信香　彭汉士　明纪绵　何晃中

第五代:师承岑泽波:樊粤光　庄　洪　刘金文　钟新民　程铭超

　　　　师承陈基长:黄　枫　郑晓辉　周琦石　林梓凌　曾展鹏
　　　　　　　　　　赵京涛　黄学员　唐　勇　杨运东　黄春梅
　　　　　　　　　　杨　勇　贾　超

　　　　师承何振辉:梁　德　姚珍松　杨达文　杨俊兴　张顺聪
　　　　　　　　　　杨志东

　　　　师承黄志河:黄　枫　何才勇　劳永生　黄伟云　张志明

　　　　师承彭汉士:王　文　黄　荷　陈　民　林圣弘　陈正允

蔡氏伤科传承图参见图4-7。

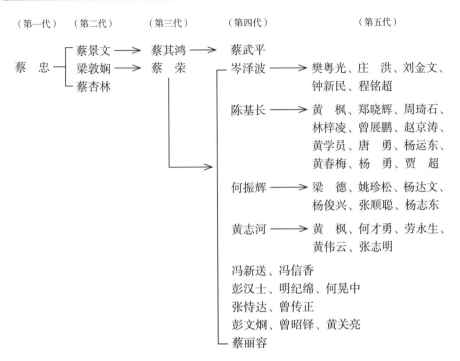

图 4-7 蔡氏伤科传承图

二、代表人物

（一）岑泽波（参见第二章第三节）

（二）陈基长

陈基长（1938— ），男，广东省潮阳县人，中共党员，教授，主任中医师，博士研究生导师。享受国务院政府特殊津贴专家。广东省名中医，第三批全国老中医药专家学术经验继承工作指导老师。1964 年于广州中医学院本科毕业。历任广州中医药大学骨伤科教研室主任、第一临床医学院骨科主任，广东省中医药科技专家委员会委员。

长期从事中医骨伤科的教学、临床和科研工作，对于诊治骨伤科疾病具有许多独特的见解，并屡起沉疴。学术上师承何竹林、蔡荣，注重整体观念，强调了伤科疾病局部与整体的辩证关系，注重"筋骨并重"，整骨治伤活用"十六字方针"，对正骨八法的目的和意义体会深刻，并能娴熟地运用。对中西医结合治疗陈旧性骨折、关节内骨折和骨关节炎等，主张运用中医辨证论治、动静结合、注重功能康复。针对膝骨关节炎之肝肾不足、年老体弱、筋骨懈怠的特点，采用补肾壮骨、充盈筋骨，防止骨枯髓减，总结出经验方"骨炎定"，临床疗效显著。对于桡骨远端骨折、尺桡骨双骨折、儿童肱骨髁上骨折、青年肱

125

骨中下段骨折、老年股骨髁上骨折，在手法整复、夹板固定、治疗观念、处方用药等方面都有自己的认识。在"拔伸牵引、旋转屈伸、端提挤按、夹挤分骨、折顶回旋、顺骨捋筋"几个正骨手法的运用中，能根据发病的力学原理，在施展手法时针对老人、儿童、体质同异，灵活运用。主编《简明中医临床诊疗常规》（骨科部分），担任高等中医药院校教材《中医骨伤科基础》副主编。曾主持多项广东省中医药管理局（现广东省中医药局）和国家中医药管理局的科研课题，发表论文20余篇。

长期从事中医骨伤科教学工作，运用启发式、案例式、问题式教学，使学生知其然亦知其所以然。重视手法实际操作，放手不放眼，效果良好。培养硕士研究生11名、博士研究生6名，并将自己的毕生所学传授给学术继承人，深得学生的爱戴。多次被评为"优秀研究生导师"。1994年获广东省高等教育局优秀电化教育二等奖，1996年获广东省高等教育局电化教育先进工作者。曾获广东省高校卫生系统科技成果奖一等奖、广东省科学技术进步奖二等奖。1996年获广东省中医药管理局"中西医结合优秀工作者"称号。

（三）何振辉

何振辉（1943—），男，广东省顺德人，中共党员，教授、主任中医师，硕士研究生导师。1969年于广东中医学院本科毕业。历任广州中医药大学骨伤科教研室主任、第一附属医院大骨科主任、第一附属医院二骨科主任。曾任广东省中医药学会脊柱病专业委员会副主任委员，全国高等中医院校骨伤教育研究会理事、骨病学科委员会副主任委员，世界中医骨科联合会常务副主席，尚天裕科学奖评审委员会委员，《中国中医骨伤科杂志》编委、副主编等。

学术上师从广东省名老中医蔡荣，注重研究古代医家的诊断治疗经验，并使之与西医学结合，辨证治病师仲景，刮骨疗毒宗华佗。对脊柱伤病，周围神经损伤，关节伤病如股骨头坏死、陈旧性股骨颈骨折不连等进行中西医结合临床治疗研究。研制出简易牵引器具"钢线闸豆牵引弓"；总结出"股骨颈骨折经皮撬拔复位法"；创"大回环手法"治疗腰腿痛症；施正骨手法"纵压""横挤"以疗骨伤。研制了"补气通络胶囊""和血舒筋丸""驳骨丹""祛风通络散"等治疗骨伤、筋伤的系列制剂供临床治疗应用。曾参与蔡荣主编的《中国医学百科全书·中医骨伤科学》编写工作；参编《中医临床操作技能》，全国高等中医药院校教材《中医伤科学》《骨伤科手术学》；主编高等中医专业函授教材《方药学》。曾发表《古代中医治疗感染性骨病方药浅析》等30多篇文章，其中多篇文章分别被收编于相关专业的书中。曾参与蔡荣主持的"杉树皮夹板的性能与力学测试"项目，获得广东省医药卫生科技大会表彰，获广东省医药卫生科学技术进步奖一等奖、广东省科学技术进步奖二等奖；被广东省卫生厅评为广东省优秀中医药、中西医结合工作者；获第二届世界中医骨伤科学术交流大会"特别贡献奖"、第二届国际医药名人名药研讨会暨优秀医学论文颁奖大会(香港)"名医成就奖";获中国人才研究会骨伤人才分会授予的"中国骨伤杰出人才"称号。其传略被载入《中国名人录》《世界优秀医学专家人才名典》等书籍中。何振辉于2003年退休后移居加拿大,继续从事中医骨伤科工作。

(四)彭汉士

彭汉士(1944—2020),男,广东揭西人,主任中医师、教授,硕士研究生导师。1970年于广东中医学院本科毕业。曾任全国高等中医院校骨伤教育研究会理事兼基础学科委员会副主任委员、全国中医院校骨伤专业系列教材编委会副秘书长、广州市中医科技专家委员会委员。

学术上师承蔡荣,对骨伤科学具有系统而坚实的理论基础,具有丰富的临床实践经验。擅长采用中医传统治疗方法和中西医结合方法治疗骨折、脱位、软组织损伤及骨关节疾患,尤擅长治疗骨折迟缓愈合、复杂骨折、腰椎间盘突出症、骨肿瘤等疾患。曾担任高等中医药院校教材《中医正骨学》及研究生教材《骨伤科基础研究》的副主编,参加蔡荣主编的《中国医学百科全书·中医骨伤科学》编写工作,参加高等医药院校教材《中医伤科学》(即第5版教材)秘书工作,参编《中医骨伤科学》《中医诊断治疗学》等11部著作。发表《中西医结合抢救严重多发伤后多器官功能障碍综合征》《中药肢伤三方促进骨折愈合的实验研究》等论文多篇。具有丰富的教学经验,教学成果显著,有较强的科研能力,在国内有一定的学术地位和影响力。1999年以来,先后招收培养骨伤科硕士研究生10名。

(五)黄志河

黄志河(1942—),男,广东湛江安埔人,副主任中医师,副教授。1969年于广东中医学院本科毕业。曾任广州中医药大学第一附属医院大骨科副主任、骨伤科教研室副主任,广州中医药大学第一附属医院一骨科主任。从事中医骨伤科医疗、教学和科研30余年。

学术上继承了岭南骨伤何竹林与蔡荣的真传,熟悉运用中医正骨手法整复骨折,对小儿骨折的治疗娴熟。知识面丰富,临床思维活跃。年轻时曾到省内外多家著名西医院进修学习,掌握现代骨科手术处理技术,为能深入开展中西医结合治疗骨伤科疾病,起到了承前继后的作用。在运用传统中医骨伤药物上,重视整体疗伤的理念,在职期间研发出疗效确切、实用性高、价格低廉的"理伤消肿口服液""补肾接骨口服液""壮腰生髓口服液",并一直在骨伤科临床沿用至今。擅长中医正骨手法治疗骨与关节损伤、软组织损伤、小儿骨折、骨折迟缓愈合,骨肿瘤,以及颈椎病、腰腿痛、骨质疏松症、骨髓炎等骨科伤病。

充分利用现代科学技术和研究手段,积极开展中医骨伤科的科学研究并为临床服务。在职期间,重视人才的培养,大力支持开展新技术,提高了骨科处理复杂骨折的综合能力，支持年轻医师开展一定难度风险的手术。多次出色完成参与对越自卫反击战、唐山地震医疗队救援工作，指挥"10·2"劫机抢救工作、惠东特大车祸伤员空运抢救工作，扩大了医院及科室在外的影响，为创伤骨科的发展打下良好基础。曾连续两年被评为广州中医药大学第一附属医院年度优秀工作者。

（六）黄关亮

黄关亮（1942— ），男，广东蕉岭县人，中共党员，教授，硕士研究生导师。1970年于广东中医学院本科毕业。历任广州中医药大学研究生处副处长，广州中医药大学教务处副处长，广州中医药大学成人教育学院兼职业技术学院副院长、院长；全国中医药成人教育学会副理事长等职。

长期从事中医骨伤科医疗、教学和科研工作。擅长中医传统方法治疗骨折、脱位、颈椎病、腰腿痛等疾病。学术上师承何竹林、蔡荣等名老中医，在他们的教导与自己的用心学习下，充分掌握中医伤科理论与实践操作技能，在骨伤科教研室任教期间，任教学秘书，参与蔡荣主编的《中国医学百科全书·中医骨伤科学》编写工作，主编专著《中医骨伤科学》，参与教材《骨科护理学》的编写工作。发表论文《蔡荣副教授学术思想及治疗经验简介》，整理了蔡荣的临床医案并发表传世，为后辈整理蔡荣资料提供了有文献学价值的史料。在调任行政工作后，仍处处关心关怀骨伤科教研室的工作，参与教学工作，在教学中针对本专业实践性与技能性很强的特点，开拓学生思路，深受学生的欢迎，经常指导骨伤科研究生论文开题与答辩，曾发表《我院研究生教育的回顾和改革思路》《拓宽思想，转变观念，开创中医药继续教育新局面》《关于我校举办高等中医药职业教育的思考》等论文。编审全国高等中医药院校成人教育教材25种，任编审组组长。1995年获广州中医药大学教育成果一等奖。2004年退休后仍参与骨科门诊与研究生指导工作。

（七）黄枫

黄枫（1957— ），男，广东省梅县人，中共党员，教授，主任中医师，博士研究生导师。1983年于广州中医学院本科毕业。医学硕士。现任广州中医药大学第一附属医院骨伤中心主任，广州中医药大学第一临床医学院骨伤教研室主任；广东省中医创伤骨科重点专科学术带头人。曾任广州中医药大学第一附属医院一骨科、创伤骨科主任。系第三批全国老中医药专家学术经验继承工作学术继承人，师从陈基长；广州中医药大学第一附属医院中青年学术骨干重点培养对象。现任中华中医药学会骨伤科分会委员，广东省中医药学会常务理事，广东省中医药学会骨伤科专业委员会主任委员，广东省中西医结合学会骨伤科专业委员会副主任委员，广东省生物医学工程学会骨科临床与材料分会副主任委员，广东省医学会创伤骨科学分会常务委员，广东省保健行业协会岭南养生文化研究促进会委员,广州中医药大学第一附属医院国家新药(中药)临床试验中心(GCP)骨科组负责人,中医伤科学广东省精品课程负责人。全国名老中医药专家陈基长名医工作室负责人。2015年成为广东省第二批名中医师承项目指导老师,2017年入选广东省名中医、第六批全国老中医药专家学术经验继承工作指导老师。

长期从事中医骨伤科医、教、研工作,学术上继承何竹林、蔡荣等名老中医的学术思想。长期在骨伤科临床第一线工作,具有扎实的专业基础及丰富的临床经验,带头开展中医创伤骨科的多项业务、新技术,运用"筋骨并重"的理论,指导开展创伤骨折微创技术治疗,引入AO新型内固定LCP及LISS并运用于临床以提高疗效,率先开展创面封闭式负压引流技术,并在全省范围内推广应用。擅长中西医结合治疗骨与关节损伤(如复杂创伤、创面的治疗,老年骨折、儿童骨折、近关节及关节内骨折的治疗),继承名老中医陈基长运用中医药防治膝骨关节炎经验(针对其病在本肝肾不足,在标在血瘀,发病年老体弱、筋骨懈怠的特点,采用补肾壮骨、充盈筋骨、活血祛瘀、通络止痛的具有中医特色的疗法,疗效显著)。

在教学中主持并积极推进中医骨伤方向课程改革,更新教学理念、改进教学模式,率先开展应用"启发式教学""PBL教学法""以案例为中心"等教学方法,着重对学生临床思维和动手能力、创新能力的培养,把课堂教学、临床见习、专题讲座、病例讨论等有机结合在一起,通过讲授、自学、典型带教等方式,取得了显著的教学效果。

主持或参与研究各级课题7项,发表科研论文30余篇。主持研发多部中医骨伤科"多媒体教学软件",如"上肢骨折手法复位CAI课件""上肢骨折的中医治疗课件""骨关节与软组织手法治疗学习网站""现代教育技术在中医骨伤科教学中的应用""中医骨伤科学精品课程网站"等,分别获厅局级、校级成果一等奖。主编全国高等中医药院校教材《骨伤科手术学》(人民卫生出版社),副主编教材《中医骨伤科学》(中国中医药出版社)、《骨伤科手术学》(上海科学技术出版社)和《中西医结合骨伤科学》,主编教辅资料《中医骨伤科学应试练习》,参编研究生教材《骨伤科手术研究》《中医骨伤科学》,以及《中医骨伤科治法锦囊》《中西医临床脑伤科学》等专著。

2008年获得广州中医药大学派南振兴中医奖励基金优秀教师称号,同年获广州中医药大学第十一届"新南方教学奖励基金"优秀教师称号。2009年荣获卫生部、国家食品药品监督管理局和国家中医药管理局授予的全国"卫生系统先进个人"荣誉。2010年荣获广州中医药大学授予的教学工作先进个人、师德标兵。2011年荣获中华中医药学会授予的全国"郭春园式的好医生"荣誉。2012年荣获广东省教育厅授予的南粤"优秀教师"荣誉。2014年荣获广州中医药大学授予的"教学名师"荣誉。

近年来,在挖掘整理研究蔡荣学术思想与岭南中医骨科源流中,发表的论文有《岭南骨伤名家蔡荣"经验方"界定与研究》《岭南骨伤名家蔡荣对骨伤治法理论的贡献》《岭南骨伤名家蔡荣对杉树皮夹板治疗骨折的贡献》。

(八)梁德

梁德(1961—),男,广东省阳江人。中国农工民主党党员。主任中医师,博士研究生导师。1983年于广州中医学院本科毕业。医学硕士。广州中医药大学第一附属医院脊柱专科主任,广州中医药大学"千百十"工程培养对象,广东省中医脊柱病重点专科学术带头人。广东省医学会显微外科学分会委员,广东省康复医学会脊柱脊髓专业委员会常务委员,广东省医师协会骨科医师分会常务委员。2015年成为广东省第二批名中医师承项目指导老师。

学术上继承何竹林、蔡荣等名老中医的学术思想。专业技术上师从国内知名教授张光铂,曾到积水潭医院、天津医院、奥地利等地进修。对骨伤科的理论、知识,各种操作技能熟练地掌握。注重新理论、新技术、新项目的引进与推广应用,做了大量骨科开拓性手术工作,如最早引进小针刀疗法、骨科显微技术、脊柱前后路手术、椎体成形术(PVP)及椎体后凸成形术(PKP)、射频消融术、显微技术修复神经血管、血管移植术、断指再植术、断臂再植术、脊柱侧弯矫形术、脊柱肿瘤减压重建术等,使医院骨科技术迈上一个个新的台阶。2000年被评为"广东省优秀中青年中西医结合工作者"。

作为脊柱专科学术带头人,梁德重视学术的传承与发展,从未停止过对新知识、新技术的学习与引进。重视人才的培养,使年轻医师成才途径更宽更畅。他们曾到日本、马来西亚、美国等地参加短期学习班及世界脊柱专科学术交流会,组织、主持了多项学术活动,与时俱进,掌握最新资讯,使专科后继有人,不断地发展壮大。

在教学中,因材施教、循循善诱,善于使用浅显易懂的方式讲授各种专业知识。他深受学生欢迎,并被评为"最受学生欢迎的授课老师"、广州中医药大学"新南方教学奖励基金"优秀教师称号。培养硕士研究生25名、博士研究生5名。发表论文近40篇;主持多项各级课题,所参与的课题"股骨头坏死的中西医结合治疗"获得省科学技术进步奖二等奖、省卫生厅一等奖,主持的课题"川芎嗪在骨科显微外科中的应用"获得校级科学技术进步奖二等奖;参与研制的院内制剂"补气通络胶囊"在临床中得到广泛应用,取得了良好的疗效。近年来,围绕"中医辨证论治提高围手术期安全性、中医辨证论治促进神经功能恢复、中医药干预脊柱退行性疾病及骨质疏松"等进行了深入研究,并取得了一定的进展。

(九)庄洪

庄洪(1954—),男,广东省潮安人。中共党员。教授,主任中医师,博士研究生导师。1983 年于广州中医学院本科毕业。医学博士。曾任广州中医药大学国家级重点学科中医骨伤科学学科带头人；广东省中医药学会骨伤科专业委员会常务委员，中国老年学学会骨质疏松委员会委员，《中医正骨》编辑委员会委员，广东省中医药学会骨质疏松专业委员会常务委员。

学术上继承何竹林、蔡荣等名老中医的学术思想。长期从事中医骨伤科临床、教学和科研工作，在中医骨伤科学方面有坚实的理论基础和广博的知识、熟练的操作技能及丰富的临床经验，对中医及骨伤科有较高的造诣，特别在骨质疏松领域，研究颇为深入。突出中医特色，运用中西医结合的方法治疗骨伤科疾病，尤其擅长骨质疏松症和脊柱相关疾病的中西医结合诊疗。

具有丰富的临床经验和较强的科研能力。近年来，对骨质疏松症防治和骨折愈合机制进行深入研究，取得了阶段性研究成果。运用系统论、循证医学、分子生物学、生物力学、形态计量学等现代科学技术和理念对骨质疏松及其并发症进行了系统的研究。通过建立规范的骨质疏松闭合性骨折动物模型、骨痂器官体外培养体系，探讨骨质疏松性骨折在愈合过程中的生理病理特点以及药物干预的影响。先后主持或参加国家新药研究基金项目、教育部高等学校骨干教师资助计划项目、国家中医药管理局重点课题、广东省科委攻关项目及国际合作项目、广东省教育厅自然科学基金项目、广东省中医药局科研课题及广州市科委攻关项目等 10 多项科研课题的研究工作。先后获广东省科学技术进步奖二等奖、广州中医药大学科学技术进步奖二等奖、中华中医药学会科学技术奖三等奖各 1 项，发表学术论文 30 多篇，主编或参编专著 3 部。培养硕士研究生 15 人、博士研究生 10 人。1999 年获"广东省白求恩式先进工作者"称号；2003 年获广州中医药大学"优秀科技工作者"；2004 年获"世纪骨伤杰出优秀人才"荣誉称号。

第四节　流派特点及影响

蔡氏骨伤学术流派起源于近代广州与南洋。蔡忠是清末民初广东骨伤科的重要人物之一，是蔡氏骨伤流派创人。年少习武与学医，成年后悬壶济世，行医积德。创制了著名的跌打妙药"万花油"，畅销东南亚，赢得医界好评，是民国初广州西关医术高明的著名骨伤科医生，同时将蔡氏骨伤技艺传授于第二代儿、媳及孙辈。

蔡氏骨伤流派第二代传人蔡景文、梁敦娴（蔡荣的母亲），师从蔡忠，成长中得蔡忠医术精髓。在广州、香港行医数十年，使蔡氏骨伤科医术在粤港两地得到了传播与发展。并将蔡氏骨伤医术传授第三代蔡荣、蔡其鸿。

蔡忠开创了蔡氏骨伤流派，蔡景文、梁敦娴传承蔡氏骨伤流派的精髓，并传给第三代。这两代的特点是体格健壮,武打出身,医德良好,阅历丰富,医术出众,医效显著,理伤手法、固定方法独特,伤科用药行之有效而称于世,创制了著名的跌打妙药"万花油",没有著作存世,全凭临床实干功夫,赢得信赖赞誉。

蔡氏骨伤流派第三代蔡荣,是流派发展壮大的关键人物,江西国立中正大学中文系毕业,从小习医,是文武汇通的全才,入主中医院校任教骨伤科后,通过人才的培养、著述、手法研究,开展科研,创制伤科用药等方面传承其学术,产生了较大的影响。将理论与实践相结合,发展和完善中医伤科学病因病机、辨证治法理论。曾发表《脾胃与肾命——薛己脾肾学说及骨科临证运用》《伤科内治八法及其临床运用》《论伤科病机》等论著及临床医案 30 余篇,颇有见地,深得中医学界的好评。他一向对教材的编写工作十分重视,曾多次参与编写《正骨讲义》《外伤科学》《中医伤科学讲义》《伤科学习手册》等,并主编全国高等中医院校试用教材《中医伤科学》(第 4 版教材),任《中国医学百科全书·中医骨伤科学》主编。他严于律己,宽以待人,品德高尚,和蔼可亲,能团结周围的人一起工作,毕生兢兢业业,被誉为中医骨伤科"粤海五大名家"之一,使蔡氏骨伤流派在其身上得以发扬。他在广州中医学院执教多年,为培养下一代人才呕心沥血,主办了全国中医学院外伤科师资进修班,多期广东省中医正骨进修班,培养的学生遍布海内外各地,其医术的传授有如从"手工作坊"发展成为"大机器生产",传人桃李满天下,其中不少佼佼者均为当今中医骨伤科界的骨干人物,为弘扬中医骨伤科事业,为发展"蔡氏伤科"流派起着十分重要的作用。

蔡氏骨伤流派第四代,是以岑泽波、陈基长为代表的中医院校的医师与教师。他们以双师的身份将蔡氏骨伤流派发扬光大,在伤科教学、人才培养、手法传承、处方用药及科学研究、教材的编写等方面,处处仍保持岭南蔡氏骨伤流派学术特征。蔡荣强调的病因病机学说、骨伤内治十法、外治十三法、理伤十三法,首先写入其全面主持负责的《外伤科学》(第 3 版教材)、《中医伤科学》(第 4 版教材)及《中国医学百科全书·中医骨伤科学》,仍继续被岑泽波主编的高等医药院校教材《中医伤科学》(第 5 版教材)录用,其后又被张安桢、武春发主编的《中医骨伤科学》(人民卫生出版社 1988 年第 1 版)收载选用。这些院校的教科书及参考书可谓中医骨伤科界最具权威者,它教育了一代又一代的中医骨伤科医学生,影响深远。从第 6 版教材起,加入了许多新的观点、现代技术与研究进展,但大凡涉及骨伤治法的章节均以蔡荣风格描述,万变不离其宗。蔡荣通过对前人论述的系统梳理,给予创造性发挥,挖掘出中医骨伤学的精华,并经得起临床数十年的考验,而大家都认为记得住、用得顺、效果好。蔡荣对中医骨伤治疗理论给予系统梳理与发挥后,一直引领着中医骨伤科教材的发展方向。蔡荣可称为一代中医教育家。

在中国医院数字图书馆(CHKD1979—2013)检索中,输入蔡荣的"肢伤一、二、三方"检索的相关性,出现约300处;浏览其文题,大部分为临床研究、专题研究,大凡用到骨折三期常规用药,均选蔡荣经验方(又称协定方)。在专题研究中,如中药治疗骨不连,发现"肢伤三方"能明显促进骨痂生长。在分子水平的研究上,发现在动物实验中"肢伤三方"能促进骨生长因子 TGF-β_1 的表达。类似的例子还有很多,这里不一一列出。

在广州中医药大学第一附属医院骨科现行的院内制剂中,如理伤消肿口服液、补肾续骨口服液、壮腰生髓口服液、和血舒筋丸、关节康、补气通络胶囊、健骨方、驳骨丹、祛风通络散、疗筋膏、跌打追风液等的处方组成中,仍带有蔡荣协定方的影子。大多数骨科专家在门诊的中药处方中,运用蔡荣协定方的比例仍占不少。

蔡氏骨伤流派,创始人蔡忠打下了良好扎实的基础,至第三代蔡荣将流派成形并发扬光大,至第四代岑泽波、陈基长为主体的中医院校双师,从医教研术等方面全方位师承与发展,至第五代黄枫、梁德,在前辈的教导下,在2015年成为广东省第二批名中医师承项目指导老师。他们必能将蔡氏骨伤流派的学术特点,结合西医学,从临床、科研、用药、教材、教学、人才培养等方面全面继承与发扬,并一代代相传与发展,造福百姓。

(黄　枫)

参 考 文 献

1. 中西医结合医学发展简史 [M]// 陈可冀,吕爱平. 结合医学现状与发展趋势. 北京:中国协和医科大学出版社,2006:10-24.

2. 胡兴山,葛国梁. 中医骨伤科发展史[M]. 北京:人民卫生出版社,1991:89.

3. 科技发展概况 [M]// 广州中医药大学. 广州中医药大学校史资料汇编. 广州:广州中医药大学,1996:68.

4. 广州中医学院外科教研室、附属医院正骨科. 中医治疗外伤骨折100例经验总结(上)[J]. 广东中医,1960,(1):40-48.

5. 广州中医学院外科教研室、附属医院正骨科. 中医治疗外伤骨折100例经验总结(下)[J]. 广东中医,1960(2):82.

6. 邓铁涛,杨志仁,周子容,等. 试论中医治疗烫伤的理论与方法[J]. 中医杂志,1959(11):39-42.

7. 李俊清,陈杰民,孟庆和,等. 成人四肢长骨干骨折中西医结合治疗的体会(附57例病例报告)[J]. 广东医学(祖国医学版),1965(3):1-6.

8. 蔡荣. 骨折迟缓愈合[J]. 新中医,1976(1):31-32.

9． 广州中医学院附属医院骨科. 杉树皮夹板的力学性能与临床应用 [J]. 广东医药资料，1978(1): 19-26.

10． 蔡荣. 论伤科病机 [J]. 新中医，1979(3): 1-5.

11． 余泱川. 广东当代中医学术史研究(1949至1979年)[D]. 广州: 广州中医药大学，2012: 978.

12． 蔡荣. 脾胃与肾命——薛己脾肾学说及骨科临证运用 [J]. 新中医，1978(3): 1-5.

13． 抓紧解决中医队伍后继乏人问题　广东省卫生局召开中医工作会议 [J]. 新中医，1978(6): 3-4.

14． 林俣尧. 中华全国中医学会广东分会外科学会成立 [J]. 新中医，1980(3): 13.

15． 张贻锟. 试谈使用夹板固定的几个问题 [J]. 广东医学(祖国医学版)，1965(4): 36-38.

16． 山父. 广州市中医学会召开1964年学术年会 [J]. 广东医学(祖国医学版)，1965(1): 43.

17． 弓月. 面向农村、为卫生基层培养正骨人材　广州中医学院第一届正骨进修班结业 [J]. 广东医学(祖国医学版)，1964(3): 36.

18． 广州中医药大学第一附属医院. 广州中医药大学第一附属医院院志(1964—2004) [M]. 广州: 广州中医药大学第一附属医院，2006, 131.

19． 樊粤光，黄枫. 岭南骨伤名家蔡荣对骨伤治法理论的贡献 [C]// 广东省中医药局. 广东省首届中医学术流派与岭南中医药文化论坛论文集. 广州: 广州中医药大学第一附属医院，2011.

20． 彭汉士，贝美莲，吴清和，等. 中药肢伤三方促进骨折愈合的实验研究 [J]. 广州中医药大学学报，2001, 18(2): 163-166.

21． 蔡荣. 伤科内治八法及其临床运用 [J]. 新中医，1974(1): 47-50, 46.

22． 黄枫. 岭南骨伤名家蔡荣"经验方"界定与研究 [J]. 新中医，2014, 46(2): 31-33.

23． 黄张杰. 现代岭南名老中医医案及其有效经验方的收集和整理研究 [D]. 广州: 广州中医药大学，2010: 43.

24． 徐志伟，刘小斌. 广州地区名医验方的收集与学术特点 [J]. 广州中医药大学学报，2009, 26(5): 488-490.

25． 广东中医学院. 全国中医学院外伤科师资进修班学术专题讲座资料汇编 [M]. 广州: 广东中医学院，1975.

26． 彭汉士. 迟缓愈合骨折57例临床总结 [J]. 新中医，1983(3): 20.

27． 广州中医学院. 中医伤科学 [M]. 上海: 上海科学技术出版社，1980: 7.

28． 黄关亮. 蔡荣副教授学术思想及治疗经验简介 [J]. 新中医，1989, 21(4): 8-11.

29． 上海中医学院. 中医伤科学讲义 [M]. 上海: 上海科学技术出版社，1964: 23.

30． 上海中医学院伤科教研组. 中医伤科学中级讲义 [M]. 北京: 人民卫生出版社，1961: 2.

31． 蔡荣. 伤科内治八法及其临床运用 [M]// 广东中医学院. 全国中医学院外伤科师资进修班学术专题讲座资料汇编. 广州: 广东中医学院，1975: 18-28.

32． 广东中医学院. 外伤科学 [M]. 上海: 上海人民出版社，1975: 296-304.

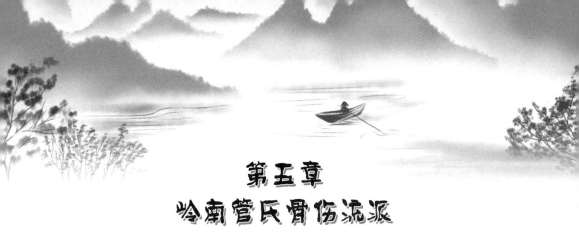

第五章
岭南管氏骨伤流派

第一节 管氏骨伤学术流派的形成与发展

岭南管氏骨伤流派,是指佛山管德裕、管镇乾、管季耀、管藻卿、管霈民几代骨伤名医,及其后人管铭生等的学术传承。据民国年间管炎威《伤科讲义》记载:"大父(注:祖父)德裕公,系出少林,夙娴技击,通医学,精内功,点脉救伤,咸称神手。先君金墀公,得真传,挟医术历戎行,清咸同间,于长江随营,救活军官士兵甚多。余少承家学,成童执业,迄今历四十年,随营救伤,亦二十余载。"管德裕出于少林,熟悉拳击,精于内功,通晓医学,能点穴救伤。管镇乾,字金墀,祖籍江苏武进,南海佛山人;父亲管德裕,亦骨伤科医家。管镇乾行伍出身,道光至咸丰年间在军队任军医二品衔,精于跌打刀伤,后流寓粤省大埔,同治年间寄居佛山开设医馆,故以占籍。光绪元年(1875)四月,飓风打塌房屋,人多伤毙;光绪四年(1878)三月,佛镇城西大风后继以火灾,死伤尤惨;光绪十一年(1885)四月,佛山火药局被焚,附近房屋倾跌,压伤无数。管镇乾三度抢险赴救,治愈外伤、烧伤患者无数,遂以名声大噪。管镇乾卒年七十二,当地民众为纪念他拯溺救焚不受酬金的崇高医德医术,建造忠义祠牌坊,民国《南海县续志》为其立传。管镇乾为岭南伤科管氏医学世家第二代,学术传儿子管季耀、管藻卿。

管镇乾儿子管季耀、管藻卿均承其术。其中,管季耀后受聘为广东中医药专门学校教师,著《伤科讲义》《救护学讲义》教材,是书体现了管氏学术的主要贡献。管藻卿亦为民国时期岭南骨伤科医家,惜未见有著述存世。管季耀儿子管霈民历任广东中医药专门学校、广州汉兴中医学校外伤科教师,编写有《外科讲义》《花柳学讲义》,1962年、1978年两次被广东省人民政府授予"广东省名老中医"称号,临床善用外治法,传承与发展了其父亲的学术。管藻卿的儿子管铭生,亦为"广东省名老中医",但临床以内科为主。后人邱剑鸣,亦为骨科医生。从而形成源远流长的岭南管氏骨伤流派。

第二节　学派宗师管炎威

一、生平事迹及贡献

管季耀,名炎威,季耀乃其号,继承父亲管镇乾医术,且精通文理,能把骨伤经验上升为理论,著有《伤科讲义》《救护学讲义》等著作存世,历任广东中医药专门学校、广东中医院骨科主任,是民国时期全国有影响的骨伤科名医。曾于广东第十一次运动大会之时,任卫护股主任,领导诸生赴会救伤,救护380余人,均获安全,载在大会日刊,并获得正副会长颁奖褒奖。民国十八年(1929)7月,全国医药团体总联合会在上海召开中医学校教材编撰会议,是时正值余云岫"废止旧医以扫除医事卫生之障碍案""3·17中医风潮"之后,中医界处此存亡绝续之秋,自以整理学说广植人才为当务之急,而中医学校实为整理学说广植人才之府。当时中医学校程度参差,教材庞杂,苦无统一之学程标准,因此必须组织编制学程委员会,以资探讨研究。出席会议的广东中医药专门学校校长陈任枚,把管季耀编撰的《伤科讲义》陈述于席间,诸委员于管氏所编《伤科讲义》交口啧啧称不绝,谓:"各地此项人才,若凤毛麟角,纵有之,不能秉笔作讲义。而管氏讲义,节目如此其详,资料如此其富,议论如此其精,辞意如此其达,真可传法。亟望管氏书流播,全国奉圭臬,庶惠疮痍而教普及也。"

二、主要著作介绍

(一)《伤科讲义》

1. 版本情况　《伤科讲义》现在可见两个版本,均为广东中医药专门学校刊行。其中,版本1一套7册,铅印线装本,书中未见刊出年份的记载,《中国中医古籍总目》及《岭南医籍考》均载刊于1927年,中国中医科学院图书馆、广州中医药大学图书馆、广东省立中山图书馆有藏。全书分上卷、伤科补遗、下卷、续下卷几个部分,共19万余字。第1~2册为上卷,主要讲述伤科总论、全身伤治法、四肢骨骼伤治法、脏腑受伤治法;第3册为下卷,讲述跌打伤脏腑及治法、跌打杂治(包括产妇受伤、刑杖伤等)、伤科源流;第4~5册为续下卷,讲述脏腑受伤变证;第6~7册为伤科补遗,对上卷、下卷、续下卷进行补遗,补充了一些处方以及产后三冲、枪炮伤、烫火伤等内容。版本2一套6册,铅印线装本,现藏于广州中医药大学医史各家学说教研室,从自序中有"中华民国十八年孟秋旭旦广东南海管炎威季耀著"字样,可知刊于1929年。全书分5卷,9个分目录,共约24万字。此版本目录之后有一篇《广东中医药专门学校〈伤科讲义〉南海管炎威季耀编绪言》，绪言末尾署名"民国十七年夏初管季耀志"。此绪言与广州中医药大学图书馆所藏版本中绪言部分内容一模一样，但图书馆藏版本后未见署名。对照来看，第一个版本应刊于民国十七年，即 1928 年。而从两个版本的内容来看，均记述伤科总论、经脉穴位图、全身骨骼图、跌打诊断治疗总论、正面全身伤治法、合面（背面）全身伤治法、四肢骨骼伤治法、脏腑受伤治法、跌打杂治（如孕产妇受伤、刑杖伤治法等）、伤科源流补遗等。但 1929 年版《伤科讲义》（版本 2）明显是在版本 1 的基础上再次修订而成，如版本 1 直接论述损伤治法，而版本 2 则拓展为原因、症状、诊断、治疗、处方几个模块进行详细论述，版本 1 补遗部分的内容在版本 2 中被合并进相应病证部分，因而版本 2 收录的处方也更多更详细。故此次整理以 1929 年广东中医药专门学校铅印本为底本。

2. 内容介绍　《伤科讲义》一套 6 册，铅印线装本，1929 年广东中医药专门学校刊行。全书分 5 卷，9 个分目录，共约 24 万字。卷一、卷二论伤科之正治，卷三论伤科之杂治，卷四论伤科内症，卷五论脏腑受伤变症。伤科之正治，属于人体跌仆闪挫硬撞，或刀伤铳创，火灼汤油泡伤，外部自头上脑顶而至足趾，内部囊括骨骼经络脏腑血脉部位；伤科之杂治，即孕妇受伤、产妇受伤的证治。

卷一分 4 篇。

第一篇分为 5 章。第一章讲述伤科总论，曰："跌打炮火刀伤，总名之曰伤科，实则应分为五类。如跌仆折骨、扭伤筋骨曰跌伤，如拳打棍殴、杖责鞭笞曰打伤，如炮子轰伤、枪弹打伤曰炮伤，如火烧伤、开水泡伤曰火伤，如刀斩剑刺、刃器锯切曰刀伤。各伤之中，有急性伤，有慢性伤。"管季耀按病因对伤科病症进行分类，颇符合临床实际。第二章讲述经脉穴位总图，包括头前、头后、胸腹、脊背部的经脉穴位，十四正经以及伤科险要穴位的分布图。第三、第四章详细列举了全身各部位的骨骼图，包括正面胸部、合面背部、两手、两足、全身、头部的正合面骨骼图，以及仰面、合面骨骼致命与不致命部位图，另附一仰面合面骨骼致命处歌。第五章为全身骨骼图解，包括总图解及各部分图解，其中各部分图解又包括头面部、胸部、肩背部、腰臀部等部位的图解。

第二篇主要论述跌打损伤的诊断与治法，包括跌打总论、入门看症法、诊症定方法、伤科宜兼外貌说，以及救伤主要的治法，认为首以醒脑法、止血法、止痛法为主，并附有霍乱绞肠痧治疗法、急救缢死法、急救中砒毒治法、急救洋烟毒、急救电火毒法、急救中百药解毒法、急救针刺入肉的救急治疗法，以及为人及其他动物咬伤的人咬伤救治法、颠狗咬伤治法、毒蛇咬伤治法、胎卵湿化各种动物咬伤疗治法。

第三、第四篇是分部伤论。第三篇分述人体正面伤，从头到胁包括眼、鼻、耳、颧骨、舌、颌颊、咽喉、脑部、乳部、心部、肋骨、胁部、腋肢伤论。第四篇分述人体背面伤，从上到下包括脑后骨伤、枕骨伤、耳后根骨伤、项部伤、脊背骨伤、脊膂伤、腰眼骨伤、方骨尾蛆骨伤、琵琶骨伤、后肋后胁伤、阴囊伤、阴户受伤。基本体例是，首先概述该部位解剖生理，然后分原因、症状、诊断、治疗、处方5个分项进行论述。

卷二分3篇。

第一、第二篇描述四肢骨骼受伤。首提四肢骨总论、手术八法、器皿治疗论，然后分上肢和下肢各部位的损伤进行分述，其中上肢包括肩颙骨、胳膊骨、肘骨、臂骨、腕骨、五指骨、竹节骨伤，下肢包括胯骨、环跳、大楗骨、膝盖骨、胻骨、踝骨、跌骨、足趾骨、足跟骨伤。

第三篇讲述脏腑受伤治法，总论后分心脏、肺脏、肝脏、胆脏、脾脏、胃腑、肾脏、小肠腑、大肠腑、膀胱腑受伤治法进行分述。基本体例也是首先概述该部位解剖生理经络，然后分原因、症状、诊断、治疗、处方5个分项进行论述。

卷三分2篇。主要讲述伤科杂治。

第一篇讲述胎前产后受伤的不同证治，从妊娠的症状、诊断、孕期注意事项、孕期受伤治法概要、妊娠禁忌药物、孕期受伤引发胎动不安的治法、产后受伤治法概要、产后宜忌、产后三冲（败血冲心、败血冲肺、败血冲胃）危重症治法、产后三急（泄泻、盗汗、呕吐）治法、产后受伤治法进行论述，载有大量自制方剂及历代验方，并附有产后受伤致产门肿痛、周身骨痛、腹痛血崩、腰脊疼痛各症选方。

第二篇讲述刑杖伤治法、夹挟伤治法、蓄瘀引发的各种病症，包括血瘀蓄之原因治法总论，蓄瘀心痛、蓄瘀咳嗽、蓄瘀吐血、蓄瘀鼓胀、蓄瘀痿软、蓄瘀疝气、蓄瘀发黄、蓄瘀淋血、蓄瘀便血的证候表现、治法、方药。体例基本首载病因病机，然后分症状、诊断、治疗、处方论述。

卷四不分篇。分为两个章节。

第一章主要阐述伤损内症，即由于伤损后蓄瘀亡血，引起的呼吸艰难，或局部疼痛、吐血、衄血等症。第一节总论伤损内症的原因及治法，第二节开始分述伤损鼻衄、伤损类血崩、伤损夹血伤寒、伤损夹气伤寒、伤损出血、伤损瘀血泛注、伤损瘀血作痛、伤损血虚作痛、伤损呕吐黑血、伤损发热、伤损肌肉筋骨作痛、伤损骨伤作痛、伤损胸腹胀闷、伤损胁肋胀痛、伤损腹痛、伤损少腹引阴茎作痛、伤损腰痛、伤损眩晕、伤损喘咳、伤损昏聩、伤损作呕、伤损作渴、伤损秘结、损伤夹表的治法方药。体例仍首论病因病机，然后按症状、诊断、治疗、处方论述。第二章讲述伤科源流、脉法、主治各方。

卷五分4篇。

第一篇主要论述脏腑受伤变症。总论脏腑受伤变症治法后，分述心脏、肺脏、肝脏、胆腑、脾脏、胃腑、肾脏、小肠腑、大肠腑、膀胱腑受伤变症治法及肺痨治法，附验方选录补遗。

　　第二篇主要论述金疮。第一节金疮总论，第二节论金疮疼痛治法，第三节论金疮流血治法，随后的第四、第五、第六、第七节论金疮破伤风，又按六经分太阳证、阳明证、少阳证治法进行阐述。第八至第十节论金疮破骨断折治法、金疮破口太阔治法、金疮被枪刀针锥玻璃瓷器竹木片菱形尖端荆棘刺伤治法。第十一节选录金疮备用良方。

　　第三篇论汤火伤，分总论、汤火伤各种伤后治法、雷电煤油火水火药伤治法。

　　第四篇论枪炮伤，分总论、铳疮之症状、枪炮弹丸之种类及受伤之轻重并治疗法、分别枪之种类治疗之易难、铳创弹丸藏于体内剖解法四小节进行论述。

　　《伤科讲义》条理清晰，体例规范，内容丰富。《伤科讲义》重视骨科生理解剖及伤科秘方研制，书中共绘画人体骨骼图 7 幅，标明 166 件骨骼的古代及近代名称并互为对照，同时结合中医经脉穴位作解释。全书共拟自制方252 首，如通关散、透甲逐瘀汤、软骨宽筋汤、止痛还魂丹等，体现其丰富的骨外伤科临床经验。

　　（二）《救护学讲义》

　　1. 版本情况　《救护学讲义》为管炎威编著的专门针对急危重症的中医救治法教材，鲜有关注者，而内容详细，对中医急救具有很好的指导作用。现存版本 1 个，一套 4 册，共 286 页。在《中国中医古籍总目》（薛清录主编，上海辞书出版社 2007 年版）中载《伤科讲义》附《救护学讲义》，编著者管季耀，1927 年广东中医药专门学校铅印本。现藏广州中医药大学图书馆、中国中医科学院图书馆。

　　2. 内容介绍　该讲义是管炎威在《伤科讲义》的基础上，针对各种临床急危症，论述中医的急症治疗方法。在绪论中简要论述对中医治疗外伤、急症的重要意义，提出医者应当振兴中医，发扬中医的优势，救死扶伤。正文分4 篇，全面系统讲述救护学。

　　第一篇首论救护心法，提出救护要胆大心细，论述常用救护器具、药箱常识贮备药品，将救护之种类分跌仆闪挫、敲打硬撞、杖夹踹压、汤泡火灼、金疮铳疮、异物入腹、急惊慢惊，以及四大灾域、四生啗噬、各种损伤，更有毒中卒中、水溺雪僵等，讲述各种救急方法如醒迷法、止痛法、止血法，并分别论述自缢、溺水、冻僵、毒中、卒中、自刎、破腹、出肠、暴厥、花风、缩阳的急救法，以及各种中毒（含中砒毒、蛊毒、洋烟毒、野菌毒、磷质毒、百药毒、蜈蚣毒、蚂蟥毒、蛇毒、煤火毒等）、卒中（含中风、中痰、中血、中气、中暍、中寒、类中风、中湿、虚中、火中、食中、恶中、羊痫风等）的救治方法，同时讲述了六经引药、周身受伤引药及十二时辰药引及各种惊风的急救。

第二篇讲述四生动物咬伤、异物入腹、异物卡喉、异物入体、诸窍衄血的急救方法。

第三篇分述地灾、风灾、火灾、水灾、国灾、人灾时应携带的救急药品及救治方法，并讲述了水灾引发的疟疾、痢疾、霍乱等传染病的救治方法。

第四篇为救护学补遗，整理汇总了中风、中痰、中血、中气、吐血这几种常见急症的救治规范及常见救急药品的使用范围。

三、学术经验或理论主张

（一）对骨伤理论的贡献

1. 骨折分类详细 《伤科讲义》对骨折分类详细。按原因分为直达、介达骨折。"惟手足骨颇脆，易于断折，或受外来刺激，或体器内官运动，而身体一部分之组织至于毁伤。其原因分为二种，一为器械作用，如枪炮打扑，锐器刺割，曰直达骨折；二为外力作用，如倾堕颠跌，金锁腐蚀，曰介达骨折。"按是否哆开分为单纯骨折和复杂骨折，而按骨折之后的状态又分为完全骨折、不完全骨折、粉碎骨折、脱臼骨折几种，并指出复杂骨折的危害性。"骨折亦有二种，一单纯骨折，二复杂骨折，其骨折两种之中，又分完全骨折、不完全骨折、粉碎骨折、脱臼骨折数种。然数种之中，尤以复杂骨折为最险，治之稍迟，其骨露风变黑，即能致命。"

2. 重视经络与解剖 管季耀《伤科讲义》中载有两种图，其一为经络穴位图，其二为骨骼图。开篇即列出了经脉穴位，包括总图、头前正面图、头后项颈图、胸腹图、脊背图、手膊臂外图、手膊臂内图、足膝外图、足膝内图、手太阴肺经图、手阳明大肠经图、足阳明胃经图、足太阴脾经图、手少阴心经图、手太阳小肠经图、足太阳膀胱经图、足少阴肾经图、手厥阴心胞络图、手少阳三焦经图、足厥阴肝经图、足少阳胆经图、督脉图、任脉图，图文并茂，既有形象图示，又详细论述经脉循行路线，并将伤科不同时刻所经险要穴位进行说明。骨骼图部分有 7 幅图，包括人骨骼仰面图、人骨骼合面图、头骨图、正面胸部图、合面背部图、上肢骨图、下肢骨图。附有详细的图解，包括鼻梁骨两颧骨解、口骨上下解、喉结喉嗓解、龟子骨心坎骨解、两肩并臆骨两血盆骨解、肋骨解、腰眼骨解、两耳窍脑后骨乘枕骨解、横膈骨饮匙骨琵琶骨解、胯骨前后条解、方骨尾粗骨解。由此可见，管季耀对经络和解剖的重视。而管季耀在书中亦多次提及王清任、陈珍阁这两位在解剖学上有贡献的医家，并引用他们的方药，显然受到他们的影响。

3. 提出伤科特殊望诊　管季耀重视伤科诊断，几乎每一疾病后均列有诊断一目，并提出伤科特殊望诊判断预后，如看两眼、看手指甲、看阳物、看足趾甲、看足底。管季耀认为，两眼有瘀血者则白睛必有瘀血之筋，血筋多者瘀血必多，血筋少者瘀血亦少，两眼活动者易治，两眼不动者难治。以医者之指甲掐患者指甲放手即复原状者易治，少顷始还原色者伤重，若指甲黑者不治。阳物不缩可治，缩者难治，卵子缩者不治，妇人则看两乳，方法相同。看足趾甲，与手指甲同法。看足底，红活色者易治，黄色者难治，手掌亦同。上述几项如同时犯五凶者不治，如犯一二凶象者尚可治。

（二）对骨伤科治法的贡献

1. 主张正骨八法与器具治疗相结合　管季耀治疗骨折强调摸、接、端、提、按、摩、推、拿传统八法，并详细论述了八法的具体做法。他指出："摸者，用手细细摸其所伤之处；接者，谓使已断之骨合拢为一处，回复原状也；端者，或用一手，或用两手，擒定应端之处，酌其轻重，或从下往上端，或从外向内托，或直端，或斜端；提者，谓陷上之骨提出如旧也，其法非一，有两手提者，有用绳吊高处提者，有提后用器具辅之；按者，谓以手往下抑之也；摩者以手徐徐之揉摩也……为肿而痛，宜用按摩法；推者谓以手推之，使还旧处也；拿者或两手或一手捏定患处，酌其宜轻宜重，缓缓以复其位也。"对于手法难以调治者，则提出当结合器具治疗法，以辅手术之不逮。器具治疗包括包裹法、振挺法、夹法。"包裹以白布包之，以绷带缠之。振挺，即木棒或皮槌也。棒约长半尺，圆如钱大，或面杖亦可；槌则槌骨之皮槌。夹法，以板或杉皮，按其症之大小长短，临时定之，手脚骨折，虽用手术扶正，回复原状，但骨一时未能连合生实，须用夹法夹之，方免再为错歪。"

2. 强调伤科内治调肝　管季耀强调筋骨受伤与肝相关："伤损之症，由于跌仆闪挫，登高坠下，或斗殴打伤，定有恶血留内，停积不散，以致腹中胀满。此症不分何经筋骨受伤，当以肝为主，盖肝主血也。或败血凝滞，从其所属，必归于肝，其痛多在胁肋小腹者，皆肝之道路也。"对于内部受伤者，管季耀提出按脏腑之部位，用入脏腑所属经络药物治疗，加活血化瘀药物，内外兼治，而脏腑中又以肝为主。"因伤留内结之血瘀凝结，必积留于胁下，而肝伤矣。凡治跌打损伤，不问何经受伤，其瘀必侵入肝经。治之之法，当先导肝，使瘀血消散，勿留积于肝。"因为受伤后气机郁滞，血行不畅，而肝主疏泄，又藏血，故疏肝活血可以使气行血行，瘀血消散。而损伤内症亦以治肝为主，然后分三焦而治。"治疗伤损内症之法，宜治肝为主，凡受伤者，有已破未破之分，瘀血亡血之别。打扑坠堕，皮不破而内损者，则瘀血必结；金刀矿伤，铳创击伤，皮肉哆开者，则亡血必多。瘀血者逐之，亡血者补之。于治肝逐瘀之中，应分上中下三焦而治。瘀在上焦者，宜犀角地黄汤；瘀在中焦者，宜桃仁承气汤；

瘀在下焦者,宜抵当汤之属。须于所用汤中,酌加该经之药,并加好酒、童便同煎服之。虚弱之人,不可下者,宜四物汤,加穿山甲;若瘀已去,则以复元通气散加当归调之。"

3. 伤科从血论治　管季耀认为跌打损伤与血关系密切,或为血瘀,或为血虚。他指出:"跌打损伤之症,其原因由登高坠下,或跌撞闪挫,或打扑斗殴,或外为器械所伤。此症专从血论,须先辨明瘀血停积,或亡血过多,然后施以内治之法,庶不误矣。夫皮不破而内损者,多有瘀血,破肉伤胭者,每至亡血过多。"因此,重视从血论治伤科疾患,主张"有瘀血者宜攻之利之,血亡者宜补之行之。但血出不多,亦无瘀血,以外治之法治之。更察其所伤上下、轻重、浅深之异,经络血气多少之殊,必先逐去瘀血,和荣止痛,然后调养气血,自无不效矣。"

管季耀认为,伤科与血关系密切,重视瘀血的治疗,除了引用王清任、陈珍阁以及《证治准绳》的部分成方之外,自创以"瘀"命名的活血化瘀方剂即达50多首,且专门论述蓄瘀所致各种疾病,包括心痛、咳嗽、吐血、鼓胀、痿软、疝气、发黄、淋血、便血等,并提出了相应的活血化瘀方法及各活血化瘀方剂。

4. 重视伤科杂治　除了一般的跌打损伤,管季耀还重视伤科杂治。所谓伤科杂治,是指孕妇和产妇受伤,以及由于杖刑、夹挟、鞭笞等原因引起的伤损。孕妇和产妇受伤,因其特殊的生理而与普通伤损治疗有异。一般伤损均有血瘀,而活血化瘀是基本的原则。对孕妇来说,活血可能影响胎儿的发育甚至流产,而产妇因生产之后,血脉空虚,精神疲惫,风邪容易乘虚而入,故用药应宜趋避,慎勿乱投,务使孕妇瘀去胎安,产妇瘀除风去,免得变生他症。更有无论男妇,或被杖刑,或遭夹挟,或受鞭笞,治当分别。

5. 重视伤科外治法　管季耀重视伤科外用药的治疗,创制多种伤科外治药物,如通关散、珠珀膏、止血散、香姜止血丹、跌打驳骨丹、八宝香药膏、拔毒生肌膏、拨云丹、珠珀生肌散、接骨奇方、软骨宽筋汤、跌打药油、万应神效膏,用于醒脑、救急、止血、止痛、外敷等。用药轻灵,体现了岭南伤科外治特色。

(三)对骨伤科方药的贡献

1. 自制验方效方　管季耀共拟制了自制方200多首,包括外用药、内服药,如止痛还魂丹、回生第一仙丹、生肌散、续骨神丹、逐瘀定痛汤、疏肝逐瘀汤、固肾逐瘀汤、润肠逐瘀汤、逐瘀壮腰汤、生熟宽筋饮、普通逐瘀汤、平胸直背汤、故纸茴香饮、蟹韭逐瘀酒、逐瘀通利汤、逐瘀五核汤、二苓逐瘀汤、归芪止崩散、解毒蚯蚓汤、万应消毒丸等,部分做成散剂以适应骨伤急救,部分外用药直接制成了成药出售,很多具有很好的临床疗效,大大丰富了伤科方药学内容。

2. 炮制颇具特色　管季耀在药物炮制上颇具特色,炮制切合中医基本理论,针对骨伤科常见疾患的血瘀、肝郁、血热、脾虚等病机,分别以酒、醋、童便、炒等炮制方法,起到增强临床疗效的作用。炒法是《伤科讲义》全书出现频率最高的炮制方法,并且除清炒外,还有土炒、麸炒、蛤粉炒、酒炒、姜汁炒等加辅料炒法。管季耀灵活运用多种炒法,止血健脾。在《伤科讲义》收录的药方中,当归、熟地黄、白芍、生地黄为使用频率最高的几种药物,而这几种药物基本都是采用酒炒、酒洗、酒浸等炮制方法,通过酒来加强活血通络的作用。同时,管季耀重视疏肝养肝,以醋引肝,巧加童便,凉血散瘀,调理脾胃,姜以制之,从而形成了切合骨伤用药的炮制特色。

(四) 对中医急救的贡献

1. 推崇中医急救方法　管季耀推崇运用中医中药处理急危重症,指出"国货亟宜振兴,毋任专美他人,国粹应宜永保。药则搜罗地道,术要巧夺天工",认为中医中药在救急救危方面具有很好的疗效,应当发扬光大,而不是只是照搬西方医学。这和当时西方医学传入后,中医所受的困境有关。当时的中医有识之士都在探索中医发展的道路,中医常常被称为慢郎中,在急危重症领域的抢救被认为是中医所不擅长的。管季耀可能因此而专门写了《救护学讲义》,论述中医在急救领域的救治方法。而在补遗中创救护歌,指出"救护……究其药方,中国独优。受伤虽重,厥疾能瘳,足见国药,驾美凌欧。救护有国药,何必向他求",认为中医中药在急救方面,优于西医,大声呼吁众人支持国医国药。

2. 救护首重心法,提倡药、械、术同施,多实习　管季耀认为,医者在从事救护工作时,首先要学习救护心法,面对患者时"当存父母之心,对被救护者,勿存畛域之见,只尽救护义务,休为他事纷心",要心怀慈悲,专心治病。而"救护之道,胆要大,心要小,手要快,眼要灵,智要急,计要多,机要触,巧要生,险要冒,危要防"。具体针对不同的急症患者,"疼痛者,立施止痛之剂;流血者,急施止血之法;卒中者,治以醒迷之药;毒中者,施以解毒之方;铳创当要解毒护心,火伤亟要清凉制腐;筋挛骨折,当为其驳骨舒筋;额烂焦头,速为其裹头包额"。

管季耀认为,救护之法,虽仗药力,但多赖手术相帮,或器械兼施,乃能见效,如"止血只用药力,不啻以散砂塞崩围,终被冲去,若断手、折足、脱臼、铳创等类,非手术与器械兼施,难臻完善",因此提倡"手法要捷,心定休慌,包裹与器械治疗,亦要工精娴熟"。而要达到工精娴熟的地步,最重要的就是要多实习,所以管季耀强调止血、正骨、检验弹丸之有无剖割、包裹法均宜实习。

3. 救急内服以自创丹、散剂为主,外用膏、油剂　管季耀善于自创方药,在《救护学讲义》中,共有自制方89首,包括内服、外用等各种方剂。急救时,临时去煮中药不切合实际。管季耀认为："急性之伤，非他疾可以从缓，煎熬之剂，急何能待，躯捐命陨，多因救治稍迟，起死回生，端赖救治迟速。"急性损伤等重症的救治与时间息息相关，所以"丹丸精汁，预早炼成"，汤剂不是急救时的主要方法。因此，管季耀救治急危重症以预先制备好的丹、散剂为主，自创通关散、止痛还魂丹、回生第一仙丹、止血散等内服丹、散剂，分别针对临床三急症——昏迷、疼痛、出血。如通关散通用于昏迷，比如风中、痰中、气中，功效开窍醒神；止痛还魂丹用于止痛；止血散用于止血。外用药物有八宝香药膏、跌打药油等。

4. 重视运用引经药、分部用药、分时用药　管季耀重视运用引经药，认为如果病在六经，徒用治病之剂，而不施引经之药，病纵能愈，恐累别经，况治病无引经之药，则温凉攻补之剂药力难达。若太阳经病，引以羌活、防风；阳明经病，引以升麻、葛根、白芷；少阳经病，引以独活；厥阴经病，引以细辛、川芎、青皮。而针对不同的部位，又运用不同的药物引到该部位。如头部，引以藁本、蝉蜕、羌活、升麻、白芷，煎水酒引；胸部，引以厚朴、蒌仁、枳壳、木香、台乌；小腹，引以萹蓄、瞿麦、车前、海金沙；腰骨，引以杜仲、补骨脂、牛膝、威灵仙、木香、樟木子、菟丝子、橘核；腿部，引以棉花根、白牵牛、怀牛膝、独活、威灵仙、五加皮、松节；膝以下，引以川牛膝、槟榔、穿山甲、川木瓜；足部，引以杜牛膝、薏苡仁、松节、防己等。

5. 对卒中分类详细，详加鉴别　管季耀将卒中分为风中（中风）、痰中（中痰）、血中（中血）、气中（中气）、暍中（中暍）、寒中（中寒）、类中（类中风）、虚中、食中、火中、恶中共11种，认为各种之中，症状虽类，救治宜分。如风中与痰中，均表现为忽然昏倒、不省人事。脉浮表有热，曰风中。四肢厥，无汗舌润，是寒风中；四肢热，大汗舌干，为热风中。痰中同样出现突然昏倒、不省人事，但是口吐涎沫，气喘脉弦，喉如拽锯，脉滑表无热。二者在治疗上也截然不同，风中用姜效果佳，而痰中不能用姜。气中是喜、怒、忧、思、悲、恐、惊七情所伤，症见僵仆猝倒，与风中相似，但风中身温，气中身冷，风中多痰涎，气中无痰涎，风中脉浮应人迎，气中脉沉应气口。血中则出现七窍出血，目赤面黑，口眼耳鼻均有血溢出。

四、特色手法

（一）项骨伤

项骨捶入腔内，宜用提法治之。可令病者仰卧床上，一人用足踏其肩，双手挽其头即出，或以手巾兜其下颏，上以绳接系于枋上，另以瓦礨二个，令患者直立其上，将颈端好，猛将其所立之礨踢去，头即复完。

头低不起，用端推二法治之。以一人从后按其肩，一人两手端其下颏，运力往上一推,其头即仰。

面仰不能垂,用摸接端推四法治之。先用摸法,审其项骨有无错歪,接而正之,以一人在前按其两肩,以一人端其头,运力向下一推,其头即俯。

左右歪斜,用振挺法治之。偏左者,用巾裹其头,引绳缚于右边之柱,用棍向其绳振挺,随之敲之,由轻力而至大力,其头自正;偏右者,缚左柱,照法治之。

（二）腰伤

腰伤歪挫,宜施手术,用提法治之。治者立于高处,患者立于低处,治者将患者两手向高一提,令患者仰面昂胸,其骨自正。（又法）令患者端坐,收手抱心,一人在前据摄其两膝,一人在后捧其头,徐牵令仰卧头至地,三起三卧自全,外敷跌打驳骨丹。

（三）琵琶骨伤

琵琶骨伤折,应施摸法手术,察其果是断折,即用按接二法使其复原,敷以跌打驳骨丹,服正骨紫金丹。其骨如是又出向前者,牵其手于胸前;又出向后者,牵其手于背后,其骨自平,内服外敷照上折骨法调。

（四）肩颙骨伤

肩颙骨伤,其壅肿蓄瘀,宜即施手术按摩,先散其壅肿之瘀,敷以跌打驳骨丹,瘀散肿消,自无后患。如伤骨因伤吊下者,即施端提推手术,为其扶正复原;如插下腋肐者,或用吊法,或用担法;如又向前者,系其手腕于胸前;若又出向后者,系其手腕于背后,左出者折向右肱,右出者接向左肱,务令复原,即敷跌打驳骨丹,绷带裹紧,服以补肢逐瘀汤,再服补筋丸。

（五）胳膊骨伤

胳膊骨伤,如有断折,应施手术摸之,察其何种折法,再以端接二法,使其骨续合,复归于旧,即以跌打驳伤丹敷上,以布包裹,用杉皮四块,上下左右夹之,外用绷带扎好,三日换一次。未动手端接之时,先服以止痛还魂丹。敷药后,服以生骨散,再予正骨紫金丹、逐瘀驳骨汤、接骨壮筋汤等药,使先止其痛,次生其骨,内外兼施,易于接驳复原。

（六）肘骨伤

肘骨受伤,先察其骨有无脱臼,抑或挫歪,更审其受伤之新久,先服以止痛还魂丹,以定其痛,然后乃施手术;如挫歪者,用端拿手术令其正之;脱臼者,用端、推、拿、按各法,翻其臂骨,施肘骨令其合缝;其斜拿之筋,用推摩法令其平复,务使能屈能伸,能垂能举,即敷以跌打驳骨丹,内服正骨紫金丹;更察其形式,如应夹者用杉皮夹之,不应夹者以布绷带裹之。

（七）大榫骨伤

大榫骨伤,若骨已折,或骨碎,即用端拿接手术,为其扶正,敷以驳骨丹,用布包裹,以杉皮夹之,绷带裹扎;如有皮肉哆开,其骨插出者,即以利剪将其骨插锋剪去,用手术为其推复原位。

（八）胻骨伤

胻骨受伤,若单纯骨折,即施端拿接手术,为其扶正,敷以跌打驳骨丹,布裹夹扎,内服生骨散、续骨神丹、接骨壮筋汤;若复杂骨折,即以止痛还魂丹、生骨散服之,并用利剪将骨锋剪去,用端拿按接手术,为其扶正。

五、常用效方及药物（含外治法）

（一）外治法

1. 通关散（自制方）

[功效]　透脑通关。

[组成]　牙皂（刮皮去边）9g,细辛 15g,蟾酥 1.5g,川麝 1.5g。

[用法]　研极细末,喷鼻。

2. 珠珀膏（自制方）

[功效]　生肌。

[组成]　珊瑚 60g,琥珀 60g,象牙丝 60g,炉甘石（要浮水者,醋制 7 次,童便制 3 次,净末 500g）,珍珠头 15g,玛瑙 30g,血竭 9g,田七 15g,大梅片 9g。

[制法]　共研极幼末,猪油 500g,结白蜡 30g,炖化去渣,将各药末放入,搅匀成膏。

3. 止血散（自制方）

[功效]　止血。

[组成]　岗稔（煅灰净末）500g,炉甘石（要浮水者,醋制 7 次,童便制 3 次,净末）500g,坚炭末 240g,船底桐油灰 240g,陈石灰 500g。

[制法]　共研细末。

4. 香姜止血丹（自制方）

[功效]　治疮溃流血不止。

[组成]　生九里香叶 120g,黄糖 30g,姜炭 30g。

[用法]　擂烂敷之立止。

5. 八宝香药膏（自制方）

[功效]　治金疮及跌仆损伤,祛风活血,散瘀止痛生肌。

[组成]　大田七 120g,原儿茶 120g,上血竭 120g,滴乳香 120g,上没药 120g,沙姜 360g,安息香 240g,松香 240g,结黄蜡 120g,结白蜡 120g,樟脑 480g,猪油 1 500g。

[用法]　将各药研极细末,先将猪油与黄白蜡融化,收火将各药筛入搅匀,至微暖入樟脑再搅至冻,去火气,用纱纸贴患处。

6. 拔毒生肌膏（自制方）

[功效]　统治跌打损伤、疮疽已溃、金疮等症。凡有损皮烂肉者,均可治之。

[组成]　木鳖子肉10 000g,蓖麻子1 500g,归尾1 000g,北杏仁2 500g,锦大黄1 000g,大田七1 000g,苦参240g,没药1 000g,川黄连500g,沙姜500g,瓜子菜1 000g(生草药),黑芝麻12 000g。

[制法]　先将各药铍碎,入芝麻油浸一宿,先文武步火,煎至渣枯,隔去渣,再煎至滴水成珠,收火加入后药末搅匀,倾入瓦盆搅至冻,用冷水浸之,每日换水1次,至少来年可用。

后下药末:密陀僧2 000g,安息香4 000g,龙骨500g,滴乳香2 000g,松香2 000g,顶大田七240g,上血珀500g,炉甘石750g(醋制7次),上血竭500g。

7. 珠珀生肌散（自制方）

[功效]　生肌埋口。

[组成]　象皮9g,龙骨6g,密陀僧15g,珠末6g,北鹿茸末1.5g,血珀9g,朱砂3g,银朱3g,三仙丹6g,大梅片6g,炉甘石9g(童便制7次,清水制3次)。

[制法]　共研幼末,瓶收,拧勿泄气。

8. 接骨奇方（自制方）

[功效]　续骨接筋。

[组成]　川加皮60g,骨碎补6g,桂枝3g,生锦黄9g,松香3g,大田七15g,古铜钱10枚(煅),土鳖9g。

[用法]　共研幼末,先将大雄公鸡1只,约重360g,白毛乌骨者更佳,用手扭断其颈,竹刀割下,不用水,干拔去毛,用竹刀开其肚,去肠脏,剥皮去骨,将肉放石臼内捣极烂,加入前药末共捣匀。先服止痛还魂丹,将骨整好,即将此药敷上,包裹则以杉皮包好,过一对时拆去,不可过久,恐骨多生也,再将鸡骨煮酒,调生骨散,或续骨神丹服之,应效如神,除去鸡药后,再敷跌打驳骨丹收功。

9. 软骨宽筋汤（自制方）

[主治]　治骨伤日久,其骨生亘,屈伸不得。

[组成]　王不留行180g,槐花60g,地榆60g,荜茇120g,沙姜60g,生南星60g,生半夏60g,大田七90g,细辛60g,薄荷30g,生川乌60g,归尾30g,赤芍30g,红花30g,苍术30g,生草乌60g,全蝎30g(泡淡),土鳖120g,另加生草药。松树宽筋藤120g,过岗龙60g,丁公藤60g,黑老虎60g,满山香60g,千斤拔30g,驳骨丹30g,茉莉薳30g。

[用法]　水12L,煎至2 000g,冲双蒸酒240ml洗之。

[注意]　此药水是用生草药、熟药配合熬煎而成,有舒筋活络之功,去瘀

147

生新之力,松解软骨之能,只宜于浸洗,切不可入口误服,慎之慎之。

10. 跌打药油(自制方)

[主治]　统治跌打损伤,积瘀壅肿,无论伤筋伤骨,及无名肿毒,阴疽皮肤湿毒,祛风去湿,头晕腹痛,肾冷腰痛,骨痛足疲等症,均搽患处,或以药棉摊服。

[组成]　生锦军120g(研幼),大田七120g(研幼),乳香60g(研幼),没药60g(研幼),土鳖30g(研幼),川红花30g,归尾30g,赤芍30g,沙姜30g,白芷30g,荜茇45g,川加皮45g,虎骨60g(打研。现禁用,可用相应代用品),生南星30g,生半夏30g,薄荷30g,桃仁30g,细辛30g,生川乌30g,生草乌30g,苍术30g,羌活30g,独活30g,川杜仲60g,牛膝30g,桂枝尖30g,骨碎补30g,川芎30g,老生姜720g(切片),生葱720g(连须),韭菜720g,丁公藤60g,络石藤60g。

[制法]　用黑芝麻油5kg,用文火、武火将各药煎至药枯,隔去渣,去火放温,入樟脑720g,搅匀封固,放潮湿地,去火气可用。

11. 万应神效膏(自制方)

[功效]　消肿散瘀,舒筋活络,止痛活血,驳骨续筋。

[主治]　跌打损伤,手足不仁,风痰寒湿,暖肾壮腰,截疟,疮疽瘰疬等。

[组成]　大田七(研幼)、透骨草、生川乌、生南星、生半夏、紫丁香、川红花、大当归、自然铜(制透)、上血竭(研幼)、没药(研幼)各120g,川芎90g,赤芍240g,古钱10枚(煅,醋淬),川牛膝、五加皮、石菖蒲、苍术各60g,木香、秦艽、蛇床子、肉桂、附子(制)、石斛、草薢、鹿茸(研幼)各30g,虎胫骨1对(酥炙,令研。现禁用,可用相应代用品),麝香6g(另研,最后下),冰片15g(研幼,后下)等。

[制法]　用香油15kg,将各药之未研者放入,微慢火浸熬3日,至渣枯隔去渣,加黄丹7.5kg,慢火再熬至滴水成珠,离火,即将各研之药末筛下搅匀,再加樟脑1 000g搅匀,又再加冰麝再搅至冻,取起封固,去火气可用。

(二)内服方

1. 止痛还魂丹(自制方)

[功效]　止痛还魂。

[组成]　马钱子(用糯米水浸7日,童便浸3日,清水浸3日,刮去毛,煅存性,净末)12g,闹杨花(炒焦)12g,乳香12g(灯心炒),没药12g,珍珠6g,无名异6g,田七6g,熊胆6g,结白蜡30g,川麝香3g。

[用法]　研极幼末,每服0.6g。重症倍服,小童半服,孕妇、婴儿勿服。

2. 回生第一仙丹(自制方)

[功效]　散瘀止痛,救急扶危。

［组成］　火土龟 15g，大田七 9g，自然铜（醋制 7 次，净末）9g，真乳香（灯心炒过，去灯心，净末）6g，上血竭（飞净）6g，正朱砂（飞净）6g，巴豆（去壳打烂，用纸包压数十次去净油，净末）1.5g，川麝香 3g。

［制法］　研极细末。

3. 生肌散（自制方）

［功效］　去腐生肌，拔毒止痛。

［组成］　珍珠 3g，象皮 6g，龙骨 9g，密陀僧 12g，朱砂 6g，三仙丹 6g，血珀 6g，银珠 3g，冰片 3g，炉甘石 6g（制透）。

［制法］　共研极幼末。（编者注：可内服，也可以外用）

4. 续骨神丹（自制方）

［功效］　生骨。

［组成］　自然铜（制法同上）、乳香、没药、苏木、降香、田七、土鳖、水蟹壳（存性）、川乌（泡汤去皮）、松节各 15g，地龙（炒）、水蛭（猪油炸透）、生龙骨各 7.5g，上血竭 4.5g，土狗 10 个（油泡，焙）。

［用法］　共研幼末，每服 15g，温酒调服。

5. 逐瘀定痛汤（自制方）

［功效］　散瘀消肿，行气逐瘀。

［组成］　桃仁 9g，红花 9g，元胡 9g，五灵脂 9g，乳香 3g，没药 3g，白药 9g，桔梗 9g，蒌仁 9g，田七 6g，枳实 3g，苏木 9g，郁李仁 9g（打）。

［用法］　净水煎服。

6. 疏肝逐瘀汤（自制方）

［功效］　疏肝逐瘀。

［组成］　大田七 9g，川楝子 9g（炒），川郁金 6g，佛手 3g，青皮 1.5g，橘核仁 9g，柴胡 6g，白芍 9g，枳壳 3g，赤芍 6g，元胡 6g，灵脂 6g。

［用法］　净水煎服。应查其何脏受伤，加入该脏之药。

7. 固肾逐瘀汤（自制方）

［主治］　治肾脏初伤。

［组成］　金狗脊 9g（去毛），川杜仲 12g（盐水炒），补骨脂 6g，怀牛膝 3g（盐水炒），云苓 9g，赤芍 9g，续断 6g，大田七 6g，白芍 9g，橘核仁 9g，樟木子 6g。

［用法］　净水煎，食前服。

8. 润肠逐瘀汤（自制方）

［主治］　腹伤蓄瘀。

［组成］　大腹皮 9g，桃仁 9g，红花 9g，香附子 3g（醋制），枳实 3g，赤芍 9g，归尾 9g，郁李仁 9g（打）。

［用法］　净水煎服。

9. 逐瘀壮腰汤（自制方）

［主治］　治肾虚腰痛。

［组成］　金狗脊 9g（去毛），甘草 3g，白芍 12g，樟木子 9g，杜仲，川牛膝 4.5g，茯苓 15g，山药 15g，田七 4.5g，苏木 9g。

［用法］　净水煎服。

10. 普通逐瘀汤（自制方）

［主治］　统治脏腑受伤蓄瘀，按经加入该脏腑之药，定有瘀血泻出自愈。

［组成］　桃仁 9g，红花 9g，归尾 9g，赤芍 9g，田七 9g，元胡 6g，灵脂 6g，泽兰 9g，苏木 12g，枳实 3g，郁李仁 9g，香附子（醋制透）6g，白芍 12g。

［用法］　净水煎，加韭菜汁 1 杯，开止痛还魂丹 0.6g 服。

11. 平胸直背汤（自制方）

［功效］　治胸骨凸起或伛偻。

［组成］　当归 15g，红花 15g，牛膝 9g，桃仁 15g，续断 15g，苍术 15g，杜仲 15g，羌活 15g，狗脊 12g，独活 9g，乳香 9g，生附子 12g，没药 9g，秦艽 9g，生南星 12g，生半夏 12g，生川乌 12g，生草乌 12g，大田七 30g，细辛 12g，荜茇 12g，食盐 60g，苏合油 45g，牛骨髓 90g，川麝香 3g（乳匀，临时加入）。

［用法］　加入后生草药，用酒水各 500ml 浓煎，用新布 2 块，长 2 尺，同煮铺患处，以手掌揾之，冷却换，先熏后揾，一切风湿均神效。小儿龟胸鳖背应效如神。

生草药方：松树宽筋藤、樟柳头、豆豉姜、入地金牛各一两，合前熟药方同煎。

12. 逐瘀通利汤（自制方）

［功效］　治阴囊伤肿。

［组成］　桃仁 9g，红花 9g，通草 9g，白芍 9g，车前 9g，赤芍 9g，田七 9g，归尾 9g，萹蓄 12g，瞿麦 12g，苇茎 12g，灯心 3 扎。

［用法］　净煎，开回生第一仙丹或止痛还魂丹服。

13. 二苓逐瘀汤（自制方）

［功效］　治膀胱受伤蓄瘀，小便不通或短少。

［组成］　猪苓 9g，茯苓 9g，白术 4.5g，泽泻 9g，桃仁泥 6g，西藏红花 0.9g（焗服），玉桂 1.5g（焗服），乌药 3g。

［用法］　净水煎服。

14. 归芪止崩散（自制方）

［主治］　治妊娠闪跌，胎动不安，下血亡血。

［组成］　当归9g，黄芪30g，阿胶60g（蛤粉炒成珠），艾叶60g，川芎60g，条芩30g（炒）。

［用法］　研细末，每服12g，清水一分、黄酒两分煎服。胎动，加白术6g（土炒）、莲房9g；腹痛，加白芍9g、续断6g、甘草3g、白术6g（土炒）、川朴1.5g；腰骨痛，加金狗脊4.5g（去毛）、樟木子9g、川杜仲12g；流血过多，加人参9g、乌贼骨9g（泡淡，打细）、艾叶9g。俱照加味同煎，空腹服。此方乃胎前受伤之圣药也。

15. 解毒蚯蚓汤（并治煤毒及电火灼伤）（自制方）

［功效］　解电煤毒。

［组成］　生蚯蚓（又名地龙）数十条（洗净），连翘9g，板蓝根15g，土银花9g，甘草3g。

［用法］　煎1碗，冲萝卜汁1碗，服之可救。

16. 万应消毒丸（自制方）

［主治］　动物咬伤。

［组成］　生锦军500g，雄黄120g，上血竭120g，大田七120g，牙皂120g，黑丑120g，白芷120g，细辛30g，川连60g，尖槟120g，葛根60g，天花粉120g。

［用法］　共研幼末，米糊杵透为丸，每丸重12g。此丸无论何种咬伤，由此丸磨酒搽伤处，再用此丸以后方药水送下，轻症一丸痊愈，重症三四丸痊愈。如有损烂者，用此丸每丸加豆腐渣60g、黄糖30g，杵烂敷之，一二日即贴珠珀膏便痊愈矣。

万应消毒方（自制方）：功用同上。人中黄9g，金银花15g，红条紫草30g，归尾9g，赤芍9g，防风30g，白芷3g，连翘9g。煎水，送丸服之即愈。

六、原稿选登

《伤科讲义》原稿参见图5-1~图5-3。

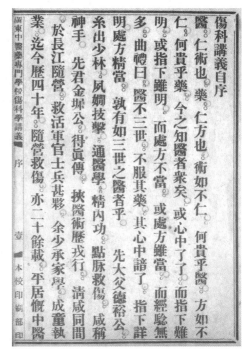

图5-1　《伤科讲义》序言书影

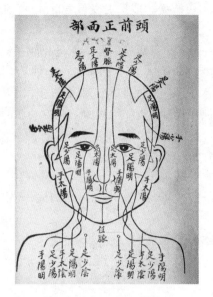

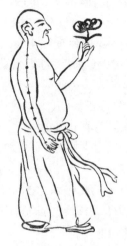

图5-2 《伤科讲义》中经络图一　　图5-3 《伤科讲义》中经络图二

第三节　学术传承

一、学术传承脉络

管氏伤科起源于管德裕,其子管镇乾为岭南伤科管氏医学世家第二代,学术传儿子管季耀、管藻卿。管季耀传子管霈民。管藻卿传子管铭生。第五代传人有管其健、管永基、管志远、邱健行、管佩嫦。第六代有邱剑鸣、陈浩亮。管氏骨伤学术流派可考传承脉络如图5-4所示。

管德裕（第一代）

↓

管镇乾（第二代）

↓

管季耀、管藻卿（第三代）

管霈民、管铭生（湛江）（第四代）

↓

管其健、管永基（湛江）、管志远、邱健行、管佩嫦等（第五代）

↓

邱剑鸣、陈浩亮（第六代）

图5-4 管氏伤科传承代系图

二、代表人物

（一）管霈民

1. 生平事迹及贡献 管霈民（1893—1980），号泽球，管季耀之子（图5-5），自幼居羊城西关，得中外文化之熏陶，在父亲的言传身教下，博极医源，融汇中西，及长与父同在广州西关临床应诊，对疮科、骨科尤为精通，历任广东中医药专门学校、广州汉兴中医学校外伤科教席，编写有《外科讲义》《花柳学讲义》《救护学讲义》等教材。中华人民共和国成立后，在广州医学院第一附属医院从事中医医疗工作，1962年、1978年两次被广东省人民政府授予"广东省名老中医"称号。

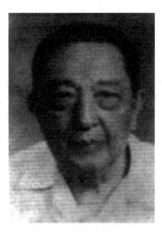

图5-5 管霈民像

管霈民有一套制药工具，其外用药制作均需除去杂质，精选药材，研末过筛、炙等严格操作，后把祖传制药工具奉献给单位。他尤重外治法研究，创出名方，制成药膏，临床疗效显著。传世伤科验方有通关散、止痛还魂丹、止血散、万应消毒水等。现在广州中医药大学第一附属医院仍保留管霈民的骨科名方，并在原方基础上加以现代工艺，使之使用方便，药效独到。目前，临床使用的骨科一号膏和二号膏，便是在他的原方基础上变更而来，是用于治疗跌打损伤、红肿热痛功能障碍的名方。其中，一号膏消肿止痛效果优良，二号膏对于慢性劳损有奇效。在疮科，他调配烧伤膏治疗患者。传人代表有管铭生、管其健、管永基、管志远、邱健行、邱剑鸣、管佩嫦等。

2.《外科讲义》内容介绍 管霈民主编的《外科讲义》云："外科曰'疡医'。疡者，乃痈、疽、疮、毒皮肤病统称之代名词也。……然后知外科之道，实与内科同源，奚可歧视？盖内科诊无形之病，须参加色诊以明疗；外科医有形之疡，尤当切诊而分断。可见内外科均同一理。自古迄今，外科医书不下数十种，足见外科医学日精。今日之真正能疡医者，绝非不学无术之流所能滥竽，绝不可仅以外科之范围宥之。其种种之局部变化，内外科亦同此病理，同此病征，即所谓'有诸内必形诸外，有诸外必蕴之内'，即是之谓也。读外科书者，幸无存内外畛域之见，而生轻视之心。"

《外科讲义》全书有7册，分7篇，按照人体各部位从上至下分列。开篇为疮疡总论，第一篇头部疮疡，第二篇胸腹部疮疡，第三篇臑肘臂部疮疡，第四篇背部疮疡，第五篇下部疮疡，第六篇疮疡发无定处。疮科总论中，管霈民先述"外科简称总名之曰疡科",后以西医学的语言定义疮疡——"疮即皮肤组织之一部分肿起,重则溃烂化脓是也;疡者乃痈疽皮肤病之通称"。然后从①"疮疡由发生而至成脓论",②"疮疡之虚实辨",③"疮疡阴阳之辨",④"疮疡之脉法",⑤"疮疡发热",⑥"疮疡四肢厥冷",⑦"疮疡胸痞",⑧"疮疡呕吐",⑨"疮疡诸方列"9个方面对疮疡的病因、病机、诊断及常用方剂进行概述。

在各篇分论中,管霈民则从4个方面介绍不同部位各种外科疾病的症治,在"原因"部分介绍某病的病因病机;在"症状"部分介绍某病主要的局部症状和全身伴随症状;在"诊断"部分主要以阴阳为纲,结合局部症状,对该病进行辨证;在"治疗"部分则介绍该病不同证型、不同阶段的治疗,并辅以相关方剂的方名、组成和出处。

中医外科疮疡也包括皮肤性病。管霈民编撰《花柳学讲义》,全书分三部分:第一部分内含10章,第一章花柳症治总论,第二章白浊治法,第三章赤浊治法,第四章便浊治法,第五章精浊治法,第六章花柳白浊中西说之研究并治法,第七章白淫治法,第八章淋证治法,第九章血淋治法,第十章膏淋治法,另附花柳白浊之原因。第二部分讲述各种疳证、便毒的症治。第三部分述梅毒、麻风、白癜风、白屑风、白驳风、紫癜风、干风、油风、各种癣证的症治。

3. 原始验方选登(图5-6)

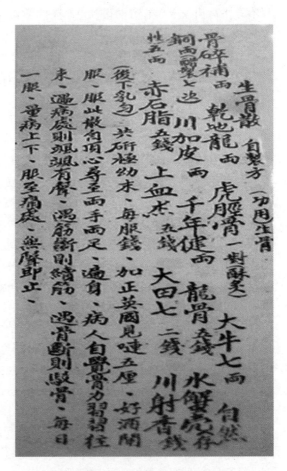

图5-6　管霈民原始处方

（二）管铭生

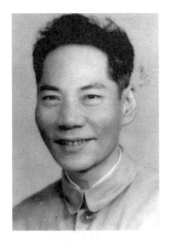

图5-7　管铭生像

管铭生（1914—1990），幼承庭训，师承其父管藻卿，管氏医学世家第四代传人（图5-7）。1938年7月毕业于广东保元中医专科学校，中华人民共和国成立前为佛山执业中医，历任南海夏教仁爱医院医师、佛山市私立馨德学校校医、广东南海石湾医院内科医师。1956年由广东省卫生厅聘任，赴湛江粤西人民医院（今湛江中心人民医院）任中医内科主治医师，尔后升为副主任医师，中医科主任。其间，兼任多所专科学校专修班的授课老师。并每年在各中医学校带教，培养学院的实习医师、中医学徒等。1978年被广东省人民政府授予"广东省名老中医"荣誉称号。

管铭生临证以内科为主，撰有《医余随笔集》及论文10余篇，医学笔记数十万字，其后人管其健、管永基整理有《岭南管氏医学世家传承人管铭生》一文，载入政协广东省委员会办公厅等编写的《岭南中医药名家》。其在临床中，治疗范围广泛，对内外妇儿各科均有心得，尤擅长内科杂病的治疗。从临床用药方面去分析管铭生的学术思想，可算是"温补派"，因他确是擅用温补，治效卓著。但从治疗时症、热病方面去看，则其又运用叶天士、王孟英等治法，亦取得了不少效验。管氏医学世家以骨伤科最为驰名，故他亦继此业，且治效显著。管铭生除诊疗大量的内科疾病外，还诊治了很多骨伤、疮痛患者，由于这些患者需要清创、敷药，成本较高，且正骨的手术费不收，大多时候他们也拿不出一元几角，只好赊账，日积月累，也有五六百元之多了，却值现在的过万元矣。还赊者甚少，欠账则照诊，所以生意虽好，管铭生调湛江前仍是清贫持家、善心行医。医者父母之心，亦可见一斑也。

（三）邱健行、邱剑鸣

邱健行（1941—），广东番禺人，广东省名中医，第二、第三批全国老中医药专家学术经验继承工作指导老师，广东省第二中医院主任中医师、教授、博士研究生导师。出生于医学世家，是管佩嫦的先生。1965年毕业于广州中医学院，临床擅长诊治内科各种常见病和疑难杂症。

邱剑鸣，邱健行之子，现任广东省中医院骨科医师。

第四节 管氏伤科学术特点与影响

管氏骨伤医学世家服务民众、造福病患,在岭南地域有口碑。管氏在长期骨伤外科临证中,形成正骨手法以及伤科皮肤外科用药,骨伤正骨,善于望诊及用手触诊骨折患处而了解患者骨折情况,根据手下感觉而判断病情十分准确,手法复位轻巧、准确,动静结合。又善于手法复位,并用小夹板固定,通过内服外敷治疗患者。对于跌打损伤、伤筋瘀肿,常采用手法治疗,灵活运用摸法、提法、接法、端法、推法、拿法、按法、摩法等手法与器具治疗结合,解除患者疼痛、屈伸不利、脱臼等痛苦。

管氏伤科重视外治法,创制多种外用膏、散、丹剂,传世伤科验方有通关散、止痛还魂丹、止血散。外治法使用方便、副作用小,是骨伤科中医优势之一。管氏伤科发扬了这一优势,体现了岭南骨伤治疗特色。

在伤科理论方面,管氏骨伤流派重视"血"的作用,认为伤损疾患与血关系密切,或出现瘀血,或出现血虚,因此重视从血论治,针对"瘀血"的存在,创制了多种活血化瘀方剂,如疏肝逐瘀汤、固肾逐瘀汤、逐瘀壮腰汤、润肠逐瘀汤等,既重视活血化瘀,也重视针对不同脏腑的瘀血加用疏肝理气、补肾、润肠等药物,而脏腑中尤其重视疏肝养肝。

此外,管氏骨伤在药物炮制方面亦颇具特色,拥有自己的制药工具,熟练运用酒、姜、童便、多种炒法等加强临床疗效。

管氏伤科医学世家可以认为是近代岭南骨伤科学术流派之一,学术影响有百年之久,造福病患、救治伤者无数,在岭南独树一帜。但由于当代医师养成与传承体系发生变化,由传统的"家传""师徒授受"嬗变为单一的院校培养的模式,导致学术流派特色日趋淡化甚至逐渐湮没和消亡,这种现象确实存在,应该引起有关部门的重视。

（陈凯佳 刘小斌）

参 考 文 献

1. 管炎威. 伤科讲义 [M]. 广州:广东中医药专门学校,1929:1.

2. 管霈民. 外科讲义 [M]. 广州:广东中医药专门学校,1937:1-2.

3. 管霈民. 花柳学讲义 [M]. 广州:广东中医药专门学校,1937:1.

4. 政协广东省委员会办公厅,政协广东省委员会文化和文史资料委员会,广东省中医药学会. 岭南中医药名家 [M]. 广州:广东科技出版社,2010:333.

5. 中医学术流派研究课题组. 争鸣与创新:中医学术流派研究 [M]. 北京:华夏出版社,2011:27.

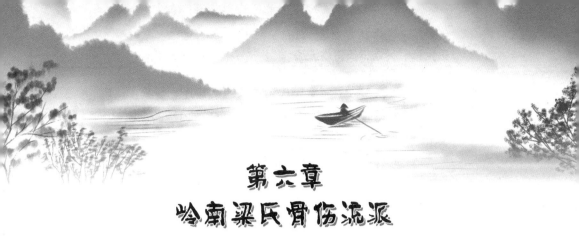

第六章
岭南梁氏骨伤流派

第一节　梁氏骨伤流派的形成

　　梁氏骨伤学术流派是指以梁财信及曾孙梁以庄、玄孙梁匡华为代表的梁氏伤科传承。梁氏伤科创始者梁财信，喜好武术，学业于潘氏，手法精深，创梁财信跌打酒等多种伤科成药，成为梁氏骨伤的宗师。梁财信自己无子，其兄财广有4个儿子，以兰、桂、腾、芳分别命名。兰长和桂长过继给财信，也跟着学会了跌打，正式主诊。

　　为使后代更好地继承祖业，梁财信采取了文武并重的方针，学文以通医理，习武以助强身，不惜重金延聘通晓医书的名师宿儒指教，在读好四书五经的同时，学习中医名籍，同时聘请南北著名拳师教授武术。梁财信还严格规定子孙在技术上未过关者，不得出医馆应诊。

　　梁财信长子兰长、次子桂长（梁然光，字桂长，号大川）都继承父业成为跌打医生。孙子梁秉枢、梁秉端均世其业，后充广州府水陆提督军医。兰长的长子锡之、桂长的长子贯之，即梁财信的孙辈，由于受到良好的教育，通晓医理，使梁氏跌打医术有了进一步的提高。这一时期也是梁氏家族的全盛时期。到了清末，随着梁氏家庭成员的不断增多，再也不能局限于澜石当地了，于是从集中转向分散，梁财信医馆一下子遍及省、港、澳各地，共计有19间。如锡之的儿子（即梁财信曾孙）梁耀恒在佛山市北胜街开设了梁财信医馆。梁财信曾孙梁以庄、玄孙梁匡华在民国年间任广东光汉中医专门学校教师，编著有《光汉中医学校伤科讲义》。

　　民国以后，梁氏家族的后代多转向制药业。中华人民共和国成立后，佛山市成立了中医院。1959年，梁财信玄孙梁理平进入佛山市中医院工作。梁理平的女儿梁慕贞在佛山市中医院骨科工作。

　　香港的梁金玲是20世纪30年代名医，其子梁智鸿手术技巧高超，另一个儿子梁智仁也是著名骨科医生，据有关资料记载，均为梁财信后人。但目前未找到明确资料来确认三人属于梁氏代系传承的第几代。从梁智鸿(1939—)的出生年来看,他现在年龄已经有80多岁,可能跟梁理平属于同代。

第二节　学派宗师梁财信

一、生平事迹及贡献

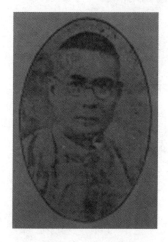

图6-1　梁财信像

梁财信(1763—1855),字玉山,南海澜石人(图6-1),少负绝力,喜好武技,曾徒手与持利器匪徒搏斗胜之,匪怀恨,翌日挟利刃,俟之,出不意,斫刺交下,身被十余创,将死。绅士责凶手医治,时有潘姓者,善治跌打伤,尽技救之,幸不死,遂与潘氏结为父子,受其学而益精之,为一时独步。光绪《广州府志·列传二十八·方技》有梁财信传。

曾医治一关姓骨折患者,少年负重,偶蹉跌,折其胫骨,痛极欲死,舁澜石就医,才信以手揣之曰骨碎矣,折可缚,碎不可缚也,乃饮以麻药,使不知痛痒,以银刀剖其肉,钳去骨之碎者,遂用锯截其口而齐之,命买一只羊最大者,生截其脚骨,等其分寸大小而代续之,乃敷以药,逾月遂能行。财信戒之曰:汝自后安行缓步,审迁道,远三里勿跳,沟求近一步。如其言至七十余乃卒。又治一少年,偶迷乱自宫其势者,求医治,财信见其不知痛楚,曰此失魂者也,使人于耳边唤之,逾时大哭,财信曰可矣,如法治之,立愈。又一孝廉,登梯下坠,以左手撑地,腕骨突起,痛不堪呼,医视之,医曰易耳,敷以药,痛即止,而腕突处不能平,手执持无力,阴雨时恒作酸楚,诣问故曰迟矣,当以手撑拄时骨接续处已偏侧,医家未将骨夹正,遽为止痛,今经时久,骨偏处已牢实,不能复原位矣。其精妙多类此说者,谓财信于此事有神悟,非守秘方者能及也,子某能世其家学。

以上梁财信传文字,引自清光绪五年(1879)《广州府志·列传二十八》。文中梁财信治胫骨粉碎性骨折病例,患者姓关,青少年,负重跌折其胫骨,痛极欲死,抬至澜石求医。梁财信检查后说:"骨碎矣,折可缚,碎不可缚也。"乃令患者饮以麻药,使其不知痛痒,用银刀剖其肉,钳去骨之碎者,随后用锯截其口而齐之,又取羊脚骨等其分寸大小而代续之。此处存疑待考:异体组织具有抗原性,移入人体后能使患者产生免疫反应,《广州府志》的记载虽未能尽信,但梁财信能以手术治疗粉碎性开放性骨折确是事实。

梁财信行医之澜石,乃木材集散地,又毗邻手工业发达的佛山、石湾,工伤事故不少,且清末民初社会动荡,南海一带堂口林立,盗匪横行,械斗、枪战时起,伤员很多,而跌打医生却少,故找梁财信求医者甚众,使之在跌打、炮火金伤等各类创伤的治疗方面积累了经验,一些开放性骨折,乃至胸腹火器贯通伤亦为梁治愈,在当地声誉很高。

梁财信在配制跌打药方面也有独到之处,有严格的制作规程,制膏所用线丹分量以及煎制时间随季节不同而加减。他还大胆使用鸦片止痛。此外,梁财信跌打成药还包括了膏、丹、丸等剂型,在药品的制作上有着严格的操作规程,如跌打膏药的浸油就根据季节的不同规定了"春三、夏一、秋四、冬七"的时间。其制造的梁财信跌打止痛散、跌打膏药、跌打丸畅销一时。

二、验方效方

(一)梁财信跌打膏药

[组成] 柴胡、乳香、威灵仙、枳壳、炒山甲、萆薢、木瓜各6g,白及、连翘、防风、防己、红花、白芷、白鲜皮、赤芍、黄柏、白前、苦参各90g,羌活、金银花、独活、角刺各120g,木鳖、白芥子、骨碎补、生川乌、夏枯草、续断各180g,荆芥、坤草、蜈蚣、蓖麻各240g。

[制法] 以上各药加生油12.5kg,木油6kg,共煎之(春季煎三日,夏季煎一日,秋季煎四日,冬季煎七日)。煎成后加苏合油120g,去渣净油每500g加线丹(分量随季节气候之变化而加减,一般为250g)。

(二)梁财信跌打丸秘方

[组成] 制川乌120g,制三棱120g,制莪术120g,青皮60g,制香附120g,归尾120g,大田七120g,川断120g,南丹皮120g,蒲黄120g,防风120g,玄胡30g,五灵脂120g,生花(即红花)120g,郁金120g,白芍120g,广木香60g,台乌90g,柴胡90g,枳壳60g,熟军240g,生地黄180g。

[制法] 共研细末,炼蜜为丸,每丸6g。

[用法] 用清茶或开水送服。大人1丸,小儿减半,妇女经痛用山楂肉30g煎水加白糖30g送服。

[适应证] 活血散瘀,定痛活血,并治妇女经痛,胸膺肋痛。

三、梁财信医馆

嘉庆十年(1805),梁财信在澜石墟设馆挂牌行医,采用保元堂为堂号,树立了一块梁财信医馆的石招牌,成为梁财信的正铺。梁财信医馆的地理位置对医治骨伤十分有利。①澜石人流量大,当时是个重要的木材集散地,正埠又是菜市,离石湾只5km。陶瓷工人及居民有3万多人。②佛山手工业行业多，工人经常和机器、重器、利器、沸水、烈火接触，难免出现工伤和病痛。③当时佛山练武之风盛行，粤剧大量演出武打戏，拳伤刀伤时有发生。这些为医馆提供了庞大的就医人群，凭借潘日舒往日的名声，再加上梁财信为人和善，开馆时业务就兴旺，随着医术日益精湛，声名鹊起，前来求诊者络绎不绝，业务蒸蒸日上。

梁财信医馆医务最盛是在清末民初，梁财信的孙子贯之主诊的时候。他的长子兰长单传一子，名锡之；次子桂长共生九子，以贯之居长。他的孙子多数是祖传跌打医生。全盛时每天有6张医台同时开诊，其中尤以贯之最负盛名。

梁财信医馆的业务除医治外伤性骨折外，还兼售本店配制的跌打止痛药物。医馆在配制药物上更有独到之处，如跌打伤者，痛苦呻吟，迫切要求止痛，梁财信配制的跌打止痛散，掺入鸦片为处方成分，起到较好止痛效果，深受伤者欢迎。

梁财信医馆经过几代打理，其治疗跌打金疮远近驰名，以致佛山民间流传"梁财信驳骨，鸡脚换鸭脚"之俗谚。说是将鸭脚斩去换上鸡脚，接驳敷药后，能行走如常。这固然是神化其说，未必可信。医馆不断扩大，成药销量倍增，全盛时期，除正馆外，还自建有西栈、东栈和南栈，作为诊所和制药工厂。雇用长工200多人，工厂里光碾碎药材的碾船就有12只，每只碾船要用两人整日工作，才能够供应医馆使用。1914年，梁财信医馆由整体经营转为分散经营，先后在广州设馆6间，佛山设馆4间，香港设馆3间，澳门、江门、韶关、顺德容奇、顺德大良、三水西南各设馆1间，各地均可见到梁财信招牌。梁财信医馆的业务从以医为主转向以售药为主。民国以后，梁财信声名远播，所制的跌打丸、跌打膏药、跌打药酒，因质量优、疗效好，市场销路很好。由于跌打药品的配方和制作技术对外保密，对内公开，于是梁氏家族子孙都向制售药品方面发展，各树一帜，商标牌号多达十几种，有日牌、松鹤牌、太极牌、澜石牌、五象牌、三象牌、令牌、金轮牌等。梁财信医馆的跌打药品除畅销国内各地外，还转销美洲、南洋等地。

中华人民共和国成立后，广州的6间梁财信制药工场，合并为梁财信总行，以后参加了公私合营联合制药厂。其他各地的梁氏制药工场亦参加所在地的公私合营企业。

第三节　学术传承

一、学术传承脉络及相关后人介绍

梁氏骨伤流派创始人梁财信，由于医术高明且善于经营，盛极一时。梁财信子孙继承跌打医术的有嗣子2人、侄子1人、孙5人、曾孙14人、玄孙9人，已传至第6代。第二代梁兰长、梁桂长。兰长单传锡之，锡之有3个儿子，长子寿南有8子8女，次子耀垣有13子12女，少子耀宸有8子4女。桂长有9子11女，单第4子晓峰就有15子5女。第三代传人有梁贯之、梁锡之、梁道生、梁秉枢、梁秉端等。梁以庄、梁耀垣、梁寿南等为梁氏第四代，梁匡华、梁理平为第五代。梁理平女儿梁慕贞为第六代。

第二代中以梁桂长的医术最负盛名。梁兰长，跌打医师，据记载，广东水师提督李准的母亲跌伤，也舍近求远，派专差来澜石迎请兰长到广州诊治。梁财广的第三子腾长亦随叔父学会跌打医术，到顺德陈村开设医馆。

第三代梁贯之，桂长之子。梁贯之精通跌打医术，据梁理平记述，当时绿林出身的民军统领何江多次负伤，一次胸腹部连中数枪，被贯之治愈。为此，何江赠送了一块"卫我军民"的牌匾。当时南海一带的绿林人物张裕(诨号歪嘴裕)，一次面颊连中两枪，也是梁贯之治好。故在梁财信医馆的墙壁上，挂满了伤者愈后送来的额匾。全盛时期，省内各地以及湖南、广西许多患者都慕名前来求医，澜石河边每天停泊求医者乘坐的小艇多达一二百艘。梁秉枢、梁秉端，曾任广州府水陆提督军医。1914年，梁贯之去世后，梁财信孙辈趋于分散。其中，梁财信的孙子晓峰首先迁往广州十八甫开诊，接着孙子蓝田(凤祥)往广州双门底(今北京路)挂牌，孙子道生往佛山豆豉巷(今升平路)开设医馆。

民国时期，梁财信家族曾孙有100多人，玄孙一代更发展至200多人。民国以后，梁氏家族的后代多转向制药业。第四代中，梁财信曾孙梁寿南是昭武刀尉，后往香港发展。曾孙梁耀垣在佛山北胜街开设医馆，为骨伤科医生，(曾孙媳妇，梁耀垣夫人)邝惠芳亦是佛山骨伤科开业医生。梁耀垣开办制药工场，曾雇佣长工6人及很多临工，在国内有百余家代理店号。曾孙梁以庄是一个武秀才，曾任广东中医药专门学校教师，不仅擅长跌打，还精于内科。

第五代玄孙梁匡华曾任广东中医药专门学校、广东光汉中医专门学校教师。梁以庄、匡华父子两人同撰《光汉中医学校伤科讲义》，是梁氏流传下来的主要著作，但书中未载具体方药。

梁耀垣之子梁理平(梁财信玄孙)曾一度制药销售到南洋，每年销售量有几千元。20世纪50年代，梁理平参加佛山联合诊所，1959年，进入佛山市中医院任骨科医师，把祖传秘方和制药工具献给国家。现在佛山所生产的梁财信跌打成药(跌打丸、跌打膏药、跌打酒)仍然使用梁财信医馆的传统药方。发表有《跌打名医梁财信家史》一文，载于《佛山文史资料》第四辑；与李家达等一起撰有《闭合复位治疗陈旧性关节脱臼50例》一文，发表在1965年《中医杂志》第10期。女儿梁慕贞也在佛山市中医院骨科工作。

据有关资料显示,梁氏后人中尚有在香港开医馆者,仍然出售梁财信跌打丸。前香港医院管理局主席梁智鸿手术技巧高超,出身医学世家,其父亲梁金龄是20世纪30年代名医,其弟梁智仁则是著名骨科医生,均为梁财信后人。

梁智鸿(1939—),香港出生,外科医生,前香港特别行政区立法会议员,前香港医院管理局主席。梁智鸿手术技巧高超,有"金刀梁"的绰号。自1988年起担任立法局及立法会议员、香港医学会会长,2001年获颁授金紫荆星章,2002年10月出任香港医院管理局主席。妻子冯令仪是放射治疗医生,两人共育有3名子女。

梁智仁,1942年生于香港,医学专家,广东南海籍人。1965年毕业于香港大学医学院,任香港大学医学院骨科学教授、系主任;在脊柱外科及小儿骨科的临床医学上成就突出,在严重脊柱畸形的矫正治疗、高难度脊柱切除手术、小儿麻痹症继发脊柱畸形治疗等方面作出了优异成绩,得到国际权威认可,是较早采用脊柱椎体间前路融合手术治疗腰椎退行性病变的医生之一。梁智仁是世界上8个主要骨科杂志的编委或资深编委,1999年被推选为国际矫形与创伤外科学会(SICOT)的下任主席(2002—2005),是该会成立70年来首位华人主席。2001年当选为中国科学院院士。2013年担任香港医院管理局主席。

梁氏伤科代系传承见图6-2。

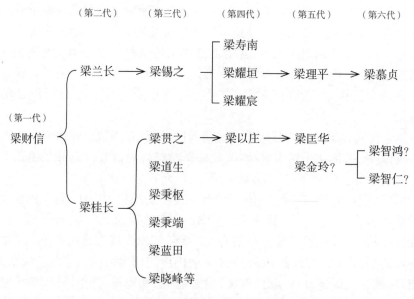

图6-2 梁氏伤科代系传承图

二、代表性著作《光汉中医学校伤科讲义》

（一）广东光汉中医专门学校简介

广东光汉中医专门学校，地址在广州广德南路厂后街八号，十号为附属医院（现已全部拆毁）；简称"光汉"，前身为广州医学求益社、广州医学卫生社等中医社团组织，直到1924年冬天才改称学校并正式上课。首任校长为伍铨萃，继任校长为赖际熙。光汉的两个校长都是进士出身，前清遗老，故较为重视中国传统文化及道德教育。光汉学制最初为4年，后改为5年，课程27门，教职员51人（抗战前）；学生464人，其中356人名册仍在，有15届毕业生，为当时培养了不少人才。光汉的教室和宿舍等都是广州医学卫生社社员捐建的，办学常年经费主要来源于各大善堂地租赋税，因此资金来源并无保障。抗战胜利后，广州各行业受到打击，呈现凋零状态，善堂钱银短缺，因此光汉失去依靠，难以维持，1947年被广东省教育厅以"设备不合规定，基金不足法定数目"为由停办。后由黎云卿带领，在广州大南路太邱书院办"复兴中医学校"，意在复兴光汉，至1949年停办。

（二）《光汉中医学校伤科讲义》介绍

《光汉中医学校伤科讲义》为民国时期广东光汉中医专门学校伤科讲义，编著者为南海澜石人梁以庄、梁匡华（编者注：书中绪言二字下写为"澜石梁财信曾孙以庄、男匡华侍编"，后面还提到"就以敝本家言之，先高祖财信公"，行文上理解，梁匡华是梁以庄的儿子，梁财信玄孙）。目前所存版本，有广州中医药大学图书馆藏本、广东中医药博物馆藏本及广州图书馆馆藏版本。其中，广州图书馆版本为民国铅印本，版心印"广东光汉中医专门学校伤科讲义"，分2册，前有"绪言"，后有"殿言"。册1版心下端印"广州西湖路流水井珠江承印"，册2版心下端印"广州大马站播文承印"。广州中医药大学图书馆版则见"绪言"，未见"殿言"。1册，共47页，版心下端印"广州大马站播文承印"。此版本，广东省立中山图书馆亦藏。广东中医药博物馆藏版与广州中医药大学图书馆版内容一致，仅多一张梁财信照片。该书未见刊印时间，据《中国中医古籍总目》载，刊于1937年。其"绪言"曰："跌打科，乃医学局部名称之一种，要其所得之病状，不外一个伤字。然就以伤字之解释，大约言之，应分五种，跌伤、打伤、炮伤、金伤、火伤。五种之中，则分筋、骨、血、肉四种。四种又分部位与脉络、单病与兼病、衰弱与健康，其如手术亦颇重要。因其附丽性深，而通变性亦甚重，故采取上工，则当经验富，阅历深。有富医一世，而病状未得目睹者，以伤势之奇异，及化病之无常也。故本科之渊源系深，而复精于全科者，其所得之成绩必高人一著。然而本科虽为内外科之附庸品，其理深义奥，直与内外科并驾而驱。故研究中，非为一知半解，便可称能。就以敝本家言之,先高祖财信公,苦心孤诣,研究本科,积卅年,仍以学恐未足。会家畜一鸡,夜被鼠子啮去足一,先高祖易以鸭足,疗以方剂,后鸡果行动如常,与天然者无异,方敢问世(事曾载详《南海邑志》)。其内容知识经验可想而知。然应当研究之法若何?夫天下间,不论辨理万事万物,务须明了路径,方可升堂入室。譬如航海家,如未明了海线,则泛掉中流,如何诞登彼岸。故本篇编辑大意,以学理为门径,以疗理为堂室,内容组织共分二章,但两章中之组织,乃只适用于本科而已。其详细中,能与别科赘疣者,从略。"

　　因是教科书,《光汉中医学校伤科讲义》系统地介绍人体全身骨骼经络与骨伤常见的疾病类型和治疗方法及方药,还有治疗后的方药和起居饮食方法及禁忌。全书详略得当,分为学理、疗理两大章。第一章学理分别阐述人体头部、面部、颈部、肩部、上肢、下肢、躯干、盆骨的解剖、生理和病理的基础知识。第二章疗理分别阐述头部、颜面、颈部、躯干、上肢、下肢、盆骨、阴囊、起居、饮食、伤格的疗理诊断方法、方药运用及注意事项。最后为殿言。

　　第一章学理分论部分分为8节。每一节先叙述各部分的解剖结构,包括构成该部分的骨骼数量、位置、名称及功能;然后讲述该部位常见的伤科病变机理;再具体分析主要骨骼的损伤类别及预后。除此之外,还有中医内科知识参附其中,如循行的经络及所属脏腑等。以"肩部"一节为例,首先说"肩部计左右有肩较二,锁子骨二,肩胛骨二",位置为"肩较系一流滑节,外与肱骨相连,形如杵臼",又分述"锁子骨,又名挂骨,又曰饭匙骨,又曰人字骨。此骨乃长弯形,横卧于两肩前,缺盆外,平肋之上也";在伤科病况中言"锁子骨受伤,有折断,或起疝。虽可用手术扶正,但不能夹扶⋯⋯""不能痊愈时,不特非能致命,且不能令人残废,只失其任物,及高举之动作而已"。

　　第二章疗理分为11节,其中前8节为身体各部位常见的伤科疾病,第9、10节分别为起居和饮食,讲述伤科患者日常生活注意事项。书中疗理部分的分论中,针对各部位的伤科疾患,按照病机、病情深浅不同分别论述,并在每个病症后说明其治疗手法、原理、预后情况及所用方药和方法。如以"颜面"一节为例,先指出颜面在伤科中,"其重要之中,不应完全责在骨骼,而责在五官",然后按照病机病情分为6个证型,分列治疗原则和方法及预后。原文:"①面部受伤瘀血内蓄,外现青肿者,外敷宜用跌打消瘀散。②面部受伤流血以正血散外敷之,重宜内服熄风止血剂。③眼部受伤瞳仁未破外现青肿者,外以眼部跌打药散敷之,内服眼部消瘀剂。④眼部受伤瞳仁已破血流蓄瘀者,亦以眼部药散外敷之,但其用处微有不同,内服息风止血剂。⑤眼部药剂日后瞳仁能恢复其貌否未可决定,临时以医学眼光诊断之。⑥眼部受伤瞳仁已破,未能以流血二字诊断之。"

　　最后"伤格"一节则描述了伤科病历的书写意义、规范和注意事项。后面附有伤格的范例,包括姓名、年龄、籍贯、性别、住址、病况等,体现了当时的病历特点。

(三)主要学术思想及贡献

《光汉中医学校伤科讲义》作为少有的梁氏骨伤传承书籍,充分反映了梁氏骨伤学术核心思想。经研究发现,《光汉中医学校伤科讲义》受清政府官修医书《御纂医宗金鉴》伤科辨证思想影响较大。但梁氏骨伤学术思想有其独到的创新之处。

1. 结合整体观念,注重气血经络 《光汉中医学校伤科讲义》将伤科疾病的辨证充分结合中医整体观念,特别重视调理气血与经络辨证。如在伤科学理一章,按照病因,将伤科疾病分为跌、打、炮、金、火 5 种类型,认为"有关于五伤之重要者,则为人体骨骼脉络血肉之构成,因其关系极深也",然后概述骨骼形状、结构、功能及原理。在中医学理阐述方面特别说明气血的重要性,"血之在于人体,所以奉生,而周于性命者也。故人能目视足步掌握指摄,无非仰赖血液之注输";同时非常强调经络与伤科疾病的关系,并在学理中详细记载十二正经和奇经八脉的具体腧穴循行及其与人体骨骼运动功能的联系。

2. 不拘泥于经典,注重临床与创新 《光汉中医学校伤科讲义》最可贵的地方在于它传承于经典但不止于经典,更教导学生"以医学眼光诊断之",鼓励学者突破所谓的金科玉律,结合临床经验进行创新。

如讲义中第二章疗理部分,第 9、第 10 节分别为起居和饮食,讲述伤科患者日常生活注意事项。疗理,书中解释为处置受伤患者之方法,并将其分为"手术、救护、诊断、方剂四种"。在手术概论中,将手术类型分为正骨、包裹、夹扶和救护手术,并讲述各类型手术的基本介绍、动作要领和适用情况。文中完整引用《医宗金鉴》的手法总论与手法释义,认为正骨手术无非用"心灵手敏"四字概括。但本讲义认为《医宗金鉴》中摸接等六法虽然有可观处,但若以此为金科玉律则无法满足临床需要,更无法令学者进益,而且其中有运用上的"麻烦点",认为实际运用时针对不同受伤部位与受伤程度会超出六法范围,故主张讲义编辑于学科科学以简单明白为上乘,体现出梁氏伤科不拘泥于经典,忠于临床创新的思想。

3. 提出伤科特殊四诊 《光汉中医学校伤科讲义》中认为伤科中的四诊有其特点,与中医全科四诊不完全一致,或者说有其侧重点。如在诊断概论中提出"二十七脉,不能完全适用于本科。单病之脉,最普通而居多数者,则浮、涩、芤、沉、滑、散、数七脉而已",指出伤科常见 7 种脉象。"如望,则当移于病人受伤处,而不只是望病人面色",主张重视受伤局部的望诊。"如闻,则当移于病人之呻吟声,如问则当移于病人受伤时碰触的感受,或者病程的长短。"闻与问都集中于患者对伤情的体会,同时很注意时间对伤科疾病的影响。

4. 注重内外治疗,与护理饮食相并重　梁氏骨伤治疗方法灵活多样,总体分内治与外治,更注重伤科手法或药物治疗后的护理饮食。在方剂中,分还魂、止痛、扶元、去瘀、排腐、生肌、滋养、清导等具有特色的 8 种类型并解释其功用,更自创多种效果显著的跌打方剂,为后世在骨伤的方剂使用上提供了借鉴。其方药或其他重要之点亦堂授时直接解释,并没录入。受岭南思维影响,梁氏认为饮食在伤科治疗中有重要地位,"病从口入"能体现这一点。在饮食一章中更创造性地指出伤科患者治疗上以祛瘀生新为宗旨,而祛瘀不止凭借药物,更从大小二便而排出,因此饮食以疏通肠胃、容易消化之品为宜,提醒后世饮食与调护在伤科疾病中具有重要地位。

（四）《光汉中医学校伤科讲义》原稿选登（图 6-3~ 图 6-5 ）

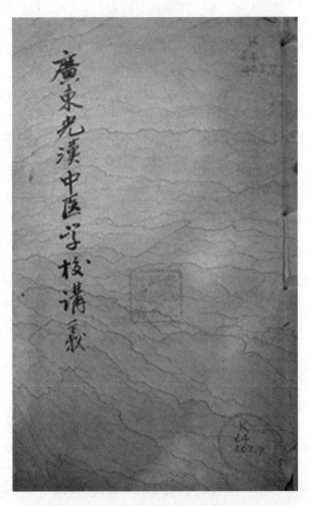

图 6-3　《光汉中医学校伤科讲义》书影

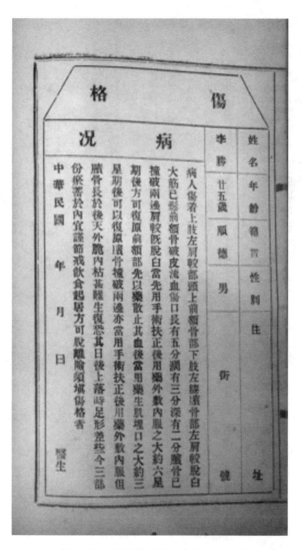

图6-4 《光汉中医学校伤科讲义》伤格——病例规范

167

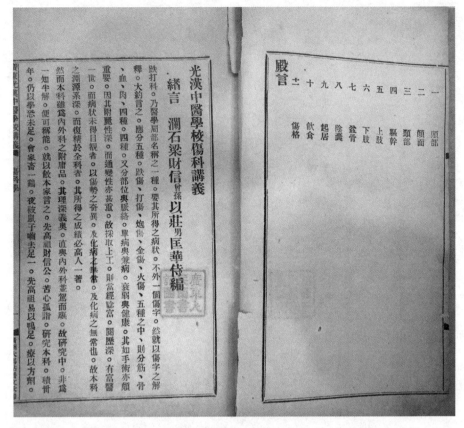

图6-5 《光汉中医学校伤科讲义》绪言部分（上述书影拍自广东中医药博物馆）

第四节 梁氏流派主要特点及影响

梁财信一家，是岭南骨伤蔡、管、李、梁、何五大分支之一。时至今日，梁财信跌打丸、跌打药酒、跌打膏药等，在佛山，甚至世界各地都一直畅销。梁氏治疗骨伤的许多独特手法多无医学文献记载，所谓"只有法传，而无书传"，因此梁氏骨伤科文献不多，现存者尤少。《光汉中医学校伤科讲义》是其主要著作。《光汉中医学校伤科讲义》首提伤科分类理论，将伤科"分跌伤、打伤、炮伤、金伤、火伤"5种，均可伤及筋、骨、血、肉。学术上受《医宗金鉴》影响较大，完整引用《医宗金鉴》的手法总论与手法释义，认为正骨手术无非用"心灵手敏"四字概括。但尊古又不泥古，认为实际运用时针对不同受伤部位与受伤程度会超出六法范围。传承中有创新，在诊断学方面，提出伤科特殊四诊并指出常见的几种脉象，在饮食一章中更创造性地指出伤科患者治疗上以祛瘀生新为宗旨，而祛瘀不止凭借药物，强调了饮食与调护在伤科疾病中的重要性。

"但两章中之组织，乃只适用于本科而已。其详细中，能与别科赘疣者，从略。"梁氏骨伤注重基本原理的同时，更注重课堂的授教和学生临床实践，并常告诫学生要"能痊愈否，亦当以医学眼光诊断之"。只可惜主要著作《光汉中医学校伤科讲义》中学理基础和手法述说浅显，所附方药均另详他处，暂时无从得知，而且所用手法亦为堂授时教予学生，并未在教科书中详细说出，无法深入体会其详细手法的奇妙之处。但梁氏伤科治疗的思想处处力求创新，辨证论治与手法运用的灵活性值得后人学习揣摩。梁财信后人在骨伤方面创出新成就，传承和发展了梁氏骨伤。

（陈凯佳　刘小斌　林莹娟　黄　枫）

参 考 文 献

1. 萧劲夫. 岭南正骨精要 [M]. 广州：广东高等教育出版社，1996：2.

2. 丁继华. 现代中医骨伤科流派菁华 [M]. 北京：中国医药科技出版社，1990：109.

3. 刘小斌. 岭南医学史（中）[M]，广州：广东科技出版社，2012：380.

4. 萧劲夫. 岭南正骨精要 [M]]. 广州：广东高等教育出版社，1996：3.

5. 广东省中医药研究委员会. 广东省中医验方交流汇编 [M]. 广州：广东人民出版社，1957：312.

6. 朱盛山，聂阳，辛年香. 岭南医药文化 [M]. 北京：中国中医药出版社，2012：159.

7. 梁理平. 跌打名医梁财信家史 [M]// 佛山市政协文史资料组. 佛山文史资料选辑（总第四辑）. 佛山：佛山市政协文史资料组，1984：52.

8. 中共佛山市南海区委宣传部，佛山市南海区文体旅游局，佛山市南海区档案局，等. 南海龙狮　南海衣冠　南海古村（南海衣冠篇）[M]. 广州：中山大学出版社，2011：62.

9. 张荣耀. 广东高等教育发展史 [M]. 广州：广东高等教育出版社，2002：110.

10. 梁以庄，梁匡华. 光汉中医学校伤科讲义 [M]. 广州：播文，民国年间.

11. 方继浩，等. 佛山历史人物录 [M]. 广州：广东人民出版社，2016：314.

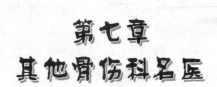

第七章
其他骨伤科名医

第一节 黄 飞 鸿

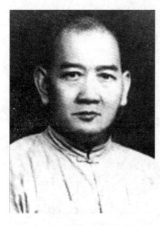

图7-1 黄飞鸿像

黄飞鸿（1856—1925），原名黄锡祥，字达云（图7-1）。广东南海县简村堡禄舟村人，西关跌打伤科名医，广东著名武术家。黄飞鸿出身武术世家，祖父黄泰为洪拳名家陆亚彩门徒，父亲黄麒英是晚清广东武术界的十虎之一，曾任镇粤将军所部技击教练，也在广州靖远街开设草药店。黄飞鸿5岁习武，12岁随父在西关及佛山等地街头演技售药。其后，他在佛山师从名武师铁桥三的首徒林福成，学得铁线拳及飞砣，能在舞狮时从狮口镖出飞砣采下四层楼高的"青"。后来他到广州第七甫水脚开设武馆，教授铜铁行工人武术，因击败挑衅者而扬名，来学艺者日众。黄飞鸿通过设馆授徒，培育了许多武技、医技人才，对南派武术的发展起到了承上启下的作用。他与当时的周雄光、李锦全、苏乞儿合称广东武林四大门槛。

光绪年初，黄麒英病重，临终嘱咐飞鸿："用拳头谋生，与人结怨甚多；以医为业，则能广结人缘。望汝结束武馆，设立医馆，为人治伤。"麒英辞世后，飞鸿遵父所嘱终止了近20年的武馆，在广州西关仁安街设立"宝芝林跌打医馆"（图7-2）。从医后，黄飞鸿有较多时间钻研医药，医术更加精湛，自制膏丹丸散。黄飞鸿曾向社会公开跌打药酒泡浸和防暑凉茶的验方，张贴于宝芝林门口，让人们抄录药方回家依方泡制。其跌打酒药方为：牛大力30g，千斤拔30g，半枫荷30g，宽筋藤30g，田七15g，金耳环15g。上好米酒一市斤半，泡浸15天即可使用。据梁达编著的《林世荣真传虎鹤双形拳》一书记载，这个就是"宝芝林伤科跌打酒"，有活血散瘀、消肿止痛的功效，适用于跌打肿痛等症，深受广大群众欢迎。黄飞鸿还按父亲留下的药方,自制"通脉丹""大力丸"等,尤以"通脉丹"最为有名。"通脉丹"由于疗效显著,使用方便,价钱便宜,不仅畅销广州、香港、澳门及岭南其他地区,还远销东南亚一带。

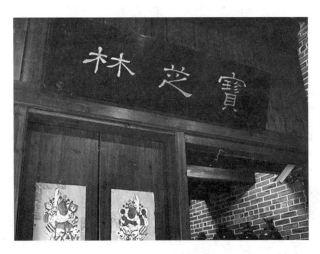

图 7-2　宝芝林跌打医馆

黄飞鸿曾随刘永福参加中日甲午战争,驻守台南,抗击倭寇。光绪十四年(1888),抗法名将刘永福率黑旗军驻防广东,不慎从马背坠下,致髋关节脱位,黄飞鸿施以手法治愈,刘永福遂以厚礼聘请黄飞鸿为军中技击教练,并赠写"医艺精通"的牌匾,悬挂在西关仁安街宝芝林医馆,四方患者就诊络绎不绝。

1924 年 10 月,宝芝林医馆在广州商团之乱时毁于火灾。黄飞鸿资财尽毁,忧郁成疾,于次年农历三月廿五日在城西方便医院(今广州市第一人民医院)去世。

黄飞鸿先后有 4 位妻子,4 个儿子中只有 1 人学武术。黄飞鸿去世后,妻子莫桂兰在林世荣、邓秀琼的帮助下,偕黄的两名儿子移居香港,在湾仔高士打道设馆授徒,传授子母刀等黄飞鸿遗技,门徒不少,人们尊称她为"四婆"。1949 年,关德兴先生首次演电影《黄飞鸿》时,特请她和黄汉熙担任顾问。1982 年,莫桂兰在香港去世。黄飞鸿有三位孙子,名叫源德、能德、天德,现一在澳洲,两在香港;孙女亚芝,亦在香港。

黄飞鸿武术传人有凌云阶、梁宽、林世荣、莫桂兰、邓秀琼、邓方、李灿窝、黄汉熙、黄源,未见医学传人的记载。林世荣是其成就最大的门徒,在清末广州市大型武术比赛中获第一名,民国期间曾在军队中担任武术总教官。自 1933 年黄飞鸿徒孙朱愚斋编著出版《黄飞鸿别传》起至 21 世纪初,以黄飞鸿为题材的小说、粤剧、说书、电影、电视剧、漫画、动画片层出不穷,其中电影超过 100 部。其家乡西樵建起黄飞鸿纪念馆。佛山的黄飞鸿纪念馆也于 2001 年 1 月落成开放。

第二节 林 荫 堂

一、生平事迹及贡献

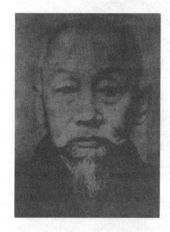

图 7-3 林荫堂像（图片来自《晚清民国时期的广东武术》）

林荫堂（1879—1966），东莞市谢岗林屋边村人，是广东的名拳师和医术高超的骨科伤科医生（图 7-3）。其父德歧，在石龙镇开办吉鸿米店。林荫堂年幼丧母，在石龙读书，16 岁辍学随父在店中料理账务。其时，东莞地区武术流行，以莫家拳为多，他随拳师莫亮学拳术兼学跌打医药。年长后娶妻任氏，婚后不久，父亲去世。后因生意不景，米店倒闭，他离家到罗浮山冲虚观修道，随道长学医采药。过了 3 年，任氏到罗浮山寻到林荫堂，哭诉生活无依之苦。该观道长深表同情，劝他还俗，下山为人治病以维持生计，于是夫妻俩来到广州，经同乡介绍，在广州河南白鹤洲一酒栈任掌柜。林荫堂在工作之暇继续教练拳术及钻研医学，为人治病，乐善好施。

1919 年，广东精武会成立，会所设在桨栏路宁波会馆，有南北拳师教练多人。林荫堂参加精武会第一期国术班学习，由初级、中级到高级班毕业，历时 6 年，先后从孙玉峰、沈季修、罗光玉、吴鉴泉等名师习长拳、螳螂拳、八卦、太极等时派拳种。另外，他还跟姚达琛学姚家拳，技艺贯南北，冶炼成一体，成绩优异，为众拳师所称赞。1925 年，他被广东精武会派往新会县城精武分会当主任兼国技教员。1927 年回广州，在河南白鹤洲办医务所行医，并从惠阳县火岗村请来师兄莫英龙拳师，在家设立莫家拳馆，合作收徒。民国期间，他先后在广东宪兵教导队、广东宪兵司令部、黄埔军校、国民革命军警卫旅、国民革命军第一军教导师师部等处任国技教官。1929—1936 年，又先后在两广国术馆、中山大学、广州市立第一师范学校、广州市立第一小学等处任国技教员。抗日期间，他在广州市内组织了大刀队培训班，教授杀敌大刀术。后来，林荫堂在广州德政路创办"国术健身学院"，以健身武术为主，并注重武德教育，德行不好的人不予招收，为社会各界所赞扬。

林荫堂为人忠厚、武德纯良、乐于助人，在武林中享有崇高威信。惠州拳师林耀桂从惠州来广州设馆,因"地盘"等问题为有的帮馆所不容,常有人借端上门闹事。林耀桂在一次忍无可忍的情况下把上门挑衅的人打伤几个,后又自感惹下仇家,必难立足,欲离广州。林荫堂得知此事,找耀桂表示愿意为他排解纠纷。后来几经奔走调解,终于双方言归于好。又一次,在抗日战争前,林耀桂在香港与黄飞鸿因事争执,双方声言要公开比武,决一雌雄。香港报界即以此发表新闻,轰动省港。林荫堂在广州闻讯,立即取道东莞赴港极力调解,结果使双方消除嫌疑,达成和解,停止比武。

林荫堂武艺高强,精通莫家拳(第四代传人)、洪拳、姚家拳、谭腿、螳螂拳、鹰爪拳、八卦拳等南拳北腿技法,与林耀桂、张礼泉、赖成己、黄啸侠被誉为"南方五虎将"。中华人民共和国成立后,曾担任广州市武术协会副主席,也担任过武术比赛裁判长。

林荫堂是广州跌打正骨名医。中华人民共和国成立后,他年已古稀,仍参加广州市医务工作者联合会,在芳草街卫生院任正骨医师。1958年底,越秀区卫生局在全区大部分社会医务人员已参加联合医疗机构的基础上,把区内著名中医正骨医师林荫堂、杨鹤亭、廖凌云、张树楠、吴少泉等集中起来,筹组中医骨伤科专科医院,1959年3月正式成立,定名广州市越秀区正骨医院(现广州市正骨医院)。

林荫堂认为,骨伤科治疗应以手法为主,然后外敷药物。

二、学术传承

林荫堂的传人很多,武术传人有儿子林仲伟。林仲伟8岁随父学武术,并拜师学过莫家拳、龙形拳、姚家拳、螳螂拳等,拳脚器械皆能,技术全面,民国时期曾获省市拳术、棍术、最轻量级举重比赛和拉力弓比赛4项冠军。后为华南师范大学体育系教授,著有《莫家拳脚法》《武术教学法探讨》等专著,名字被收编入《中华武术词典》。

医术传人中长子林仲文、女儿林惠君、孙子林汉华,均为广州市正骨医院骨科医师。孙子林汉明、林汉成、林佩玲亦均承其业,为骨伤科医师。曾孙林国杰亦为广州市正骨医院骨伤科医师。门徒潘士璋在广州市东山区人民医院任骨伤科医师。部分资料将林荫堂作为岭南五大家之一。2015年5月,这一越秀区百年中医世家荣获"全国最美家庭"称号。

(一)林仲文

林仲文,林荫堂长子,继承父亲衣钵,精于各种骨伤科病症的诊疗,是广州市正骨医院的创办人之,现为广州市正骨医院顾问,1979年曾被广州市政府授予"广州市名老中医"荣誉称号。他研发的治疗骨关节炎的有效方剂——骨九方,至今仍为正骨医院使用。

（二）潘士璋

潘士璋（1917— ），男，汉族，广东开平人。潘士璋自幼随父学习祖传正骨法，1974 年拜广州市林荫堂为师，擅长中医手法正骨。撰有《桡骨远端骨折临床体会》《运用正骨手法和外敷药治疗肩周炎临床体会》《采用正骨手法治疗腰部伤筋 80 例临床体会》《治疗肘关节损伤骨折后期引起肘关节强硬临床体会》等论文。

第三节　黄　耀　燊

一、生平事迹及贡献

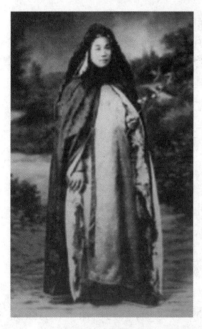

图 7-4　黄汉荣像

黄耀燊（1915—1993），曾用名黄醒中，广东南海里水大石沥美村人。广东省名老中医，著名外伤杂症专家，外伤科教授。1915 年生于中医世家，其父黄汉荣（图 7-4）是著名的西关骨伤科医家。黄耀燊（图 7-5）15 岁进入广东中医药专门学校，受当时名医刘赤选、梁翰芬、陈任枚、卢朋著等熏陶，学业日益增进，以勤奋好学闻名全校，民国二十三年（1934）以优异成绩毕业，受聘于顺德乐从同仁医院，后任广东中医药专科学校教师兼广东中医院副院长。抗战期间，日军入侵广州，他辗转香港、越南西贡行医，于民国二十八年（1939）重返广州，在西关梯云东路设芝香医馆。

1956 年广州中医学院成立，黄耀燊历任外科教研组副主任、主任、教授，附属第一医院院长、顾问。1978 年被广东省政府授予"广东省名老中医"荣誉称号。他是第九、第十届中国农工民主党中央常委，第七、第八届中国农工民主党广东省委员会主任委员，第六、第七、第八届全国政协委员，第五、第六、第七届广东省政协副主席。1990 年起享受国务院政府特殊津贴。长期参与中央、省、市各级党政负责同志的医疗保健工作，曾为叶剑英元帅治病，颇受称道。他从医 60 载，尤擅长外科，亦通晓内、儿、骨伤等科，对一些疑难病症如红斑狼疮、皮肌炎、硬皮病、银屑病、脱疽等也有独到经验。他对《伤寒论》《金匮要略》《外台秘要》等钻研较深，曾主编中医

学院试用教材《外科学》（3年制），副主编高等医药院校教材《中医外科学》
（5年制），主编《中国医学百科全书·中医外科学》，撰有《疮疡的辨证和治法》
等论文。

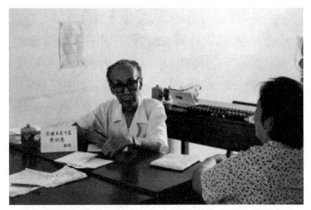

图7-5　黄耀燊看诊

黄耀燊致力于中医临床、教学、科研，治学严谨，博采众长，精通外伤、杂
症、儿科，对疮疡、胆石症、颈腰椎病以及蛇伤有独特研究。根据他的验方制
成的"骨仙片""双柏散"获得国家经济委员会金龙奖、广州市优质产品奖。

2009年，黄耀燊的家属将其生前收藏的1 267册图书全数赠予广州中医
药大学图书馆，此外尚捐赠黄耀燊的原始处方400多张，以及黄耀燊给叶剑英
元帅治病的笔记等资料。捐赠仪式及黄耀燊教授赠书纪念室（图7-6）揭幕仪
式于4月23日在广州中医药大学图书馆举行。

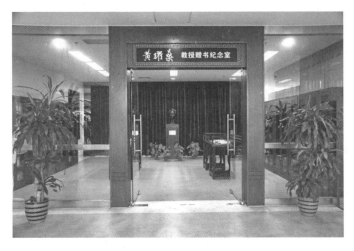

图7-6　黄耀燊教授赠书纪念室

二、外伤科主要学术思想及主张

（一）以"肾主骨"理论为指导

黄耀燊以"肾主骨"理论为指导，认为肾生髓主骨，肾气盛，骨骼坚实，筋肉强健，故治疗骨质增生，应以补肾益精为主，使肾气得以充盈，生髓益精，骨坚筋强，从而改善这类疾病的症状，控制病情的发展。黄耀燊在总结多年来治疗颈椎病、肥大性脊柱炎、诸骨关节骨刺疼痛等症的经验中，深入观察分析了 1 000 多例后，制定出一首有填精益髓、壮腰健肾、强壮筋骨、舒筋活络、养血止痛功效的骨仙片方药，并分别在多家医院进行系统临床验证，总有效率达 91.5%。他创制的双柏散对治疗各种痈疮及跌打损伤等有显著疗效。他主持的中西医结合治疗急腹症、破伤风、毒蛇咬伤等国家和广东省的重点科研项目，曾获全国科学大会奖、广东省科技大会奖。

（二）强调内外科辨证有别

黄耀燊强调内外科辨证有别，用药亦异。如疮疡，常有恶寒表证，则非外感风寒，用防风、荆芥、白芷等发散风寒之药，旨在疏通经络以消肿散结。内外科均有恶寒证，虽同为表证，但内科忌用血分药，而外科除用清热解毒药外，需兼用活血凉血药，为两者之根本不同。

（三）兼容并蓄的伤科手法

黄耀燊的伤科经验，不仅来自祖传，而且吸收现代名医杜自明的经验。南方医科大学靳士英曾撰文回忆黄耀燊在课堂上给他们讲授和演示过杜自明传授的达摩老祖易筋经及骨科整复和按摩的手法。重力可以力透筋骨，轻力可以安抚肌腠。

三、医案举例

（一）坐骨神经痛

谭某，男，41 岁，1987 年 12 月 30 日入院。

病史：2 天前因受凉后突然右臀及右下肢剧痛，不能抬举站立及行走。

检查：右臀环跳穴处压痛，右下肢直腿抬高 10° 左右，舌质淡红、苔薄白，脉弦。X 线腰椎摄片示 $L_{4\sim5}$ 肥大性改变。

诊断：西医诊断为坐骨神经痛。中医诊断为痹证（风寒痹阻型）。

治疗：此乃风寒之邪壅阻血脉经络，络道不通，气血运行不畅所致。治宜祛风散寒，通络止痛，用桂枝汤加独活、防风、制川乌治之。选进 5 剂，疗效不显，请黄耀燊会诊。黄耀燊认为，本证初为风寒痹阻经络，气血不通所致，但用药偏燥,且患者为阳盛之体,现患者痛处有灼热感,舌质转红、苔薄黄,脉弦细略数,乃属肝肾不足、阴虚火旺之象,治宜滋阴降火,清热通络。

处方:生地黄、山药、茯苓各 30g,知母、黄柏、泽泻各 15g,山茱萸、牡丹皮各 12g,桑枝 50g,白芍 20g,甘草 6g。每日 1 剂,水煎服。

服 3 剂后,疼痛减轻,直腿抬高 35°。效不更方,再进 3 剂,疼痛递减,转侧自如,可步履行走。再服 3 剂而痛除,唯觉乏力,稍觉麻痹。守上方去知母、黄柏,加鸡血藤、木瓜养血通络调治而完全康复。随访 2 年,未见复发。

(二)股骨头缺血性坏死

黄某,男,22 岁。

病史:1979 年因外伤引起股骨颈骨折致股骨头缺血性坏死,久治不愈,行走不能,邀黄耀燊会诊。

诊断:股骨颈骨折致股骨头缺血性坏死。

治疗:经采用内服祛瘀生新、补肾强筋的药物,如黄芪、党参、当归、熟地黄、何首乌、鸡血藤、白芍、川芎、丹参、桑寄生、千斤拔、枸杞子、女贞子、川续断、牛膝、杜仲、菟丝子、骨碎补、补骨脂、土鳖、地龙等;外用温通散寒、舒筋活络的药物熏洗热敷,常用有桂枝、十大功劳、乳香、没药、宽筋藤、络石藤、海桐皮等。1 年后,患者坏死的股骨头又生长起来,患肢的功能恢复,一如常人。

(三)疔疮走黄

患者,男,38 岁。

病史:起初面生小疮,搔破挤压后,随即恶寒不适。前医初予解表发散药,疗效不显。翌日,热从里出,复诊再投清解之剂,热痛不减,畏寒已罢而壮热烦渴(体温 40.2℃),汗出,神志不清,大便秘结,小便短赤。转请黄耀燊诊治。

检查:见患者面目浮肿,疮虽小而痛剧,且疮顶黑陷,周围皮色瘀暗,按之稍硬。舌质红、苔焦黄,脉数实。查血常规:白细胞计数 20 000/mm³(20×10⁹/L)。

治疗:黄耀燊认为,此乃火从风扇,迫毒内攻,疔毒走黄。治按凉血清热解毒法,用犀角地黄汤加味。

处方:水牛角(先煎)、鲜生地、紫花地丁、野菊花、金银花、生石膏(先煎)各 30g,半枝莲 20g,赤芍 12g,牡丹皮、大青叶、黄连各 9g。2 剂。

服后热退神清,疮平;再数剂善后,痊愈。

四、常用验方

（一）骨仙片

[组成] 熟地黄、枸杞子、女贞子、黑豆、菟丝子、骨碎补、仙茅、牛膝、广防己。

[性状] 本品为糖衣片。除去糖衣后显棕褐色；味微苦、酸涩。

[功效] 填精益髓，壮腰健肾，强壮筋骨，舒筋活络，养血止痛。

[适应证] 用于因骨质增生引起的疾患。

（二）双柏散

[组成] 侧柏叶、大黄各600g，黄柏、薄荷、泽兰各300g。

[用法] 以上5味共研成细末，取适量用蜜糖适量加水调成糊状，煮热外敷或凡士林调敷，一日换药1次。

[功效] 活血祛瘀，消肿止痛。

[主治] 跌打损伤，疮疡初起红肿热痛、包块形成而未溃者。

五、原始资料图片选登

黄耀燊手稿见图 7-7~ 图 7-10。

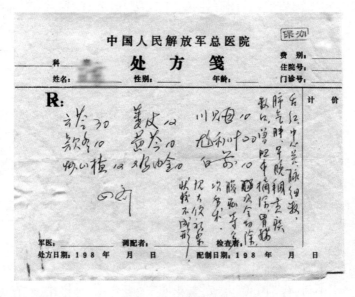

图 7-7　黄耀燊处方

图 7-8　黄耀燊病案手稿

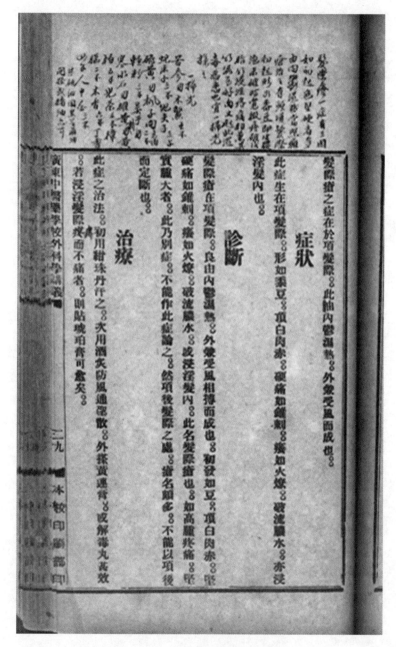

图 7-9　批注《外科学讲义》的手稿

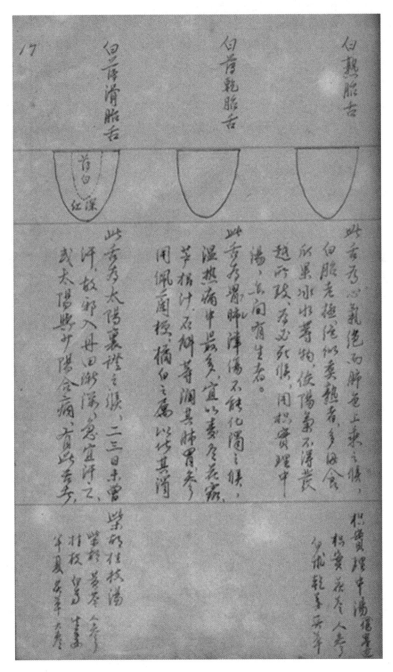

图 7-10 黄耀燊手稿（舌诊）

六、学术传承及传人选介

黄耀燊在外科、骨伤科、皮肤科、内科均有成就，学术传人如麦冠民、张曼华、林华森、赖振添、陈汉章、黄婉健、崔学教等都学有专长，各有成就。其中，赖振添在1991年被确定为学术继承人，获得人事部、卫生部、国家中医药管理局联合颁发的全国老中医药专家学术经验继承人出师证书。女儿黄燕庄是护士，曾与黄耀燊一起抢救蛇伤患者。儿子黄和世曾跟黄耀燊学医，后就读广州中医学院的夜大，6年后毕业，曾在广州中医学院附属医院工作，后定居澳大利亚。传承人选介如下：

赖振添

赖振添（1945— ），主任医师，教授。中医外科、中西医结合外科硕士研究生导师。历任广州中医药大学外科教研室副主任、第一附属医院外科副主任，中国中西医结合学会急腹症专业委员会理事、广东省中西医结合学会急腹症专业委员会副主任委员、广东省中医药学会外科专业委员会副主任委员等。1970年于广东中医学院本科毕业。一直从事中医、中西医结合外科的教学、科研和医疗工作，擅长急腹症、肝胆系统感染和结石病、泌尿系统感染和结石病、前列腺炎及其他男性病、毒蛇咬伤和各种外科疑难杂症的治疗，以及各类手术后的康复调治。在国家和省级杂志上发表论文40多篇，参与《外伤科学》（中医）、《外科学》（中医）、《中医诊疗常规》和《中国医学百科全书·中医外科学》等专著的编写。

赖振添整理了黄耀燊相关学术思想及临床经验，协助黄耀燊主持研制抗骨质增生有显著疗效的"骨仙片"，参与广东省名老中医电脑诊疗系统的研究，获1992年广州市科学技术进步奖三等奖；参与抗蛇毒血清的临床应用研究，分别获广州市1998年科学技术进步奖二等奖、广东省1999年科学技术进步奖二等奖；参与毒蛇伤急救技术的研究与推广应用，获教育部1999年科学技术进步奖二等奖。由他主持的毒蛇伤急救技术处于全国领先水平。1987年在《高教探索》上发表《良师名医好公仆——记名老中医黄耀燊教授》一文，1988年在《新中医》上发表《黄耀燊教授治疗经验与学术思想简介》，1990年在《中国医药学报》上发表《黄耀燊》一文。（图7-11，图7-12）

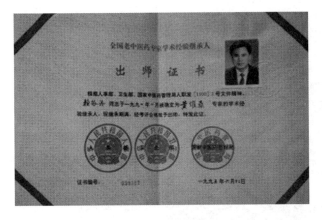

图 7-11　出师证书

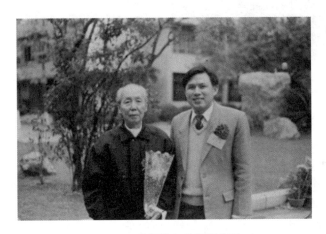

图 7-12　黄耀燊与赖振添师徒

第四节　李　佩　弦

一、生平事迹及贡献

　　李佩弦(1892—1985),广东省新会县人(图 7-13)。自幼习南拳、客家拳。1916 年参加上海精武会,经过了 6 年系统学习,先后从赵连和、罗光玉、陈子正、吴鉴泉、熊长卿等分习谭腿、少林拳、螳螂拳、鹰爪拳、太极拳、行拳10 路、连拳 5 路、罗汉拳 108 手、易筋经以及刀、枪、剑、棍和大杆子等,获精武会高级毕业证书。后任中央精武会摄影部部长、舞蹈部主任、教务主任,曾参加精武马戏团赴东南亚诸国表演。1937 年抗日战争爆发后,他在广州武

183

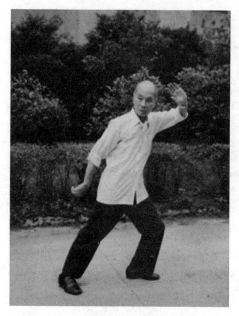

图7-13　李佩弦像

术协会曾主办抗日杀敌大刀队。中华人民共和国成立后，他提倡尚武健身，振兴中华，并在沙面教授吴式太极拳。1959年，任广州中医学院体育教研室主任，在学院建立起武术队，讲究武医结合，传授气功疗法。1961年广东省高等教育局、卫生局联合举办大中学生气功训练班，李佩弦担任教练，参加学习的有3 000多人次。1958年任广州市武术协会副主席，1982年任广东省武术协会副主席。

李佩弦毕生致力于尚武健身，振兴中华。1957年，率广东武术队参加在北京举行的全国武术评奖观摩会，推广各门类的武术、体操、气功等活动以增气力、强筋骨、御疾病。擅用点穴理伤治疗各类软组织损伤，其手法开合有度，刚柔相济，强调骨折患者早期合理的功能锻炼的重要性，专门为骨折患者自创肢体功能锻炼操。治疗劳损诸症用药主张益气健脾，养血荣筋。李佩弦晚年，随其学习理伤手法的学生众多，同道中人称其"武林全才""杏林长老"。李佩弦认为，武术可以强身治病，可以保守卫气，可舒利关节、疏通经络、调和营卫、流畅气血、壮筋骨、肥肌肉，对神经衰弱、高血压、肺结核、胃溃疡、关节炎和风湿等都收到显著治疗效果；经过长期的实践证明，练太极拳收到的效果是极高的，加之太极拳是柔和的运动，因此有病的和健康的男女老幼均适宜练习。

李佩弦善于总结经验，勤奋写作，1960年编成《八式保健操》《气功大成》；1962年和1977年编写《易筋经》《八段锦》两本书，均由人民体育出版社出版。1982年开始，他在《武林》杂志发表了少林合战拳1~4路。尚存遗稿有《气功学概论》《气功问答》《按摩日记》《养生学》《鹰爪十路行拳》《少林五战拳》等。他曾在《新中医》《羊城晚报》《广东体育史料》等刊物上发表过数十篇文章，为宣传武术和医学作出了贡献。

二、著作与手稿介绍

（一）《易筋经》

"易筋经"是我国古代流传下来的一种健身法。按字面解释："易"的意义是"改变"，"筋"是"肌肉"，"经"是"方法"。概括起来，从切合本经经旨说，"易筋经"就是改良和增强肌肉运动功能的方法。在锻炼时，它以一定姿势，借呼吸法诱导，加强大脑皮质对机体各部的控制，随着这种微妙的运动方式，逐渐提高内脏器官的生活能力和加强肌肉及其力量。《易筋经》以介绍两套"熊式易筋经"为主，并附有3种"古本易筋经"。熊式易筋经是李佩弦随师习艺和在较长时间的实践中，根据不同年龄和体质差异而整理的。（图7-14）

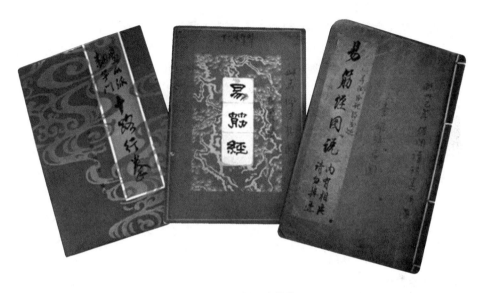

图7-14　李佩弦著作

（二）《气功学概论》

气功亦称"内功"，是一种运用呼吸锻炼内脏以预防和治疗疾病的方法。它是祖国医学遗产的一部分。《气功学概论》著于1962年，分为作用、效果、方法、姿势、准则、文献。目的是为了推广气功疗法，使广大群众对这门学问有所认识，加强学习的信心，积极注意养生和保健，增强体质。

（三）《气功问答》

此书是1960年李佩弦由学院派赴新会讲气功课所用，其中涉及一些对练功者的建议和在练功中常见的问题，比如"为什么高血压和神经衰弱者多采取站桩"，解释为"高血压患者上实下虚，练站桩功则引血下行，使头部容易放松，再加上意守下部，能有一种气血下降的感觉，因而使血压下降"；再如"练功时有些睡意，这个反应当如何解决"，建议是"初练功时往往有睡意，任其自然，如果身体并不疲劳，白天练功或晚上练功有睡觉的，可睁开双眼停一下，或移动一下肢体，或拍击大腿一下，然后再继续练功"。

（四）《按摩日记》

此书主要记述了 10 个左右患者的按摩治疗情况，基本以患者入院现病史和既往史开头，接着按时间顺序详细记录了患者入院期间的按摩、敷药、针灸、熏洗等情况，最后对治疗情况和效果给予总结，绝大部分患者在经过治疗之后病情好转或者康复。其中也不乏患者亲笔记述的病情发展情况，是研究李佩弦骨伤经验的第一手资料。

（五）《养生学》

古人鉴于疾病的形成与人体内部的正气强弱有关，认为保养正气、增强内在的抵抗力在预防疾病中有很大作用，因而提出了"上工治未病"的医疗观点。李佩弦认为，养生之道应分为如下几个方面：其一，精神方面应保持思想活动正常和精神愉快；其二，要从事适当的体力劳动，以劳逸结合，预防疾病；其三，在生活制度方面应提倡"饮食有节，起居有时"；其四，在气候剧烈变化时应注意防范外来疾病因素，以免受邪。

三、医案选读

李佩弦善于治疗严重性类风湿病、因中风引起的半身不遂等后遗症、腰椎间盘滑脱、坐骨神经痛、帕金森综合征、脑血管意外后遗症、髋关节骨化性肌炎等。

（一）类风湿关节炎

[医案举例]　张某，女，40 岁，河北人。

病史：于 1958 年开始发病，在中山医学院检查诊断为严重性类风湿病，素有四肢活动困难，手指足趾变形，左上肢不能伸屈，左下肢膝关节痉挛不能伸直，因而不能行走。在这 13 年之久，曾在人民医院、中山医学院和其他大医院及疗养院治疗。在从化治疗时，当时手指均未变形，用过几个疗程（即 1 个月）的推拿治疗，但未收到效果。

诊断：类风湿关节炎。

治疗：第 2 疗程中采用的穴位，上肢为肩中、肩俞、曲池、合谷，下肢为环跳、风市、殷门、委中、承山、悬钟、足临泣、申脉、阳陵泉；几个关节地方，用舒筋法推擦；其余部位用万花油，另外熏洗 1 小时。

手法：按、推、拿、捻、搓、摇、拍、滚、抖。

第 3 疗程操作如下：

1. 按大椎，按肩俞、肩贞、足三里、内外关、神门，腕骨节。

2. 手指分别揉捻扳机指，施引伸法和对抗运动。

3. 躯干部位，先按肾俞、命门、八髎，再按居髎、环跳、风市、殷门、承山、委中、足三里、上巨虚、足临泣、申脉、悬钟、三阴交、阳陵泉、膝眼、髀关、伏兔、公孙、阳辅、涌泉等穴。

4. 捻揉足趾,患者遇有感冒则加擦风池。

5. 手法 按、揉、摩、捏、搓、拍、滚、摇、抖、擦等。

6. 熏洗 每日上下午各1次,每次工作1小时以上。

五加皮汤,处方如下:

当归三两,乳香、没药各三两,五加皮三两,丁香三两,香附三两,青皮三两,朴硝三两,川椒三两,牡丹皮三两,地骨皮三两。

(二)中风后遗症

[医案举例] 黄某,女,67岁。

病史:有高血压史,因感冒中风引起半身不遂后遗症,左上下肢瘫痪,麻木不仁,无活动能力。1971年住院用中药、针灸治疗,直至10月25日开始结合按摩疗法。患者常有头晕、头痛、失眠,终日不能坐正。

诊断:中风后遗症。

治疗:年老体弱多病,治疗必须小心谨慎,宜用轻柔施治方法才能起到作用。观察患者病情后,决定采取以下方法治疗。

1. 部位 以腰脊、八髎、头部为重点按摩部位。

2. 操作 取俯卧、侧卧、仰卧位。

3. 取穴

躯干:肾俞、华佗夹脊、大椎、肩井、八髎;

头部:太阳、风池、鸣天鼓、点印堂;

上肢:肩俞、臂臑、曲池、曲泽、手三里、内外关;

下肢:环跳、居髎、殷门、风市、委中、承山、申脉。

4. 手法 按、拿、揉、搓、捏、拍、摇、抖、滚。

此外,熏洗上下肢热敷,热拍各关节,还要配合被动运动,如摇上肢、摇髋关节、抬腿、抖腿等动作。熏洗处方如下:

先用:八仙逍遥汤。组成:防风、荆芥、川芎、甘草、当归、黄柏、苏木、牡丹皮、川椒、苦参。

后用:五加皮汤。组成:当归、乳香、没药、丁香、青皮、朴硝、川椒、五加皮、地骨皮,加生葱3根同煮。

第一方治疗风湿冷痹、筋骨疼痛麻胀等。

第二方祛风、破瘀,治疗痛经、手臂拘挛等。

(三)帕金森综合征

[医案举例] 李某。

病史:患者曾在北京解放军总医院诊断为"帕金森综合征",四肢强直伸屈困难,眼睛转动困难,曾经治疗5年未见效果。

诊断：帕金森综合征。

治疗：

1. 部位　分为头部、上肢、躯干、下肢。

2. 取穴

　　头部：睛明、四白、颊车、人迎等；

　　上肢：肩井、肩俞、肩外俞、曲池、手三里、手指各穴、内外关等；

　　躯干：大椎、肾俞、八髎（先按及擦）并夹脊等；

　　下肢：环跳、风市、殷门、委中、承山、申脉等。

3. 手法　按、拿、揉、捏、拍、滚。

操作完毕，患者说很舒服，于是教他放松功结合治疗。因为患者由于用脑过度，以致大脑皮质失调，为了使他大脑安静且针对性治疗四肢强直，于是教他头肩颈躯干和四肢全放松法，这一方法对大脑紊乱和四肢强直都有较好的作用。

内服药（邓铁涛处方）：黄芪、桂枝、白芍、大枣、熟地黄、当归、川芎、桑寄生、何首乌。

编者按语：通过分析以上3个代表性案例，我们发现，李佩弦在临床治疗中强调多种治疗手段结合，且推拿按摩、药物熏洗、服药及针灸是其中重要的四点。在推拿中，主要手法有按、揉、摩、捏、搓、拍、滚、摇、抖，按摩和针灸穴位主要根据患者的具体情况在躯干、头部和上下肢取穴，药物熏洗和内服药方面主要以祛风湿、强筋骨药和活血化瘀药为主加减。综合治疗的同时还要结合康复运动，如每日练走步、自己伸屈手足，并被动运动关节。

四、原始资料选登

《按摩疗法日记》见图7-15、图7-16。

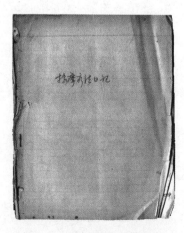

图7-15　《按摩疗法日记》手稿一

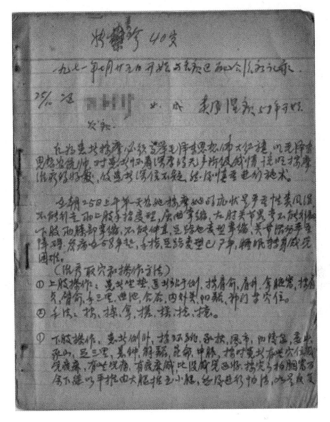

图7-16　《按摩疗法日记》手稿二

五、学术传承

代表性传人有李家驹、冯达英、黄锦清、关荣健、林应强、罗国华、黄泽霖、李传锦、刘金钊等。

（一）李家驹

李家驹（1958—），李佩弦之子，从医40多年，家学渊厚，自幼师承其父精武老人李佩弦从事传统正骨、推拿、武术等。1987年到安徽医科大学跟随全国著名运动创伤康复专家赵翱教授进修学习。曾在广州中医学院第一附属医院针灸科、骨伤科、康复科工作，并曾受聘于海珠区中医院正骨科。长期担任广州中医药大学武术协会荣誉副主席、顾问及指导老师，教授功力拳、连环剑、鹰爪拳并开班，还有易筋经、十二路谭腿，长于鹰爪拳及少林拳法。曾任广东省武术队医务监督，为广东省气功学会常务委员，广东省保健按摩协会委员，广州市武术协会常务委员。被广州市荔湾区骨伤科医院聘任为"西关正骨研究室顾问"。临床擅长奇难杂症,运用家传的武术、气功及针灸、推拿、传统骨伤手法复位等治疗运动创伤、骨折、外伤性截瘫、中风后遗症、颈椎病、坐骨神经痛、腰椎间盘突出症以及各种急慢性疼痛,还擅长小儿推拿等。

(二)林应强

林应强(1943—2017),出生于广东省揭西县,教授,硕士研究生导师,第三批全国老中医药专家学术经验继承工作指导老师。曾任广东省中医院按摩科主任导师、中华中医药学会推拿专业委员会副主任委员。20世纪60年代,林应强考入广州中医学院医疗系,拜李佩弦为师。李佩弦不单将变化多端的精武门点穴、闭气、分筋、挫骨等手法传授给他,还把传说是南宋岳飞所创的鹰爪拳秘传于他。大学毕业后,林应强进入广东省中医院骨科工作。他尝试运用武术中的点穴、闭气、分筋、挫骨等手法,结合中医正骨的"摸、接、端、提、推、拿、按、摩"八法治疗,并取得了初步成效。在反复临床实践中,林应强又得到骨科名医何竹林、黄宪章等老前辈的指点。在临床中,他把中医按摩手法与中国武术的跌打理疗手法糅合在一起,融会贯通,自成一门学派。如提拉旋转斜扳法、踝关节挤压疗法、手法治疗肩周炎等,都是林应强在多年临床工作中总结出来的独特疗法,效果极好。

(陈凯佳 黄煜扉 李家驹 黄子天)

第五节 霍 耀 池

一、生平事迹及贡献

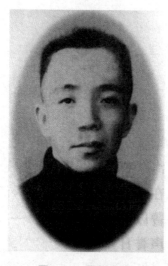

图7-17 霍耀池像

霍耀池(1892—1970),广东省顺德县伦教镇鸡洲乡人,西关正骨跌打医师,武术家(图7-17)。在霍耀池行医的40多年间,曾先后担任广州市中医公会理事和广州市成药公会监事。解放初期,当选为广州市长寿区第一届中医代表大会的代表。

霍耀池12岁在香港随山东梅花螳螂门名拳师、著名骨伤科和内科中医师鲍光英先生习武学医,从师10年,潜心苦学《黄帝内经》等经典著作,并得鲍师精湛的骨伤科、内科医学真传。同时一日三功,练就了一身梅花螳螂门的非凡武功。同仁称其:文武医通晓,智仁勇兼备。1941年,日寇侵略,香港沦陷,百业凋零,霍耀池回广州西关长寿路33号设医馆,深得群众信赖。

霍耀池集平生医学经验,制出"活脉丹"和"肾气丹",疗效显著。南京国医馆馆长焦易堂先生亲笔书匾"济世活人"。霍耀池在医学上有很深的造诣,在武功方面,功力深厚,步马稳当,拳路清晰,身手非常敏捷,曾得到当时中国驻联合国邮政署署长霍宝树先生赠送"媲美元甲"牌匾(此匾尚存,图7-18)。由于医术精湛,武艺超群,当时羊城坊间流行一首歌谣:跌打刀伤唔使怕,奇难杂症有药搽,请找西关霍耀池,妙手回春众人夸。霍耀池代表性传人有霍明彬、欧潜云、霍明光、霍明东、严孝良、潘孝涛、佘志安。

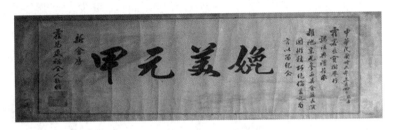

图7-18　"媲美元甲"牌匾

二、临床经验及医案举例

(一)骨折难愈,治求脾肾

"骨不连"是骨伤科难治病症之一,病因复杂。霍耀池对伤科骨折愈合甚有研究,后辈师其法治疗骨折难愈每获良效。

霍耀池认为:"素体脾虚之人或身体创伤后每因其休息误时、误工而焦虑,此时忧思难免,然忧思伤脾,脾气一虚,水谷之气不运,则五脏皆无生气,轻则骨折缠绵难愈,重则变症横生,难期痊愈之日。"故治疗"骨不连",必须以调脾胃为先。然脾虚一证,有补脾虚则脾能自愈者,又有命门火衰、火不暖土致脾肾两虚者,至于再有肝木横脾一证,治法虽有疏肝健脾一法,然亦不离滋水涵木。故霍耀池治疗骨折难愈多从脾肾入手,每获良效。

[医案举例]　陆某,女,45岁,工人。

病史:以左股骨干中段骨折在家卧床治疗1年。发现行走时左大腿疼痛不适,经X线片复查,发现左股骨于原骨折处发生不完全骨折,予以长腿石膏固定左下肢3个月。X线照片复查,示左股骨干骨折线存在,无明显骨痂生长,股骨干可见骨密度降低,提示骨质疏松。患者对此甚为忧虑,不敢扶拐下地,求诸某医治疗。该医以滋补肝肾治疗3个月,见纳呆便溏益甚、痰多清稀、夜寐易醒数症,患肢仍不能触地行走,故又转求诊治。见前医所开之药方均出自健步虎潜丸、四物汤化裁,故疑其所用之药滋腻碍脾。详加细问下,患者又诉既往有慢性结肠炎病史,月经后期而至又淋漓不断。

检查:患者面色㿠白,手足欠温,舌淡胖苔白腻,脉细,左股骨纵轴叩击痛(+)。

诊断:左股骨干陈旧性骨折迟缓愈合(脾肾阳虚型)。

治疗:服"香砂六君丸",每次 2 粒,每天 2 次。服药 1 周,胃纳转佳,痰涎减少,睡眠改善,大便正常,再转投"加味固胎丸"(怀山药 30g,当归 10g,熟地黄 20g,补骨脂 10g,党参 25g,杜仲 15g,续断 15g,白术 30g)。

6 周后复诊:左下肢离拐行走疼痛明显减轻。经 X 线照片复查示左股骨骨折线模糊,可见较明显骨痂生长。但月经延期而至,量少未有明显改善,又改用"大补元煎"(党参 30g,炙甘草 6g,怀山药 20g,当归 10g,熟地黄 20g,山茱萸 10g,杜仲 20g,枸杞 15g)。

4 周后复查见股骨干骨密度较前改善,骨折呈临床愈合。月经量亦较之前明显增多,依时而至。患者恢复正常工作,随访 1 年,疗效满意。

按语:霍耀池提出,滋养肝肾忌脾胃失运而投以滋腻厚味,盖因滋腻之品未达病所,先碍脾胃,未见其利,先见其害。案中患者前医以壮筋骨拟方,唯补肝肾,重用滋腻厚味之药,然未察其素有"慢性结肠炎"病史且纳呆便溏久矣,试问脾胃素虚之躯又如何能受归、地等滞腻之品?连用三月补肝肾之品,仍未起壮筋骨之效,及至大便溏泻仍不改弦更张,拨乱反正,故又生痰多寐差两症。此类不眠多痰,盖因滋腻之品令其中满,"胃不和则卧不安",此乃气机失调所致。虽云"五脏之伤,穷必及肾",然该案之治验,则在于策略上。霍耀池把顾护脾胃作为滋补肝肾的前提,先投香砂六君丸调脾胃,再用加味固胎丸、大补元煎固肾精,显然事半功倍矣。"妇人尤必问经期",询得患者月经素来延期而至,且面色㿠白、四肢不温,合参脉象,判断其必有阴血亏虚兼病,此乃其骨折难愈之原因。而其时患者便溏、痰多、不寐等脾胃症状明显,故归、地诸药又不宜投用,故处方使用上,先以香砂六君丸,即四君子汤加夏、陈以化痰,入砂仁健胃、木香醒脾,故助益更大。在脾胃诸症基本消除后,转用加味固胎丸及大补元煎两方,其中前者以白术健脾,后者以人参补脾,均为脾肾兼顾的方剂。"加味固胎丸"一方原治胎产,出自唐宗海《医学见能》,然方中续断、补骨脂等药为伤科多用,故霍耀池多以其治疗骨伤跌打,屡见验效,尤为喜爱。大补元煎为"加味固胎丸"去补骨脂、续断、白术加味,霍耀池多用于伤科之症后期调理。故此骨折迟缓愈合者得其合理施治,终获良效。

(二)补血之妙,五法求之

霍耀池治伤科虚劳内损之法多不离补血。盖因血为筋脉荣养之本源,同一伤症,或速愈,或缠绵,究其因必在于不同患者之脏腑虚实,气血盈亏均有所别,故不论陈伤新病,欲其速愈,必以兼补其血为要,所谓"血荣则筋脉强健,春暖则冰水自融"。

霍耀池认为,伤后血虚之辨有脏腑之分、经络之别。补血之难,难在辨脏腑、分经络,若仅执一方一法以对诸血虚之证,安能丝丝入扣?故补血之法,宜以肝、肾、心、脾之别细分为五,各有备方。即肝虚血瘀之证首当四物;肝脾血郁之治法于逍遥;肝肾不足,精亏血少者补之以六味;心脾血亏之病辅之以归脾;脾肺气虚致使一身气血俱虚者又当以人参养荣、归芪建中扶脾养血。五法当察其临证之别而加减变化。

1. 肝虚血瘀之证首当四物　四物汤,芎、归、地、芍皆入肝经,乃一切补血汤之代表,因"肝藏血"故也。临床多用于跌打内伤新症。新病之人,其气未虚,滥取参芪之类,则恐犯"血病治气,则血愈虚耗"之误,故四物不取补气之药,而仅用一味血中之气药川芎行诸药之腻滞,况芎、归善走善通之品,故益利内伤血瘀等症。霍耀池指出,南方之人体质气阴两虚者多,故川芎之量不宜过大,过大则易生不眠燥渴之证,故四物之妙用全在于调整川芎与归、地、芍三药之搭配比例。

四物汤之用随兼证之不同可灵活加减,如不眠者加柏子仁,发热者加牡丹皮、地骨皮,小便黄者知母、黄柏,大便闭塞者加升麻,腿脚瘀痛者加牛膝,手臂瘀痛者加连翘。

2. 肝脾血郁之治法于逍遥　逍遥散虽本为治妇人肝脾血虚之方,然伤科多伤血,而伤血必伤肝,经云"见肝之病,知肝传脾",故霍耀池在伤科中亦广而用之,以治因久病卧床气郁内结而致肝脾两伤者。除调理肝脾一功外,霍耀池还强调逍遥散对伤科中手臂肩膊痛一证的治疗。盖因经脉所过,主治所及。《石室秘录》云:"臂与肩膊,乃手经之病,肝气之郁也。妙在用白芍为君,以平舒肝木之气,不来侵克脾胃之气。"曾见张锡纯治臂与肩膊痛之方,方中多参与薄荷疏肝,李东垣、陈士铎之方皆善用柴胡以疏肝。可见逍遥散中柴胡、薄荷正是肝经引经药。霍耀池指出逍遥散善治涉及手臂肩膊的伤科症状是有一定依据的。

3. 肝肾不足,精亏血少者补之以六味　霍耀池认为,肝肾乃血之源,善补肝血者必先滋肾精,此乃乙癸同源、肝肾同治之理。故六味地黄丸虽为治肾阴不足的方剂,然霍耀池则把其置于补血常用方之列,取其治疗肾阴不足肝血无以生化的血虚证。《明医杂著》云:"六味丸以滋肾水、养肝血。"然肝血之本虚证和肾精不足导致的肝肾血虚证似同而又实异,虽异却源同,前者用药以四物汤为代表,后者则以六味丸为代表,故区分两者之别又当为临证选方之关键。霍耀池指出,对于血虚并见及阴虚伏热者,投四物原方不能解"热胜则伤血"之困,徒劳无功反生邪助火,故须用四物汤加知母、黄柏,四物汤加牡丹皮、地骨皮或径投六味丸、知柏八味丸以补肾阴，让肾阴转生肝血。对于大便溏泻者，四物之当归滑肠又所当避，反之六味丸之泽泻有利小便而实大便之功，故伤科中兼见血虚便溏者，多取六味而弃四物。因腰为肾之府，肾主藏精，六味丸药性善沉降，走下肢，故腰腿疼痛、伤后屈伸乏力诸症多用六味为主，而兼有血瘀者又当六味、四物合用，以收益精生血而又兼通络活血之功。

4. 心脾血亏之病辅之以归脾 归脾汤乃心脾荣血亏损之常用方。临床多用治跌打损伤后期因长期卧床缺乏活动的肌肉萎缩者。因脾主肌肉，经云"形不足者，温之以气；精不足者，补之以味""阳化气，阴成形"，而方中正是以参、芪温之以气，以归、枣、龙眼肉补之以味的代表，故对肌肉萎缩等形不足等症颇有殊效。

归脾汤之用，还多见于月经量少或提前闭经的女性患者。中医十问歌指出"妇人尤必问经期"。实践经验证明，凡未至闭经期的女性却出现月经不至、量少、色淡、瘀块多者，其遇伤患必缠绵难愈，恢复期明显比常人明显推迟。故伤科治疗必须注意女患者的经期情况。经云："二阳之病发心脾，有不得隐曲，女子不月。"月经至期不来，或量少色淡，皆为心脾荣血亏损的典型特点，对此症投归脾汤治之，往往见伤痛之症随月经之恢复而得愈。

5. 脾肺气虚致使一身气血俱虚之治 临证血虚之治，不乏气虚为本，因气虚日久延至血虚者。对此类气血俱虚之证，若忽视培养脾肺之气，则易犯"气病滋血则气机呆滞"之误，此时所用补血之药无益血之功却有助湿坏脾之弊，此乃舍其本而逐其末矣。明末医家孙文胤云："脾胃一伤，则五脏皆无生气。"脾胃乃精血生化之源，亦为补血之药得以运化之基础和关键。对脾胃气弱，脏腑水谷之气不运的患者，必以健脾补气为本，兼以补血为标，方能实现血脱益气，生气于精的巧妙运化。对于该类病者，临床中多见口渴引饮、眼睛干涩两症的发生。《脾胃论》云："胃气不行，内亡津液而干涸，求汤饮以自救，非渴也，乃口干也，非温胜也，乃血病也。"可见口渴及眼睛干涩两证是临床中对血虚进行判断的重要依据。

对该类症状的治疗，霍耀池多以人参养荣汤、归芪建中汤为基础方，并指出"参芪能使大便实而润燥渴"，强调其不仅为补气药更为甘温补脾之药，故脾虚便溏、口渴引饮者多用之。然参芪虽皆为补脾益气之药，而药性细分又各有所长，如人参守中善补里虚，黄芪走上善补表虚。故在伤科兼症的使用上，见胸胁逆满之痞者当投人参，见水肿、自汗者则首选黄芪。对伤科痛症和疮痈，多用黄芪，因黄芪有止痛、排脓之功，而对里虚下寒之人，恐黄芪升气于表而里愈虚矣，故往往同时配以人参，即参芪并用，以起互济互助之效。

对于血虚燥渴,脾阳不升尤甚者,霍耀池喜在人参养荣汤、归芪建中汤中加入葛根。葛根乃升津之药。李东垣在《脾胃论》小建中汤加减法中有"如皮毛肌肉之不伸,无大热,不能食而渴者,加葛根五钱"一论,而治疗脾虚消渴症验方七味白术散中亦用葛根,故在人参养荣汤或归芪建中汤中加葛根以治血虚引饮自救一症,其效益彰。

(霍子儒)

第六节　谭　洪　辉

一、生平事迹及贡献

谭洪辉(1882—1955),籍贯东莞县附城埗头村,东莞著名骨科医师,岭南"谭氏正骨"创始人。谭氏家族祖籍东莞县附城埗头围仔,历代务农。虽然祖辈无从医者,但谭洪辉年少勤于学习,对医理颇感兴趣。

清代咸丰年间(1851—1861),一潮汕武师因抱打不平以武伤人,被当地追缉而逃亡,辗转流落到东莞县埗头村附近,并打算在此生活。由于武师精通跌打医术,在埗头村教习武术和行医,并收下埗头村民文氏、陈氏两名徒弟(陈氏无后人继承)。文元勋身体强壮,自小力大,年少时气盛好斗。师傅教诲其学医从善,文氏自此学医不习武,专心学习跌打手法和中医理论,渐渐成为当地名医。

谭洪辉后来与同村文氏结为姻亲。文元勋见洪辉好学爱钻研,为人有德行,乃把毕生所学授予女婿。与当时各骨科医家不同,文氏重医轻武,以后,这也成为"谭氏正骨"后人的家训。洪辉学成后终生在埗头村行医。由于医术高明,埗头村又邻近东莞城,城里人有跌打损伤都会到埗头村找谭洪辉医师求诊,谭氏骨科的影响力也越来越大。谭洪辉重医轻武,专心于医学,医德高尚,对穷困弱者免费治疗,其他患者从不规定诊金,自由支付,赢得极高的社会声望。时至今日,埗头村尚有不少长者记得,谭洪辉离世翌日出殡,消息凭口耳相传,四面八方来的送行者上千,可见他德高望重。

谭洪辉生于清末,经历了清、民国、新中国,一生经历社会动荡。尤其在日寇侵华、国共战争中,炮火刀伤是当时的流行病,患者往往因此而丧命。谭洪辉对此感受至深,在没有抗生素的年代,他决心研究治疗炮火伤的药物,创造了"还魂跌打丸",特点是止痛效果好,抗感染。在当时出众于各医家。"谭氏正骨"强调手领神会,高度重视手法复位,在无影像学技术的年代,对骨折处理优势明显。方剂特点强调辨证施治,对伤科作分期治疗。目前,东莞市中医院使用的跌打酒、跌打粉都是谭氏家族提供。

广州中医药大学已故著名医家岑泽波熟悉"谭氏正骨",对谭氏骨科予以高度评价。他说,谭氏骨科重视手法复位、辨证施治,同时不像很多家传医学那样固步守旧,积极接受现代医学知识的融入,使"谭氏正骨"不断注入生命力。

二、学术传承及传人选介

谭洪辉与文氏育三儿二女,三个儿子分别取名谭燊、谭镠、谭为。三个儿子自小师从父亲学医,均学有所成。他们深受父亲影响,同样医德高尚、医术精湛,把"谭氏正骨"推到更高的高度。他们都有着相近的人生轨迹,年轻时从父学医,后经历战乱,在乱世悬壶,拯救同胞。中年后社会归于稳定,回归东莞行医,带徒授业,桃李满门,学生遍布东莞、香港、深圳、惠州等地。他们分别参与成立市内三家医院。

（一）谭燊

谭燊（1906—1985）,除师从父亲外,曾师从"怪医"陈彝佐学习内科,抗战时期在香港行医,抗战结束后回东莞私人执业。1953年与何炎燊、李仲平等成立联合诊所,后沿革为今天的莞城人民医院。

（二）谭镠

谭镠（1911—1999）,自小师从父亲,抗战时期在香港行医,抗战结束后回东莞,后到石龙私人执业。20世纪50年代成立石龙联合诊所,后沿革为今天的东莞市石龙博爱医院。

（三）谭为

谭为（1921—2005）,师从父亲兄长,先在莞城联合诊所工作,后从莞城卫生院调到东莞市中医院,成为东莞市中医院创始人之一,为今天东莞市中医院骨科奠定了基础。

谭氏家族在"三谭"后仍然为东莞市骨科作贡献,谭成基、谭润培、谭炽棠、谭泽林都子承父业,是"谭氏正骨"的第三代传人。他们都不忘祖辈父辈教诲,成为了有名的骨科医师,目前还工作在医疗一线。

谭氏家族第四代中有谭志斌、谭志超、谭志峰、谭志明,他们分别在东莞市大朗医院、东莞市中医院、东莞市南城医院工作,各自都是医院骨科的学术骨干。

（谭志斌）

第七节 廖 凌 云

一、生平事迹及贡献

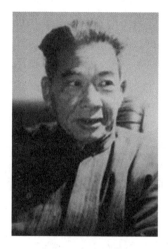

图7-19 廖凌云像

廖凌云(1924—2005),广东新会荷塘人,副主任中医师,西关正骨名家(图7-19)。广州市越秀区正骨医院(现广州市正骨医院)首任院长。医馆旧址:广州市西关光复南路。廖凌云生于广州伤科世家,其父廖垣之医术缘于佛门,20世纪30年代初得华林禅师相助,设医馆于羊城下西关打铜街。廖凌云幼承家学,善于变通,治疗伤科重症、杂症屡获奇效,远近驰名,深受民众信赖。黄埔港搬运工会同仁深受其惠,赠有"驳骨圣手"巨大镜屏(此屏尚存)以表谢忱。

20世纪40年代后期,廖凌云在广州中区海珠北91-93号增设正骨诊所。中华人民共和国成立后,参加社会主义建设,积极加入联合诊所。1959年筹创广州市第一间正骨专科医院(广州市越秀区正骨医院),任该院第一任院长,先后多次获得省、市政府颁发的立功证书。曾任广州市越秀区第七、第八、第九届政协委员。

廖凌云善用家传验方"拔毒膏"治疗火药枪伤,在花县、从化一带山区颇负盛名。验方"伤科膏"多采用岭南草药制成,对于各类跌打骨伤有重要的治疗作用。

廖氏门下弟子甚多,代表性传人有廖国权、廖淑怡、廖国棋、廖国雄、廖国柱、黄敏、黄凤笑、区培德、黄崇博、廖一鸣、廖振麟等。儿子廖国柱,现为广州市正骨医院主治医师,擅长骨科疾病的诊断和治疗。儿子廖国权,在越秀区大新街社区卫生服务中心(广州市越秀区中医杂病医院)工作。

二、临床经验及医案举例

(一)治疗化脓性骨髓炎经验

化脓性骨髓炎是由化脓性细菌引起的骨骼感染。其病灶不仅在骨髓,而且可波及整个骨组织,甚至周围软组织,是一种附着于骨的深部化脓性感染。李东垣以其毒气深沉附着于骨而称为"附骨疽"。病因可由疔疮疖等余邪未尽,毒热壅盛,深窜入里,聚留于筋骨,蕴毒为脓,形成深部无头脓肿;或因跌打损伤之后,积瘀化热,以致经络阻隔,气血凝滞,热盛腐筋蚀骨而成脓,或由于正气内虚,毒邪侵袭,正不胜邪,毒邪不能外散而深窜入骨。明代陈实功《外科正宗》说:"夫附骨疽者,乃阴寒入骨之病也,但人之气血生平壮实,虽遇寒冷则邪不入骨。"经云正气存内,邪不可干。而肾主骨,生髓,髓能养骨,骨又藏髓,肾强则骨坚,病邪不易侵入。肾经虚惫,寒邪易入,入则骨气冷而患成疽毒紧附骨,所以肾经亏虚为本。正气不固乃本病之内因,而创伤则为本病之外因。

本病特点多为局部肿胀,附筋着骨,推之不移,疼痛彻骨,以及溃后脓水淋漓,不易收口而形成漏管窦道,迁延不愈,且溃后可有死骨脱出,故又称多骨疽。明陈实功《外科正宗》说:"多骨疽者,由疮溃久不收口,乃气血不能营运至此,骨无荣养所致。"王肯堂称多骨疽为"剩骨,又名朽骨。盖因毒气壅盛,结成此骨,非正骨也"。本病急性期过后,可有持续间断低热,局部肿痛,窦道时开时闭,窦道开放时,不断流脓,可无全身症状,若窦道暂时闭合,脓液积聚,则可出现发热、局部红肿热痛等症状。附骨疽患者多见患肢较对侧粗大,或有畸形、漏管窦道长期不愈,外溢脓汁,以及面黄肌瘦、腰膝酸软、舌苔白、舌质淡、脉沉细等脾虚不足、气血两虚的症状。附骨疽不易愈合的主要原因是有死骨或异物残留,硬化瘢痕及窦道等等。廖凌云治法如下:

1. 外治法

初起:用青云一号膏外敷。

成脓:早期可选用青云一号膏外敷,已有骨膜下脓肿形成,可做切开钻孔引流。

溃后:用青云二号膏做药条引流,上用青云一号膏盖贴,如溃烂面广泛,可直接使用青云二号膏敷贴溃面。

2. 内治法

初起:宜清热解毒、活血祛瘀为主,以控制毒热之证候。

成脓:益气托里排脓法,以促使腐肉烂筋脱落。

溃后:宜补肾健脾,益气养血,温经散寒。

[医案举例] 时某,男,48岁,工程师。

病史:患者1985年8月8日出差至开平县赤坎时发生车祸,旋即昏迷,即送当地医院抢救治疗,诊断为颅底骨折、双下肢胫腓骨开放性粉碎性骨折。第3天后便醒,当月12日行手术内固定并牵引,术后2天开始高热,双下肢严重感染,大面积肌肉溃烂,曾采用大量抗生素仍无法控制感染,遂于当月23日转送到某医院治疗。溃烂面多次植皮失败,骨端外露,创面严重感染,双足跟部压疮形成并坏死,持续高热,使用大量抗生素以期控制感染,并先后3次输血共1 900ml,但感染仍未能控制,并有死骨形成外露,最终拟行截肢术。患者及家属不同意,于1986年1月10日转来我院治疗。患者当时见有低热,形体消瘦,面色萎黄,精神萎靡,体倦乏力,胃纳差。

检查:舌淡,苔白,脉象细弱。实验室检查示白细胞计数6 000/mm³,红细胞计数438万/mm³,血红蛋白12.8g/dl,淋巴细胞28%。骨情况:双下肢小腿中下段内侧严重缺损呈凹陷状,溃烂面左4.8cm×8cm×3cm、右4.6cm×2.5cm×2.5cm,脓液稀并淋漓渗出,气味恶臭、窦道多处,四通八达,右小腿下段内侧、左小腿下段前下端骨端外露,色泽灰暗带黑,周围软组织瘢痕粗糙,可见慢性水肿,两大腿肌肉萎缩,双足感觉麻木,趾端发凉。感觉差,垂足,两足跟溃疡,功能障碍。

诊断:双胫腓骨粉碎性骨折合并附骨疽形成。

治疗:本病为双下肢开放性粉碎性骨折,乃初期由于清创不彻底,邪毒经创面直入骨髓所致,再加上损伤之后,积瘀化热,以致经络阻隔,气血凝滞,热盛腐筋蚀骨而成脓,时日久后以致正气内虚,毒邪侵袭,正不胜邪,毒邪不能外散而深窜入骨为患。当用扶正祛邪,托里排脓法。

处方:党参24g,云苓18g,白术12g,炙草12g,当归12g,北芪30g,鹿角胶15g,金银花12g,半枝莲18g,白芷12g。

溃面见有腐肉黏附,外治清洁溃面,剪除腐败组织,可见窦道,探测深约3cm,但不尽头而转入弯处,随即填塞青云二号膏纱条,溃面敷盖青云一号膏。3天后换药,左足溃面可见新鲜肉芽,脓液分泌减少,仍有腐臭,钳出2小块死骨;右足溃面肉芽呈水肿,骨端外露,予以剪除。外治法同上。

处方:边条参9g,云苓9g,白术9g,牛子20g,白芷9g,半枝莲12g,金银花12g,赤芍12g,田七3g。

予后,患者反复出现发热,体温在37.6~38.2℃,脉弦细数,舌苔薄白、质淡,偶见腹股沟淋巴结肿大。这期间,每当用手法纠正患肢畸形后均出现上述症状,除溃面腐肉未清理、脓苔附着未尽外,与对患肢活动较大,刺激筋脉有关。治以凉解清热渗湿、透托排脓法。

处方:凉解二方加夏枯草15g、泽泻15g、猪苓15g、生北芪20g。

予后,溃面脓液减少,逐渐清洁,肉芽鲜活,上皮生长迅速,皮岛形成,X线拍片可见骨痂生长。脉细,舌质淡红,苔白润。治以补益气血法以加速上皮新生,以封闭伤口。

处方:边条参15g,云苓12g,白术12g,炙草12g,金银花12g,白芷12g,当归12g,山萸萸24g,北芪30g。

至9月3日,溃面愈合,患者扶拐步行出院。

按语:廖凌云认为,本病乃肾经亏虚为本,毒热未消,跌打损伤,风寒湿邪为标。肾主骨生髓,髓能养骨,骨又能藏精,肾强则骨坚,病邪不易入侵。经云："正气存内，邪不可干。"肾虚则髓空，病邪易入侵为病。又云："邪之所凑，其气必虚。"所以说，肾经亏虚，正气不固乃本病之内因。本病的治疗，原则上应注意局部与整体、内因与外因、生长与溃烂等三方面的辨证关系，不能只强调局部。中医的辨证论治，既注意局部又要照顾到整体，既照顾外治用药又强调内治方法。

1. 对脓的认识　附骨疽当成溃之期，肌腠之内，必见蒸酿成脓，虽然察色辨证，为四诊之要，但溃面分泌物之脓与水，均为血肉所蕴酿，从其质可以辨验患者体质之盛衰，可以决病情之吉凶。故以脓之形质而言，则宜稠不宜清。稠厚者，其人之元气必充；淡薄者，其人之素质必弱。如果脓成于内，日久不泄，由里及外，蕴酿多时，则其质多不稠厚，破而剖之，如水直流，色泽不晦，气臭不恶，尚未为败象。如溃面乍溃之时，脓本无多，而竟清澈如水，或浊腻晦暗，如黑豆汁，如污泥浆，则必气血久衰，正气不敌，无力化脓之故。廖凌云在外治中使用的青云膏，功能拔毒化腐生肌，敷贴在溃面后虽然脓液很多，但上皮生长速度快，皮岛区出现亦较早。溃疡的创面如果没有脓液，新生肉芽就慢，甚至不能跨过创面而愈合，因此，中医谓"煨脓长肉"并非是没有道理的。青云一号膏有活血解毒、生肌长肉之功效，青云二号膏则有祛腐拔脓的作用。

2. 内外兼治　附骨疽溃面的表现与整体情况有密切的联系，有些溃面出现的症状，在外治的同时，在辨证的基础上予以合理的内治，疗效相得益彰，能收到意想不到的效果。如附骨疽之初期，溃面疼痛漫肿，是脉络未通，气滞血瘀，腐肉不去，致新肉不长，应于解毒方剂中加理气活血和营养通络之剂，这样便能很快消肿止痛，腐去新生，肉芽鲜活。附骨疽之脓肿期，毒热壅盛，深窜入里，聚留于筋骨，推之不移，蕴毒为脓，局部皮肤微热暗红，中软，若按之应指，示脓已成；多伴疼痛，低热盗汗，腰腿酸软，苔少，舌红，脉沉弦而细数等，临床辨证为肝肾阴虚，肉腐成脓。此时应滋补肝肾，托里排脓。托法是应用药物托毒外出的方法，可分透托和补托两种。透托适用于脓肿已成而正气未衰者，常用药有炒山甲、炒皂刺、白芷、甘草等。补托法适用于脓肿已成而正气已衰者，常用药有北芪、党参、当归、赤芍等。脓肿形成后之所以不溃破，是气血不足之故。因此用补益方法促其穿透，以排脓透毒外出。至于附骨疽之破溃期，若溃面颜色清淡，生长缓慢，胃纳欠佳，气血虚弱，则应健脾和胃，补气补血，使胃谷增加，促进血生气化。此外，我们重用北芪之补气内托，鹿角胶之补肾益精，则能促进伤口的愈合。

在治疗附骨疽中，始终要以中医学的理论体系作为指导，治病必求其本是治疗总则，首要是扶正祛邪，促使机体气血亢盛和机体组织再生能力，使正盛邪衰，最后战而胜之。

三、学术传承及传人选介

（一）廖国权

廖国权（1947— ），男，主治中医师，广州市越秀区中医杂病医院，廖凌云长子，继承父业。擅长手法治疗骨关节软组织损伤，对于伤科杂症主张活血化瘀、舒筋通络。在专业学术上继承了廖氏治疗骨关节损伤以手法为主的特色，认为凡筋骨损伤必波及气血，所以治疗多内外兼治，从气血辨治入手，对于腰腿痛、颈椎病、肩周炎、踝关节扭伤积有丰富的经验。治疗风湿痹证，善用岭南草药，以温筋通络、清热祛湿、补益气血为三大法。其子廖一鸣也从事医疗工作，任外科主治医师。廖国权之兄弟廖国雄（1957— ）、廖国柱（1964— ），皆绍承父业，任职于广州市正骨医院，从事中医正骨、康复工作，治疗颈肩腰腿痛，手法以深透、持久、有力为特点，兢兢业业工作，深得患者好评。

（二）黄敏

黄敏，1936 年出生于广州。广东省名中医，20 世纪 50 年代中期开始从事中医骨伤科临床工作。曾任广州市越秀区正骨医院院长，兼任中医大、中专 8 个班的授课老师。钻研中西医结合治疗骨伤疾患，对正骨手法有相当造诣，形成独到的治疗风格——接骨手法以轻巧细腻见长，按摩手法主张柔中带刚，动作达到稳、准、透的统一。研制成功了"701 跌打镇痛膏"、创伤活络油（气雾剂）、理伤膏、万应伤痛贴、万应伤痛膏等，其中，"701 跌打镇痛膏"交由广州卫生材料厂生产并获省优质名牌产品。

其子黄崇侠、黄崇博师承父亲黄敏，在广州市正骨医院工作，于骨伤科皆有造就。著有《黄氏理伤手法荟萃》，2015 年由广东科技出版社出版。

黄崇侠：黄敏长子，师从父亲，行医 30 余年，是广州市正骨医院康复科主任，副主任中医师，广东食品药品职业学院教授，广州中医药大学兼职副教授。继承和发展了黄氏理伤手法，对骨关节损伤、颈肩痛、腰腿痛、膝关节痛、各部位软组织劳损等有丰富的临床经验。

黄崇博：主任中医师，中山大学高级管理人员工商管理硕士，硕士研究生导师。现任广州市正骨医院院长，广东省康复医学会常务理事，广东省康复医学会社区康复专业委员会主任委员，广东省中医药学会理事。师从父亲黄敏，擅长运用中西医结合的方法治疗骨科常见病、多发病以及各种骨科疑难杂病。尤其擅长以中医手法治疗骨伤、以按摩治疗各种骨科疾病，手法以轻巧细腻见长。成立"中医手法整复研究室"，在中医药的辨证论治和理伤手法运用方面得到广大患者和同行的好评和肯定。2008 年，被越秀区政府授予"越秀区名中医"称号。2009 年，被中华中医药学会评为"全国基层优秀名中医"。

第八节　岑　　能

一、生平事迹及贡献

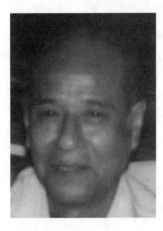

图7-20　岑能像

岑能(1926—2002),祖籍广东台山,出生于秘鲁,西关正骨名医,武术家(图7-20)。岑能3岁从秘鲁归国,8岁随佛山南拳名家张保(九江张保)习武学艺,15岁被广东咏春三雄之一阮奇山收为入室弟子,3年后兼任武馆教练,其间伤科名医韦玉生倾其毕生之学授予岑能。

岑能是广州咏春拳的代表人物,1948年在广州大德路开设医武馆。中华人民共和国成立后,他应一班医武兼善的同道相约前往西区(荔湾区)加入联合诊所而婉辞了广州市工人医院(现广州医科大学附属第一医院)的聘请。在西关多宝卫生院与一班跌打名家后裔合作,主诊跌打伤科,因医术过硬,深得群众信赖。他在长期的授徒习武和医疗实践中,积累了丰富的经验。

岑能精武通医,擅用寸劲整复骨折、脱位,其手法特点准确、灵巧、稳当。他的治伤验方三龙驳骨散、白药膏、还魂汤治疗各类伤症具有简、便、廉、验的特点。其中,三龙驳骨散(当归、骨碎补、桃仁、海龙、龟甲、土鳖虫等)治疗骨折愈合快,疗效好。

岑能医术精湛,为人向为低调,患者所赠锦旗甚多,但他从不悬挂。同道中有困难,往往竭力相助。如一黄埔搬运临时工从天桥坠落,全身多处骨折,因经济困难,送往岑处,岑为之验伤、正骨、敷药、固定治愈,家人将绣有"西关医侠,有求必应"锦旗送岑,岑能乃束之高阁。

岑能在广东武术界留下不少佳话。他所操之咏春拳术,攻防粘手,如影相随,有"铁臂岑能"之称。20世纪80年代中期,受广东武术界推选,岑能参加国家体育运动委员会(现国家体育总局)民间拳术"咏春拳"范本演示,在国、内外影响很大。师从岑氏学艺的门人有数百之多,来自南美、英国、南洋、港澳等地,组成广州岑能咏春拳术学会,将富有中国民族特色的武术传遍世界各地。

二、临床经验及医案举例

（一）骨伤兼症，治分缓急

[医案举例]

1. 腰椎压缩性骨折导致二便不通

陈某，男，68岁，工厂员工。

主诉：伤后腰部疼痛2周，大便不通3天。

病史：患者于2周前抬重物因用力不当出现腰背部疼痛，转侧、弯腰活动受限，如厕疼痛加重。卧床期间腹胀满疼，近3天未解大便，欲溲不溺。患者既往有前列腺肥大病史。入院后X线片示T_{12}、L_1椎体压缩性骨折，椎体压缩1/3。查体：精神困倦、痛苦面容、被动体位，腹部胀满，稍有拒按，脊柱胸腰段叩击痛(+)，胃纳差，口出浊气，舌淡苔薄少津，舌质紫暗，脉弦。

诊断：T_{12}、L_1椎体压缩性骨折（气滞血瘀），便秘（下焦气滞，腑气瘀阻），癃闭（气虚瘀阻）。

治法：理气祛瘀，润肠通便。

处方：柴胡15g，黄芩9g，赤芍9g，法半夏9g，田七5g，续断12g，骨碎补15g，桃仁12g，当归10g，大黄6g(后下)。2剂，煎服。

服上药2剂后，大便已通，但小便仍欲溺不尽，小腹胀满，证属癃闭，舌紫暗，脉弦。治宜益气行瘀，通利水道。

处方：党参15g，北芪15g，田七5g，当归10g，桃仁12g，川草薢15g，瞿麦9g，赤芍9g，枳实9g，杏仁12g，车前草15g。

连服3剂后，小便已通，接着应用补中益气汤加续断、骨碎补以益气健脾、升阳通闭，强壮筋骨而善后。同时指导患者做床上腰背肌锻炼，治疗4周后，二便症状改善、疼痛缓解，腰背叩击痛(-)，臂力恢复。

按语：患者因胸腰椎压缩性骨折常以卧床治疗，引起二便不畅。岑能治疗骨折兼症有丰富的经验，能够根据患者病情治分缓急。他说："气行则腑气通，肠润则大便畅。"该例患者便秘腹胀加重，患者痛苦为急，岑能以理气祛瘀、润肠通便法治其急，使腑气得通，便秘得解，而腰腹之痛随之减轻。又患者年老体衰且久卧于床，中气不足导致下焦运化无力，欲溺而不得出，或尿短而不畅，此患者有癃闭之痼疾，治当益气行瘀，通利水道。药症相对，故能有效。然久病之躯需益气健脾，升阳通闭，强壮筋骨，以利患者腰椎骨折治疗之康复。

2. 肋骨骨折合并腹部痞满

申某，男，40岁，农民。

主诉：车祸撞击致左胸部疼痛2小时。

病史：患者行走时突然被迎面而来的单车撞击左胸部，当即疼痛难忍、口不能言、喘气亦痛。由家人送来就诊,受伤后胸腹部均有疼痛。查体:患者痛苦面容,呼吸时胸痛明显,咳嗽时症状加剧,左下胸部可见瘀斑,左胸第6肋骨疼痛拒按,左侧胸廓挤压征(+),双肺呼吸音清,咳嗽少痰,胃脘部按之柔软未感异常,脉弦数,舌红苔黄腻。X线片示左胸第6肋锁骨中线处骨折,对位佳,未见气血胸,腹部未见异常。

诊断:胸胁内伤合并肋骨骨折。

治法:活血化瘀,行气止痛。

处方:血府逐瘀汤加减。桃仁12g,红花6g,当归、生地黄、牛膝各10g,延胡索6g,桔梗8g,赤芍、枳壳、甘草各6g,柴胡6g,北杏仁、瓜蒌皮各15g。3剂,每日1剂,煎服。再予以外敷跌打膏药。

二诊时咳嗽减轻,局部仍有疼痛,腹部痞满不适,口干,脉弦数,舌红苔白。治宜守上方去生地黄、瓜蒌皮、桔梗,加栀子10g、丝瓜络15g、佛手10g。6剂,每日1剂,煎服,以活血散瘀、理气止痛、疏肝泻火、行气和胃。

服药1周,呼吸平顺,胸胁痛缓解,痞满已除。继以三龙驳骨散(当归、骨碎补、桃仁、龙骨、海龙、龟甲、续断、陈皮、土鳖虫等)善后。

按语:岑能认为,该病例由于外力撞击,直接暴力导致左胸第6肋骨骨折。伤筋动骨,血行于脉外,留瘀于胁,阻滞气机运行,不通则痛,故见胸胁剧烈疼痛,咳嗽气促;瘀血内停,归肝化热,故见脉弦数、苔红苔薄黄。证属瘀阻经络。治当活血化瘀,接骨续损,兼以外敷膏药以固定断肋,减少断肋在呼吸时对胸廓的疼痛刺激,有效促进骨折局部的气血运行。由于患者伤后七情过极,气郁化火,瘀血内停,致中焦气机升降失常形成痞满,故二诊中添加了丝瓜络、佛手、栀子以清热散结,继之以活血生新、接骨续损之三龙驳骨散(岑能经验方),促使骨折得续。治疗期间患者宜保持情志舒畅,饮食定时定量,戒辛辣油腻之品。

(二)筋骨痹证,治分虚实

岑能认为:"骨伤科以骨关节及软组织疼痛者诊治多见,此多为外伤、劳损之候。然由于外邪侵袭人体,闭阻经络而致人体气血不和,导致关节肿痛、肢体屈伸不利、疼痛麻木之痹证,临床亦不为少见。今之痹证常包括类风湿关节炎、痛风性关节炎、强直性脊柱炎、骨关节炎等疾病。这些病属于骨伤科之疑难杂症,诊治上虚实夹杂,寒热并见,颇为棘手,需辨病辨证相结合,方能取效。"痛风性关节炎起病急骤,乃属无名肿毒一类的痹证。岑能治疗这类痹证有丰富的经验。

[医案举例]

1. 痛风性关节炎

王某,男,45岁,船员。

主诉：右跖趾关节疼痛 3 天。

患者 3 天前出现右跖趾关节疼痛，前天运动后夜间疼甚，不能入睡，次日由家人扶送就诊。患者否认有外伤史，前天打篮球后，晚餐进食海鲜及椒盐炒通心菜，回家行走时未见异常，当夜开始患肢出现疼痛。查体：体温略高，心肺未见异常，右第 1 跖趾关节肿胀，皮肤暗红，压痛明显，活动受限。血尿酸 612μmol/L。口苦，苔黄腻，脉弦数。

诊断：痛风性关节炎（湿热阻络）。

治法：泄热化浊，消肿止痛。

处方：苍术 12g，黄柏 12g，薏苡仁 30g，牛膝 15g，银花藤 15g，虎杖 15g，熊胆粉 1g（冲服）。2 剂，煎服。服后第 2 天疼痛缓解。

按语：岑能认为，该例跖趾关节红肿热痛，属阳热之邪，侵袭经络，故见身热、口苦、苔黄腻、脉弦数等一派实热之证候。选用黄柏、熊胆清热解毒作君药，薏苡仁、牛膝、银花藤祛湿通络消肿。诸药合奏，药简而精。该病湿热邪毒胶着关节，缠绵难愈，治当防治结合，饮食宜清淡，戒酒，忌辛辣、海鲜、煎炒一类的食物，注意休息，避免剧烈运动，方能收到邪去正自安之功。

2. 类风湿关节炎

杨某，女，43 岁，家庭主妇。

主诉：双手指间关节肿痛，活动受限半年。

患者双手指间关节肿痛，晨起为甚，屈伸不利，生活难以自理 6 个月。经检查：类风湿因子（＋）。当地医院诊断为类风湿关节炎，应用激素、消炎痛（吲哚美辛）等药治疗，症状反复。岑能接诊，但见患者满月脸，其色㿠白，背部散见痤疮，双手指间关节肿痛，关节掌屈受限，畏冷腰酸，行走活动未见异常，舌淡苔白腻，脉弦细。

诊断：尪痹（肾阳亏虚，寒邪瘀阻）。

治法：温和补血，散寒通滞。

处方：熟地黄 30g，肉桂（去皮，研粉）3g，麻黄 3g，鹿角胶 9g，白芥子 6g，鸡血藤 30g，生甘草 3g。6 剂，隔日 1 剂，煎服。

服药 2 周后，患者精神好转，面色㿠白改善，但关节疼痛未见明显改善。根据患处肿痛，明显为风、湿、瘀邪盘踞关节，体质属本虚标实之证，今先以阳和汤固其本，再以身痛逐瘀汤祛邪。

处方：秦艽 20g，川芎 6g，桃仁 9g，红花 9g，甘草 6g，羌活 3g，没药 3g，当归 9g，鸡血藤 30g，香附 3g，牛膝 9g，地龙 6g（去土）。6 剂，煎服，隔日 1 剂。

服药后无不适，复诊时见原肿痛略减，嘱夜间手握毛巾保暖，效不更方，再服 6 剂，双手指间关节屈伸改善，患者精神佳，言谈之中表示感激。

按语：类风湿关节炎属痹证范畴。本案为尪痹。"尪痹者，谓羁久顽固之

"痹"，以关节肿痛剧烈，甚至变形致残为其特征。《金匮要略》记载的"诸肢节疼痛，身体尪羸"当属此病。该病具有疼痛难已、易复发的特点，病程往往虚实夹杂，治疗宜分清寒热，临证应注意久病多虚，久病入络，瘀痰互结，用药讲究消补次序。

尪痹是肾阳亏虚，瘀阻经络所致。尪痹日久，伤阳入络，非温药不能祛其阴霾之邪，故先予服阳和汤 2 周，体质改善，病情缓解。阳和汤治疗尪痹主要取熟地黄滋补阴血、填精益髓，配以血肉有情之鹿角胶，补肾助阳，益精养血，两者合用，温阳养血，以治其本，共为君药。方中少佐麻黄，宣通经络，与诸温和药配合，可以开腠理，散寒结，引阳气由里达表，通行周身。配合鸡血藤，养血通络；甘草生用为使，解毒而调诸药。综观全方，补血与温阳并用，化痰与通络相伍，益精气，扶阳气，化寒凝，通经络，温阳补血以治本，化痰通络以治标。该例痹证患者因虚实夹杂、病程时间长，用药需兼顾虚实寒热。

（三）医武结合，治养同功

岑能认为："国术不止具有攻防技击的作用，且能提高人的武德操守，培养人的毅力。它吸收阴阳互补、刚柔相济的中国传统的哲学理念，具有促进修炼者心智的作用。在现今，都市生活空间有限，操练咏春拳不失为一种强身健体的方式。久练可变化气质，动则巧捷万端，静则举止稳重，亦即练功强身，带功治病。由于习武者多谙跌打损伤治法，以助人救人，故学拳者亦多深究人体骨络经筋之医理，可助保身长全、以养其生。"

咏春拳功力源自腰马、理念、发力等。腰马乃膀臂掌腕之力，是指基础；理念即拳理，移之伤科手法，如跌打正骨者就要明白受伤机制、骨折移位方向等，明了于胸，方能法从手出；发力需讲究收放自如，力足而活，通过摊、伏、捞、沉桥以及黏手等训练，可以开发指、掌、腕、臂、肘、肩的力量，所用之力不是蛮力，是手随心转之活力，而活力可四两拨千斤。如何练就咏春拳之功力，其门人总结岑能咏春拳心法：

岑师训八字，咏春柔制刚，刚柔并济用，关键柔变通。

练劲先练柔，发拳要劲松，马稳腰要松，劲靠腰马功。

柔不全放松，黐力含柔中，刚柔黐力度，黐力多妙用。

诸力练知觉，见到已做到，来留去可送，逢甩要直冲。

咏春出手一动一静贯穿精、气、神。拖臂转马，可练腰腿肌；摊、伏、捞，可练臂力；来留去送，可练进退敏捷；甩手直冲，勇猛精进，黐手训练，可领会动静相生，上下相随，内外兼备，做到腕上四寸明感应。跌打医生正骨手法，往往不离腰腿手臂之力，通过习武训练，对掌握功力（腰马、理念、发力）、解决临床实际问题大有帮助。

三、学术传承及传人选介

代表性传人有林少珍、梁大钊、李志耀、罗开、岑兆伟、彭秋、岑枝、林剑才、张善勤、郭运平、梁牛、岑迪斯。

岑兆伟

岑兆伟(1963—),广州岑能文化研究中心主任,毕业于广州美术学院工艺系,岑能的长子。自幼同父亲学习咏春拳术以及制药,对武术中医养生有深厚的研究,继承岑能的肾气归元法,认为肾气的禀赋强弱既赖先天,更重后天,通过锻炼筋骨可使肝肾互养。肾气归元法即通过筋骨锻炼达到精力旺盛。岑兆伟的中医药文化知识深厚,长期从事医药场馆的设计,是广州市第三届广府文化节医药专题场馆及西关正骨博物馆设计者。师承其学习咏春拳、肾气归元法弟子众多,其中弟子肖水勤毕业于广州中医药大学针灸推拿专业,在广州市荔湾区骨伤科医院从事正骨康复工作。擅长治疗软组织损伤,将咏春拳所修炼之内劲与手法相融合,其特点刚柔有度、力达病所。传授岑能肾气归元法对亚健康者、颈肩腰腿痛患者进行保健治疗,在西关正骨研究室工作期间整理西关正骨名家经验,其中整理岑能的医疗经验获得好评。

(肖水勤)

参 考 文 献

1. 广东省南海市政协文史和学习委员会. 南海黄飞鸿传 [M]. 南海:广东省南海市政协文史和学习委员会, 1998:4.

2. 广东省南海市政协文史和学习委员会. 南海黄飞鸿传 [M]. 南海:广东省南海市政协文史和学习委员会, 1998:9.

3. 广州市地方志编纂委员会. 广州市志(1991—2000)第九册 [M]. 广州:广州出版社, 2010:707.

4. 广州市地方志编纂委员会. 广州市志(卷十九)[M]. 广州:广州出版社, 1996:203.

5. 《东莞市体育志》编纂委员会. 东莞市体育志 [M]. 广州:广东人民出版社, 2006:322.

6. 《东莞市体育志》编纂委员会. 东莞市体育志 [M]. 广州:广东人民出版社, 2006:52.

7. 丁继华. 现代中医骨伤科流派菁华 [M]. 北京:中国医药科技出版社, 1990:263.

8. 广州市越秀区地方志编纂委员会. 广州市越秀区志 [M]. 广州:广东人民出版社, 2000:826.

9. 宋一同. 当代中国骨伤人才 [M]. 北京:中国中医药出版社, 1991:262.

10. 广州市地方志编纂委员会. 广州市志(1991—2000)第九册 [M]. 广州:广州出版社, 2010:593.

11. 靳士英, 靳朴. 岭南医药启示录(续篇二十七)[J]. 现代医院, 2011, 11(1): 62-67.

12. 陈翠华, 翁凤泉. 名医黄耀燊治坐骨神经痛验案 1 则 [J]. 新中医, 1999, 31(5): 9.

13. 吕爱平, 杨金生. 风湿关节病症中成药临床应用大全 [M]. 北京 : 中国医药科技出版社, 2013 : 86.

14. 赖天松. 临床方剂手册 [M]. 北京 : 人民卫生出版社, 1992 : 655.

15. 赖振添, 范永月. 良师名医好公仆——记名老中医黄耀燊教授 [J]. 高教探索, 1987(1): 67-69.

16. 赖振添. 黄耀燊教授治疗经验与学术思想简介 [J]. 新中医, 1988, 20(5): 12-16.

17. 赖振添. 黄耀燊 [J]. 中国医药学报, 1990, 5(2): 70.

18. 广州市地方志编纂委员会. 广州市志(卷十九)[M]. 广州 : 广州出版社, 1996, 242.

19. 李佩弦. 易筋经 [M]. 北京 : 人民体育出版社, 1964, 1.

20. 政协广东省委员会办公厅, 政协广东省委员会文化和文史资料委员会, 广东省中医药学会. 岭南中医药名家(四)[M]. 广州 : 广东科技出版社, 2010 : 218.

21. 广州市卫生局, 中华全国中医学会广州分会. 广州市名老中医学术经验选 [M]. 广州 : 广州市卫生局, 中华全国中医学会广州分会, 1989 : 238.

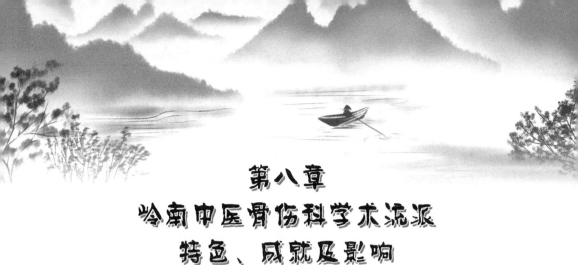

第八章
岭南中医骨伤科学术流派
特色、成就及影响

岭南中医骨伤科学术流派是岭南中医学术流派的重要组成部分，与南派武林文化有很深的渊源关系，以精确的理伤手法及独特的固定方法与有效伤科药剂著称于世；拥有蔡、管、李、梁、何五个大分支及诸多骨伤名家，其中西关正骨疗法三大绝招——手法复位、杉皮夹板、百年名药，于2009年被确立为广东省第三批、广州市第二批非物质文化遗产（图8-1）。

流派代表人物通过著作、讲义、论文等方式传播和发展其学术，通过师承授受，培养了大批杰出人才，其中有广东省名老中医、佛山地区名老中医、广东省名中医、广州市名老中医、荔湾区名中医、全国老中医药专家学术经验继承工作指导老师、中医骨伤名师等。其中，青年后代是目前岭南骨伤科的中坚力量。

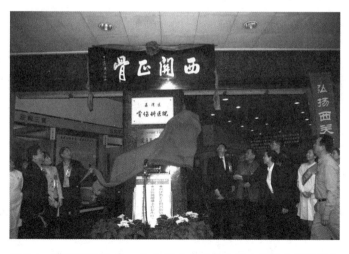

图8-1　西关正骨于2009年入选广东省非物质文化遗产揭牌仪式

第一节　岭南中医骨伤科学术流派特色

（一）医武结合，与南派武术渊源深厚

岭南骨伤名家大都医武兼修，以武助医。如黄飞鸿出身武术世家；梁财信少负绝力，喜好武技；何竹林 8 岁即拜少林派老和尚觉云禅师习武；李才干得金山寺僧人智明和尚传授跌打医术；李广海曾拜蔡李佛拳一代名师陈盛习武；蔡忠曾往河南少林寺跟随小安和尚学习武功与医学，并曾拜少林名徒洪熙官的第四代弟子新锦为师，尽得武技医术的奥秘；李佩弦自幼习南拳、客家拳，并曾参加上海精武会，先后学习过谭腿、少林拳、螳螂拳、鹰爪拳、太极拳、行拳 10 路、连拳 5 路、罗汉拳 108 手、易筋经以及刀、枪、剑、棍和大杆子等；霍耀池 12 岁在香港随山东梅花螳螂门名拳师鲍光英习武学医。这些医武同修，与南派武术渊源颇深。

（二）驳骨疗伤，取法自然

岭南骨伤名家重视手法，认为人体筋骨，气血煦濡，向具生机，故接骨者应如扶植树木，以顺其性意，要把伤骨看活，尽量避免手术操作。整复手法，稳准巧妙，适可而止。如关节附近骨折采用超关节外固定，有利于肘关节轴向运动；肱骨髁间粉碎性骨折予以顺其生机，制器正之，动中复位，离而复合。

（三）特色杉皮夹板固定

岭南骨伤名家由于历史原因，就近取材采用杉皮夹板进行整复固定，逐渐成为岭南骨伤一大特色。相对于其他夹板，杉皮夹板具有便于裁剪、弹性好、易塑形、透气好等特点。

（四）喜用健脾祛湿药物，善用岭南草药

岭南濒临海洋，大部分属亚热带湿润季风气候，以高温多雨为主要气候特点，故患者体质亦多湿热，同时岭南地卑土薄，人与天地相应，南方人身材大多较北方人矮小，体质上多脾胃虚弱，脾虚易湿热内生，湿热的气候又阻碍脾胃的运化，加重了脾虚。因此，在骨折伤损的各个时期，均重视健脾化湿的岭南特色治法，喜用健脾祛湿药物。此外，何竹林等善于利用丰富的岭南草药资源，如毛藿香、透骨消、徐长卿、千斤拔、五爪龙等等，用药偏于清凉，少用药性峻猛之药，体现了鲜明的岭南地域特色。

（五）创制多种骨伤名方成药

骨伤名家创制了多种名方成药，在目前岭南骨伤临床仍然广泛应用，如何竹林生肌膏、驳骨散、田七跌打风湿霜、蔡忠跌打万花油、黄耀燊骨仙片、双柏散、李广海跌打酒、陈渭良伤科油、外用伤科黄水、三龙驳骨散、白药膏、还

魂汤、理伤消肿口服液、疗筋膏、701跌打镇痛膏等等。

（六）早期多家族传承，后期多院校模式培养

岭南骨伤名家何竹林、李才干、梁财信、蔡忠、管镇乾、李佩弦、霍耀池、黄耀燊、廖凌云、岑能等名家均有几代家族传承现象或师传授受，而梁以庄、蔡荣、何竹林、李佩弦、黄耀燊等由于担任广东中医药专门学校或广州中医学院的老师，又有很多院校培养出来的学生，因而后期表现为院校培养模式。

（七）名家之间互相交流融合

清末民初，集医武一身的黄飞鸿、何良显、李才干、黄汉荣、林世荣等众多南海籍医家，在佛山及西关设有医馆、药铺、武馆，与客寓西关的通武精医的伤科世家如蔡忠、管炎威、李佩弦、廖垣等进行交流，相互促进，共生共荣。中华人民共和国成立后，居于广州西关的何竹林、蔡荣等名家同时在广州中医学院任教，他们共同授课教学，互相探讨、沟通，如何氏骨伤的何应华曾跟随管需民学习，岑泽波也跟随蔡荣学习，相互的交流和沟通丰富了岭南骨伤治法。

第二节　岭南骨伤流派杰出人才分布情况

岭南骨伤流派杰出人才分布情况见表8-1。

表8-1　岭南骨伤流派省名中医等称号获得情况一览表

称号	姓名
广东省名（老）中医	何竹林、李广海、蔡荣、黄耀燊、黄宪章、岑泽波、陈渭良、钟广玲、陈基长、管铭生、管需民、元日成、黄敏、萧劲夫、黄枫、陈志维、徐志强（仅列入以骨伤科为主者）
全国老中医药专家学术经验继承工作指导老师	陈渭良、钟广玲、陈基长、陈志维、黄枫
佛山地区名老中医	李家达
广州市名老中医	罗广荫、李家裕、林仲文
荔湾区名中医	李国准、李主江、彭健新、陈少雄
广州市中西医结合工作积极分子	何应华
越秀区名中医	黄崇博

第三节 岭南骨伤名医著作及讲义情况

岭南骨伤名医著作及讲义情况见表8-2。

表8-2 岭南骨伤流派主要代表人物著作及讲义一览

作者	书名	出版	时间
何竹林	《中医外伤科学讲义》	中医学院教材	1957
何应华、李主江	《何竹林正骨医粹》	广东科技出版社	2003
何应华、李主江	《岭南骨伤科名家何竹林》	广东科技出版社	2009
岑泽波主编	《中医伤科学》（第5版教材）	上海科学技术出版社	1985
岑泽波主编	《中医正骨学》	人民卫生出版社	1991
岑泽波副主编	《中国医学百科全书·中医骨伤科学》	上海科学技术出版社	1986
李主江参编	《当代中西医结合骨科临床诊治学丛书·骨外科临床诊治学》	中国科学技术出版社	1997
李广海等	《中医正骨学》（初稿）	佛山市中医院	1959
李广海、李家达、梁理平合编	《中医正骨学》	佛山市卫生局	1961（轶）
李家裕参编	《正骨学讲义》		1954
李家达、陈渭良、马镇松、陈伯森、吴永良、莫益汪、元日成集体编写	《骨折与脱位的治疗》	广东科技出版社	1981
钟广玲、陈志维主编	《陈渭良骨伤科临证精要》	北京科学技术出版社	2002
李国准主编	《西关正骨——李氏临症经验》	岭南美术出版社	2008
管炎威著	《伤科讲义》	广东中医药专门学校	1929
管霈民著	《外科讲义》	广东中医药专门学校	1937
管霈民著	《花柳学讲义》	广东中医药专门学校	1937
梁以庄、梁匡华著	《光汉中医学校伤科讲义》	广州西湖路流水井珠江承印、广州大马站播文承印	民国年间

续表

作者	书名	出版	时间
萧劲夫著	《岭南正骨精要》	广东高等教育出版社	1996
萧劲夫著	《岭南伤科萧劲夫》	人民卫生出版社	2008
黄耀燊主编	《中国医学百科全书·中医外科学》	上海科学技术出版社	1985
黄耀燊副主编	高等医药院校教材《中医外科学》	上海科学技术出版社	1986
黄耀燊副主编	全国中医院校教学参考丛书《中医外科学》	人民卫生出版社	1987
蔡荣主编	全国高等医药院校试用教材《中医伤科学》(第4版教材)	上海科学技术出版社	1980
蔡荣主编	《中国医学百科全书·中医骨伤科学》	上海科学技术出版社	1986
李佩弦编	《易筋经》	人民体育出版社	1962
李佩弦编	《八段锦》	人民体育出版社	1977
李佩弦编	《八式保健操》	人民体育出版社	1960
李佩弦编	《鹰爪十路行拳》		1977

第四节　岭南骨伤流派自制成药情况

岭南骨伤流派自制成药情况见表8-3。

表8-3　岭南骨伤流派代表性医家成药制作一览表

序号	药名	创制者	
1	伤科通脉散(胶囊)	何竹林	
2	何竹林跌打丸	何竹林	
3	龙马壮骨宝(丸)	何竹林	
4	驳骨散(膏)	何竹林	
5	跌打风湿药酒	何竹林	何氏骨伤
6	何竹林跌打风湿霜	何竹林	
7	生肌膏(软膏)	何竹林	
8	百灵膏(硬膏)	何竹林	
9	金枪散(膏)	何竹林	
10	生肌膏	何竹林	

续表

序号	药名	创制者	
1	李广海跌打酒	李广海	
2	李广海滋补酒	李广海	
3	白药膏	李广海	
4	驳骨散	李广海	李氏骨伤
5	生肌玉红膏	李广海	
6	佛山伤科红药膏	李家达	
7	外用伤科黄水	陈渭良	
8	渭良伤科油	陈渭良	

序号	药名	创制者	
1	跌打万花油	蔡忠	
2	理伤消肿口服液	黄志河、黄枫	
3	补肾接骨口服液	黄志河、黄枫	
4	壮腰生髓口服液	黄志河、黄枫	
5	补气通络胶囊	何振辉、梁德	蔡氏骨伤
6	和血舒筋丸	何振辉	
7	驳骨丹	何振辉	
8	祛风通络散	何振辉	
9	骨炎定	陈基长	
10	疗筋膏	蔡荣	

序号	药名	创制者	
1	通关散	管季耀	
2	止痛还魂丹	管季耀	管氏骨伤
3	止血散	管季耀	
4	万应消毒水	管霈民	

序号	药名	创制者	
1	梁财信跌打丸	梁财信	梁氏骨伤

序号	药名	创制者	
1	双柏散	黄耀燊	
2	骨仙片	黄耀燊	

序号	药名	创制者
3	宝芝林伤科跌打酒	黄飞鸿
4	通脉丹	黄飞鸿
5	大力丸	黄飞鸿
6	青云一号膏	廖凌云
7	青云二号膏	廖凌云
8	701跌打镇痛膏	黄敏

第五节 岭南骨伤名医及传承人、后人发表论文情况

一、何氏骨伤

1. 岑泽波, 黄宪章, 何应华, 谭昌雄. 广东省中医骨伤科名家何竹林 [J]. 新中医, 1984(3): 9-10, 7.

2. 彭汉士. 何竹林跌打风湿霜临床总结(附465例疗效分析)[J]. 新中医, 1984(3): 11-12, 28.

3. 李主江. 广州西关正骨医家传略 [C]// 中华中医药学会, 黑龙江中医药大学. 中华中医药学会第四次中医学术流派交流会论文集——中医学术流派菁华. 哈尔滨: 中华中医药学会, 黑龙江中医药大学, 2012: 7.

4. 李主江, 张宜新. 岭南西关正骨名家经验选萃 [C]// 中华中医药学会, 福建省卫生厅, 中华名中医论坛组委会. 2011年中华名中医论坛暨发挥中西医优势防治肿瘤高峰论坛论文集. 福州: 中华中医药学会, 福建省卫生厅, 中华名中医论坛组委会, 2011: 3.

5. 黄增彬, 李主江, 林锐珊, 列锐锋. 抗撬法整复肩关节前脱位 [J]. 中国骨伤, 2010, 23(12): 944-945.

6. 李主江. 广州西关正骨经验选粹 [C]// 世界中医骨科联合会. 第八届世界中医骨科学术交流大会论文集. 台北: 世界中医骨科联合会, 2010: 2.

7. 李主江. 何应华治疗膝关节创伤性滑膜炎经验介绍 [J]. 新中医, 2002, 34(6): 11-12.

8. 李主江. 何应华老师治疗增生性关节炎的经验 [J]. 中国骨伤, 1996 (3): 53.

9. 岑泽波. 略谈夹板固定中的几个力学问题 [J]. 广东医学 (祖国医学版), 1965 (3): 18-20.

10. 岑泽波. 中西医结合治疗严重移位肱骨髁上骨折的探讨 [J]. 新中医, 1973 (3): 20-24.

11. 庄洪, 岑泽波, 袁浩, 陈基长, 张恃达, 钟廷机. 外用双柏散浸剂治疗急性软组织损伤的实验研究 [J]. 中医正骨, 1992, 4 (2): 1-4.

12. 岑泽波. "矫形" 医案两例 [J]. 新中医, 1977 (6): 24-25.

13. 岑泽波. 中西医结合治疗脊髓灰质炎后遗股四头肌瘫痪 88 例 (附 39 例随访分析)[J]. 广东医药资料, 1979 (2): 42-45.

14. 张成全, 岑泽波. 中西医结合治疗四肢主干动脉急性损伤的体会 [J]. 新中医, 1984 (3): 26-28.

15. 陈炳坤, 岑泽波, 黄宪章, 郑开群. 人体肱骨髁上骨折断端旋转角度的数学测算及临床应用 [J]. 广州中医学院学报, 1989, 6 (2): 69-74.

16. 陶惠宁, 岑泽波. 中医骨伤文献的计量学分析 [J]. 中医正骨, 1990, 2 (2): 2-4.

17. 谭晓卫, 袁浩, 陈基长, 岑泽波, 李宇萍. 丹参对骨膜游离移植血管束植入的影响动物实验 (附加典型病例)[M]// 宋一同. 跨世纪骨伤杰出人才科技成果荟萃. 北京: 学苑出版社, 2003: 712.

18. 蔡桦, 袁浩, 岑泽波, 陈基长, 贝美莲. 自拟 "健骨方" 防治激素性骨坏死的实验研究 [M]// 宋一同. 跨世纪骨伤杰出人才科技成果荟萃. 北京: 学苑出版社, 2003: 713-714.

19. 陈惠宁, 岑泽波, 袁浩, 陆榕影, 韩文英. 中医骨伤文献检索系统的研制及文献计量学分析 [M]// 宋一同. 跨世纪骨伤杰出人才科技成果荟萃. 北京: 学苑出版社, 2003: 714-715.

20. 刘金文, 黄宪章. 对古代伤科血瘀及祛瘀法之认识 [J]. 广州中医学院学报, 1988, 5 (3): 168-170.

21. 张少仲. 罗广荫老中医急症验案 4 则 [J]. 新中医, 1994 (8): 1-2.

22. 罗永佳. 罗广荫老中医治瘅证经验简介 [J]. 新中医, 1993, 25 (3): 5-7.

24. 张贻锟. 试谈使用夹板固定的几个问题 [J]. 广东医学 (祖国医学版), 1965 (4): 36-38.

25. 黄增彬, 林锐珊, 张赛霞, 蔡海云. 李主江 "一抹嘴法" 整复颞颌关节脱位 [J]. 中国中医骨伤科杂志, 2008, 16 (6): 59.

26. 黄佰先, 李主江. 四点浅注法治疗腰椎间盘摘除术后腰痛 60 例 [J]. 中国临床康复, 2004, 8 (32): 7173.

二、李氏骨伤

1. 李家达. 治疗肋骨骨折及并发症 27 例总结 [J]. 广东中医, 1960, 5（10）: 480-483.

2. 李家达. 治疗脊柱骨折 62 例 [J]. 广东中医, 1962（1）: 11-15.

3. 周焕钧, 李家达. 胸骨骨折 4 例报告 [J]. 广东医学（祖国医学版）, 1965（6）: 9-11, 41.

4. 李家达, 陈渭良, 梁理平, 曹德心, 李青, 周焕钧. 闭合复位治疗陈旧性关节脱臼 50 例 [J]. 中医杂志, 1965（10）: 33-36.

5. 周焕钧, 李家达. 肩关节前下脱臼、大结节合并外科颈粉碎性骨折治疗 1 例 [J]. 广东医学（祖国医学版）, 1966（4）: 44-45.

6. 李家达. 治疗脑震伤 42 例 [J]. 广东医学, 1963（2）: 21-22.

7. 何锦添, 梁家伟, 陈锦泉, 李家裕. 李氏手法缓解腰椎间盘突出症疼痛症状的研究 [J]. 广州医药, 2011, 42（1）: 19-21.

8. 何锦添. 李家裕治疗颈椎病手法介绍 [J]. 中国社区医师（综合版）, 2007, 9（11）: 94.

9. 梁家伟. 李氏骨伤科持续发展的原因分析 [J]. 现代医院, 2008, 8（10）: 59-61.

10. 李国准, 陈少雄. 手法为主综合治疗椎基底动脉供血不足 296 例疗效观察 [J]. 新中医, 2003, 35（8）: 56-57.

11. 凌志平, 李国准. 综合治疗颈椎病 286 例 [J]. 广州医药, 2003, 34（3）: 69-70.

12. 李国准. 手法治疗颈源性肩周炎 75 例 [J]. 湖南中医杂志, 2003, 19（1）: 28.

13. 李国准, 陈少雄. 中医手法治疗腰椎间盘突出症 228 例 [J]. 湖南中医杂志, 2003, 19（2）: 32-33.

14. 李国准. 谈谈对腰痛的手法按摩治疗体会 [J]. 按摩与导引, 1985（3）: 28-30.

15. 陈少雄, 李国准. 手法治疗颈椎病 182 例 [J]. 新中医, 2002, 34（7）: 64-65.

16. 李伟强, 张彩丽, 陈渭良. 陈渭良伤科油对急性软组织损伤部位 IL-1β 及 PGE_2 的影响 [J]. 中药新药与临床药理, 2013, 24（3）: 242-244.

17. 韦莹, 冼丽燕, 丁红, 李一香, 温伟红, 梁丽梅. 陈渭良伤科油预防甘露醇致静脉损伤的应用研究 [J]. 中国医药科学, 2013, 3（15）: 43-44.

18. 柯泽春, 周建仪, 杨慕坚, 刘春梅, 黄群兴. 陈渭良伤科油治疗肌内注射后硬结的效果观察 [J]. 护理学报, 2011, 18(12A): 61-63.

19. 张兆华, 陈逊文, 陈渭良. 陈渭良主任医师治疗伤科气血病症经验介绍 [J]. 新中医, 2005, 37(7): 5-6.

20. 李伟强, 朱永展. 陈渭良教授骨伤科气血辨证撮要 [J]. 中医药学刊, 2005, 23(7): 1191-1192.

21. 孙丰雷, 李伟强, 刘继洪. 陈渭良望喉诊法刍议 [J]. 辽宁中医杂志, 2003, 30(4): 251.

8. 张兆华, 陈渭良. 陈渭良教授治疗踝部骨折之体会 [J]. 中国中医骨伤科杂志, 2004, 12(2): 32-33.

9. 李伟强. 陈渭良教授治疗小儿股骨头坏死的经验 [J]. 陕西中医, 2004, 25(6): 534-535.

10. 陈逊文, 李伟强, 朱永展. 陈渭良教授岭南伤科治疗体系及其应用探要 [J]. 中医药学刊, 2004, 22(8): 1387, 1397.

11. 陈志维, 陈逊文, 张兆华. 陈渭良教授成才之路 [J]. 中国中西医结合外科杂志, 2004, 10(6): 456-457.

13. 元日成, 陈志维, 陈渭良. 闭合折骨术治疗四肢陈旧性骨折畸形愈合 [J]. 中国骨伤, 1994, 7(3): 42.

14. 潘国铨, 陈逊文, 元启鸿, 陈渭良. 小儿股骨干骨折 133 例治疗体会 [J]. 中国中西医结合外科杂志, 1996, 2(5): 372.

15. 江湧, 陈逊文. 陈渭良教授对肩周炎的辨证施治 [J]. 新中医, 1998, 30(8): 6-7.

16. 江湧, 陈渭良, 吴峰. 过肩折顶复位法治疗肩关节脱位 33 例 [J]. 中国骨伤, 1998, 11(4): 53-54.

19. 陈逊文, 张晓辉, 朱永展, 何利雷, 郭永祥. 陈渭良教授运用南药治疗急性关节扭挫伤经验浅析 [J]. 世界中西医结合杂志, 2009, 4(6): 384-385.

20. 钟小晶, 汪满仙, 何丽展, 张伟兰, 招瑞兴, 蔡玉珍, 霍景山, 卢彦川. 渭良伤科油预防经上肢静脉输注营养液引起疼痛的观察 [J]. 护士进修杂志, 2010, 25(16): 1504-1506.

21. 李伟强, 张兆华. 陈渭良治疗小儿股骨头坏死的经验 [C]// 中国中西医结合学会. 第九次全国中西医结合创伤骨科学术大会论文汇编. 佛山: 中国中西医结合学会, 2001: 141-143.

22. 傅强, 陈志维, 陈逊文, 陈渭良. 折顶手法生物力学模式及应用 [J]. 中国中西医结合外科杂志, 2006, 12(3): 315-316.

23. 朱永展, 陈渭良, 陈逊文, 吴征杰. 肘关节异位骨化术后的中医康复治疗 [J]. 辽宁中医杂志, 2006, 33(7): 840-841.

24. 陈逊文，朱永展. 肘关节损伤后的康复治疗 [J]. 辽宁中医药大学学报，2006，8（4）：18-19.

25. 江湧，陈渭良，陈逊文. 骨科康复与中医理念 [J]. 中国骨伤，2007，20（4）：266-267.

26. 张彩丽，陈渭良. 中药外治急性软组织损伤研究近况浅析 [J]. 中国中医骨伤科杂志，2007，15（3）：60-61.

29. 傅强，陈志维，曹海伟，刘效仿，陈逊文，陈渭良，钟广玲. 骨折愈合过程中骨痂骨密度的定量分析 [J]. 中国矫形外科杂志，2002，9（3）：243-246.

30. 邓柏杰，陈渭良. 早期手术与中药治疗肘关节创伤性骨化性肌炎 [J]. 中国骨伤，1999，12（5）：27-29.

31. 陈渭良，邓柏杰，何秋月，香卫红，张继平，谭光明. 关节活络方对家兔膝关节创伤性骨化性肌炎的预防作用 [J]. 中国骨伤，1999，12（6）：19-21.

32. 陈逊文，陈志维，陈渭良. 微创髓腔植骨术治疗胫骨骨折不愈合 [J]. 中国中西医结合外科杂志，1999，5（4）：225.

33. 陈志维，元启鸿，陈渭良. 局部筋膜皮瓣修复小腿软组织缺损 [J]. 中国矫形外科杂志，1999，6（9）：22.

34. 傅强，陈渭良. 不稳定型锁骨骨折外展式胶布牵引治疗法的临床应用与力学原理探讨 [J]. 广州中医药大学学报，2000，17（3）：247-249.

35. 邓柏杰，陈渭良，张继平，何秋月，香卫红，谭光明. 家兔膝关节创伤性骨化性肌炎动物模型的建立 [J]. 中国骨伤，2000，13（2）：80-82.

36. 刘继洪. 著名骨伤科专家钟广玲简介 [J]. 中医正骨，2003，15（10）：68-67.

37. 罗富荣，钟广玲，周曙. 不同全麻诱导方法对腹腔镜胆囊切除患者胃胀程度和血气的影响 [J]. 腹腔镜外科杂志，2006，11（3）：256-257.

38. 余海波，刘效仿，陈逊文，杨海韵，陈志维，钟广玲. 改良骨盆骨外固定器治疗不稳定骨盆骨折43例 [J]. 中国骨伤，2006，19（6）：341-343.

39. 侯蕾，钟广玲. 强直性脊柱炎的中医辨证论治浅述 [J]. 中国中医骨伤科杂志，2007，15（3）：65-67.

40. 杨海韵，余海波，刘效仿，钟广玲，陈志维，陈逊文. 骨盆骨外固定器的改进及生物力学研究 [J]. 中国中医骨伤科杂志，2002，10（5）：9-12.

41. 张光前，李青，陈志维. 胸部损伤的中医病机与用药特点 [J]. 中医正骨，2001，13（2）：25-26.

42. 郭跃明，方耀忠，李祖荣，罗顺宁，钟广玲. 肱骨外髁Ⅲ度骨折手法整复体会 [J]. 中国矫形外科杂志，2002，9（7）：719-120.

43. 刘效仿，陈逊文，李逸群，周观明，钟广玲. 人工股骨头置换治疗高龄股骨颈骨折存在问题探讨 [J]. 中国中医骨伤科, 1999, 7(4): 32-35.

44. 钟广玲, 刘效仿, 陈志维, 余海波, 杨匡洋. 复杂髋臼骨折的手术治疗 [J]. 骨与关节损伤杂志, 2000, 15(3): 167-169.

45. 钟广玲, 傅强, 陈志维, 曹海伟, 刘效仿, 陈逊文, 陈渭良. 前臂骨折愈合过程中骨痂骨密度的变化 [J]. 中国中西医结合外科杂志, 2000, 6(1): 9-11.

46. 钟广玲, 余海波, 刘效仿, 杨海韵, 陈志维, 徐志强, 陈逊文, 张继平. 梯形骨盆骨外固定器治疗骨盆骨折脱位的生物力学评价 [J]. 中国临床解剖学杂志, 2001, 19(3): 264-265.

47. 钟广玲, 陈渭良, 陈燕平, 杨梅香, 瞿长安. 去伤片对创伤瘀血模型大鼠血液流变学的影响及毒理研究 [J]. 广州中医药大学学报, 2001, 18(2): 167-170.

48. 傅强, 陈志维, 陈逊文, 曹海伟, 钟广玲, 刘效仿. 双能 X 线对桡骨下端骨折愈合的定量分析 [J]. 广州中医药大学学报, 2001, 18(3): 215-217.

49. 钟广玲, 郭跃明, 刘远标, 王志远. 胫腓骨外伤性骨折临床调查分析 [J]. 中国矫形外科杂志, 2001, 8(9): 873-875.

50. 钟广玲, 陈渭良, 陈燕平, 杨梅香, 瞿长安. 去伤片的抗炎镇痛作用研究 [J]. 中药新药与临床药理, 2001, 12(2): 103-104.

51. 侯蕾, 钟广玲. 骨宝丸对肾虚型膝骨性关节炎模型大鼠组织形态学及 Hyp 含量的影响 [J]. 山东中医杂志, 2011, 30(1): 44-47.

52. 胡德洪, 钟广玲. 我国膝关节镜技术研究与应用文献计量学分析 [J]. 安徽医药, 2009, 13(1): 79-83.

53. 陈志维, 钟广玲, 陈渭良. 肩关节前脱位并肱骨外科颈骨折的闭合复位治疗 [J]. 中国骨伤, 1994, 7(4): 28.

54. 钟广玲, 左中男, 陈逊文. 带掌背动脉的逆行复合组织皮瓣修复手外伤的临床应用 [J]. 中华显微外科杂志, 1995, 18(2): 109-111.

55. 左中男, 钟广玲, 刘效仿, 元启鸿, 杨志峰, 何斌. 用带掌背神经的腕掌背侧逆行岛状皮瓣再造手指 [J]. 中华显微外科杂志, 1995, 18(3): 192-194.

56. 钟广玲, 陈逊文, 陈渭良. 中西医结合治疗股骨头缺血性坏死 56 例临床报告 [J]. 中国中西医结合外科杂志, 1995, 1(4): 214-215.

57. 陈逊文, 徐志强, 郭跃明, 李汉民, 钟广玲. 应用可吸收内固定物治疗小儿骨折 [J]. 中国中西医结合外科杂志, 1996, 2(5): 369.

58. 钟广玲, 刘效仿, 陈志维, 杨海韵, 余海波, 徐志强, 陈逊文, 李逸群. 改良骨盆骨外固定器结合复合牵引治疗不稳定骨盆骨折脱位的研究 [C]// 中国中西医结合学会. 第九次全国中西医结合创伤骨科学术大会论文汇编. 佛山: 中国中西医结合学会, 2001: 13-21.

59. 钟广玲，左中男. 异体骨移植带骨膜的复合皮瓣修复前足骨和皮缺损 [C]// 中国中西医结合学会. 第九次全国中西医结合创伤骨科学术大会论文汇编. 佛山：中国中西医结合学会，2001：38-40.

60. 钟广玲，郭跃明，方耀忠，李祖荣，罗顺宁. 肱骨外髁骨折Ⅲ度翻转移位手法整复体会 [C]// 中国中西医结合学会. 第九次全国中西医结合创伤骨科学术大会论文汇编. 佛山：中国中西医结合学会，2001：86-88.

61. 郭跃明，刘远标，王志远，钟广玲. 胫腓骨外伤性骨折临床调查分析 [C]// 中国中西医结合学会. 第九次全国中西医结合创伤骨科学术大会论文汇编. 佛山：中国中西医结合学会，2001：137-139.

62. 温建强，陈志维，何影浩. 白药贴膏外敷治疗急性闭合性软组织损伤的临床研究 [J]. 河南外科学杂志，2009，15（6）：14-15.

63. 罗汉文，李逸群. 陈志维教授治疗强直性脊柱炎经验介绍 [J]. 新中医，2010，42（1）：35-36.

64. 张宏宁，陈志维. 全身炎症反应综合征的中医药治疗现状及展望 [J]. 中国中医急症，2010，19（7）：1187-1188，1196.

65. 李逸群，罗汉文. 陈志维教授运用经方治疗腰椎间盘突出症经验介绍 [J]. 新中医，2010，42（11）：140-141.

66. 罗汉文. 脾胃理论的形成及其在骨伤科临床方面运用价值的研究 [D]. 广州：广州中医药大学，2011.

67. 沈楚龙，陈志维. 复方三七口服液治疗创伤早期 86 例 [J]. 新中医，2006，38（10）：81.

68. 丁玲，陈志维. 中药外用促进创面愈合机理的研究进展 [J]. 江苏中医药，2006，27（12）：71-72.

69. 涂泽松，陈志维. 退行性腰椎管狭窄症的中医药治疗近况及展望 [J]. 中国中医骨伤科杂志，2007，15（3）：56-58.

70. 陈逊文，朱永展，陈志维，吴征杰，何利雷. 健脾益气法治疗严重软组织损伤的实验研究 [J]. 中国骨伤，2008，21（9）：664-666.

71. 杨海韵，陈志维，陈逊文. 伤科黄油治疗软组织开放损伤的实验研究 [J]. 中医正骨，2003，15（9）：15-16.

72. 陈志维，张兆华. 好及施巴布剂在骨科疾病中的临床应用 [J]. 中国中医骨伤科杂志，2003，11（6）：45-46.

73. 何影浩. 白药贴膏外敷治疗急性闭合性软组织损伤的临床研究 [D]. 广州：广州中医药大学，2009.

74. 郭晓辉，陈志维. 肾命学说与骨病治疗的相关性 [J]. 辽宁中医杂志，2013，40（7）：1332-1333.

75. 吴征杰,陈志维,陈逊文. 骨外固定器治疗胫腓骨开放性粉碎性骨折及多段骨折66例[J]. 新中医,1999,31(11):28.

76. 陈志维,李逸群,劳永锵. 正骨十四法配合外固定支架治疗肱骨干骨折[J]. 湖北中医杂志,2002,24(9):47.

77. 陈志维,熊昌盛,沈楚龙. 手法整复经皮空心螺钉内固定治疗髌骨骨折[J]. 中国中医骨伤科杂志,2002,10(1):38-39.

78. 张兆华,陈志维."纵轴挤迫法"治疗骨折迟缓愈合45例[J]. 实用医学杂志,1999,15(7):592-593.

79. 李逸群,陈志维. 白药膏治疗创伤性骨化肌炎[J]. 湖北中医杂志,2000,22(8):34.

三、蔡氏骨伤

1. 蔡荣. 伤科内治八法及其临床运用[J]. 新中医,1974(1):47-50,46.

2. 蔡荣. 骨折迟缓愈合[J]. 新中医,1976(1):31-32.

3. 蔡荣. 脾胃与肾命——薛己脾肾学说及骨科临证运用[J]. 新中医,1978(3):1-5.

4. 蔡荣. 骨痨[J]. 新中医,1985(3):18-17.

5. 黄关亮. 蔡荣副教授学术思想及治疗经验简介[J]. 新中医,1989,21(4):8-11.

6. 唐勇,姜杰,周永红,孙立,曹勇,黄枫,陈基长. 骨炎定治疗膝骨关节炎30例——附醋氨酚治疗30例对照[J]. 浙江中医杂志,2003,38(10):430-431.

7. 黄枫,郑晓辉,周琦石. 陈基长治骨疗伤中"筋骨并重"治疗原则浅析[J]. 中医药学刊,2005,23(4):599-601.

8. 黄枫,郑晓辉. 陈基长教授治疗膝骨性关节炎经验介绍[J]. 新中医,2005,37(6):11-12.

9. 郑晓辉,周琦石,王海彬,黄枫,陈基长. 骨炎定含药血清对人骨关节炎软骨细胞保护作用的机理探讨[J]. 广州中医药大学学报,2005,22(3):213-216.

10. 郑晓辉,周琦石,王海彬,黄枫,陈基长. 骨炎定方对一氧化氮抑制人骨关节炎软骨细胞Ⅱ型胶原合成的影响[J]. 中国矫形外科杂志,2005,13(23):1806-1809.

11. 黄枫,梁德,陈基长,黄良文,何振辉,何才勇.《中医骨伤科学》的教学改革与实践[J]. 中医药学刊,2003,21(4):585-586.

12. 唐勇,姜杰,周永红,孙立,曹勇,陈基长. 骨炎定对兔实验性膝骨关节炎关节软骨的组织病理学影响[J]. 四川中医,2004,22(1):23-25.

13. 唐勇，姜杰，孟辉，周永红，孙立，陈基长. 骨炎定对兔实验性膝骨关节炎关节软骨细胞中 bcl-2mRNA 表达的影响 [J]. 山东中医杂志，2004，23（3）：169-171.

14. 唐勇，姜杰，周永红，孙立，曹勇，陈基长. 骨炎定对兔实验性膝骨关节炎关节软骨中 iNOS 表达的影响 [J]. 云南中医学院学报，2004，27（1）：20-22.

15. 陈基长. 中医药治疗急性关节滑膜炎体会 [J]. 新中医，2004，36（3）：71.

16. 林梓凌，黄枫，陈基长. 尺桡骨双骨折临床仿真模拟教学实验方法的研究和应用 [J]. 中医教育，2004，23（3）：43-46.

17. 郑晓辉，黄枫. 陈基长教授治疗骨关节感染性疾病经验介绍 [J]. 新中医，2006，38（4）：18-19.

18. 郑晓辉. 陈基长教授治疗颈胸腰背肌筋膜炎经验 [J]. 北京中医药大学学报（中医临床版），2006，13（3）：29-30.

19. 郑晓辉. 陈基长教授活用蠲痹汤治疗骨伤科痹痛证经验 [J]. 中医药通报，2006，5（3）：8-9.

20. 曹燕明，徐海波，陈基长. 骨炎定对鸡膝关节骨性关节炎氧自由基代谢的影响 [J]. 中药新药与临床药理，2006，17（3）：167-170.

21. 郑晓辉，黄枫. 陈基长论治骨伤科痹证学术思想集要 [J]. 辽宁中医杂志，2006，33（9）：1078-1079.

22. 林柳泽，陈基长，梁祖建. 中药内服外洗配合功能锻炼治疗髌股疼痛综合征 51 例 [J]. 河南中医，2007，27（4）：54-55.

23. 陈基长. 补肾行血益气法治疗膝骨性关节炎 [J]. 新中医，2007，39（9）：99.

24. 周琦石，郑晓辉，王海彬，陈基长，黄枫. 补肾益气行血方药对人类骨关节炎软骨细胞Ⅱ型胶原和一氧化氮合酶的影响 [J]. 中医药通报，2007，6（4）：50-53，56.

25. 林柳泽，陈基长. 骨炎定治疗膝骨关节炎 60 例 [J]. 河南中医，2007，27（9）：46-47.

26. 贾超，姜桂美. 陈基长教授治疗颈椎病经验 [J]. 新中医，2013，45（10）：161-162.

27. 陈基长. 活络效灵丹加味在骨科临床上的运用 [J]. 新中医，2002，34（2）：60.

28. 黄枫，唐勇，郑晓辉，何才勇，林梓凌. 陈基长教授正骨治伤经验介绍 [J]. 新中医，2002，34（8）：9-10.

29. 唐勇，黄枫，姜杰，陈基长. 骨性关节炎的滑液标记物 [J]. 中国矫形外科杂志，2002，9（1）：72-74.

30. 杨运东, 陈基长. 不同施加因素对软骨细胞的影响 [J]. 中医正骨, 2002, 14(9): 49-50.

31. 陈基长. 桡骨下端骨折整复失败原因分析 [J]. 新中医, 2000, 32(4): 15.

32. 杨运东, 陈基长. 手法复位治疗骨折中的军事学思想 [J]. 按摩与导引, 2000, 17(3): 4-5, 8.

33. 杨运东, 陈基长. 中药治疗股骨头缺血性坏死的药理作用 [J]. 中医函授通讯, 2000, 19(3): 11-13.

34. 陈基长. 腰背部肌筋膜炎内外兼治心得 [J]. 新中医, 2001, 33(10): 58-59.

35. 林梓凌, 陈基长, 周庆庆. 论托里透脓法在治疗慢性感染创面中的运用 [J]. 陕西中医, 2001, 22(9): 542-543.

36. 林梓凌, 陈基长. 论 "托" 法在处理慢性感染创面中的辨证运用 [J]. 中国中医药信息杂志, 2001, 8(1): 11-12.

37. 林梓凌, 陈基长. 论 "托" 法在外治用药处理慢性感染创面上的理解和运用 [J]. 中医药信息, 2001, 18(1): 5-7.

38. 杨运东. 骨炎定对体外培养软骨细胞的影响 [D]. 广州: 广州中医药大学, 2001.

39. 周琦石. 骨炎定对一氧化氮抑制人类软骨细胞 II 型胶原合成的影响 [D]. 广州: 广州中医药大学, 2006.

40. 晋大祥, 袁浩, 陈基长. 袁氏 621 对早期实验性骨折愈合影响的形态计量学研究 [J]. 广州中医学院学报, 1994, 11(1): 20-24.

41. 梁德, 黄枫, 庄洪, 关秉俊, 黄志河, 陈基长. 四肢血管损伤的处理与肢体再灌注损伤的初步观察 [J]. 广州中医学院学报, 1994, 11(1): 25-28.

42. 陈基长. 用整体观念诊治骨伤病 [J]. 新中医, 1997, 29(4): 10-12.

43. 蒋顺琬, 岑泽波, 陈基长. 自制复方黄连液外用治疗慢性骨髓炎疗效观察 [J]. 中国中医骨伤科, 1997, 5(1): 12-16.

44. 梁德, 陈基长. 严重创伤肝功能障碍及中西医结合治疗 [J]. 新中医, 1998, 30(1): 38-39.

45. 庄洪, 岑泽波, 袁浩, 陈基长, 张恃达, 钟廷机. 外用双柏散浸剂治疗急性软组织损伤的实验研究 [J]. 中医正骨, 1992, 4(2): 1-4.

46. 陈基长. 治愈复发性网球肘 80 例总结 [J]. 广州中医学院学报, 1993, 10(4): 200-201.

47. 陈基长. 中西医结合治疗关节内骨折 32 例 [J]. 新中医, 1981(1): 39-40, 42.

48. 陈基长. 中西医结合医治陈旧性肱骨髁上骨折 [J]. 新中医, 1982

（11）：28-29.

49. 陈基长. 正骨手法的力学原理及其临床运用体会 [J]. 广州中医学院学报，1986（Z1）：114-116.

50. 袁浩，陈基长，何振辉，李汉云，钟世镇. 一例人体坏死股骨头血管束植入后的形态学观察 [J]. 骨与关节损伤杂志，1989，4（2）：85-86，130.

51. 袁浩，陈基长，何振辉，黄志河，梁德，明纪绵，何伟. 用改进的血管束植入法治疗成人股骨头无菌性坏死 [J]. 骨与关节损伤杂志，1989，4（4）：210-213.

52. 袁浩，何振辉，陈基长，何伟，梁德，谭晓卫. 股骨颈重建术治疗股骨颈骨折不连颈吸收伴头缺血坏死 [J]. 骨与关节损伤杂志，1991，6（1）：5-6，66.

53. 林梓凌，陈基长. 模拟案例教学法在中医骨伤学教学中的应用 [J]. 中国中医药现代远程教育，2004，2（5）：35-36.

54. 丘杰礼，陈基长，张永兴，张恃达，张德兴，杨志东.《中医伤科学》多媒体组合教学 [J]. 医学视听教育，1995，9（1）：10-12.

55. 姜自伟，高怡加，罗伟东，董航，黄培镇，蔡群斌，梁其彬，庄聪颖. 黄枫教授手法复位夹板固定治疗不稳定型桡骨远端骨折的经验 [J]. 广州中医药大学学报，2012，29（5）：590-592.

56. 姜自伟，黄枫，庞智晖，赵京涛，周广全. 辨稳论治——从有限元分析角度探讨微观辨证在中医骨伤领域的发展 [J]. 中医正骨，2012，24（12）：77-78.

57. 林梓凌，樊粤光，赵京涛，杨达文，黄枫. 补肾活血方药对膝关节骨折术后功能恢复的影响 [J]. 中国实验方剂学杂志，2013，19（6）：305-308.

58. 郑晓辉，王建凯，沈泽培，黄枫. 膝骨关节炎患者中医生存质量量表的建立及应用评价 [J]. 广州中医药大学学报，2006，23（3）：228-231.

59. 雒晓东，梁德，刘金文，黄枫，陈新宇，胡国恒. 舒筋通络颗粒治疗神经根型和椎动脉型颈椎病 II 期临床研究 [J]. 中国中医骨伤科杂志，2006，14（4）：48-50.

60. 张德兴，王海彬，黄枫，曾意荣，张文佳. 髋关节置换术后脱位的中医疗法 [J]. 时珍国医国药，2006，17（9）：1758-1759.

61. 黄枫，唐勇，郑晓辉，何才勇. 补肾强膝方对绝经后妇女膝骨性关节炎的影响 [J]. 中医正骨，2002，14（4）：12-13.

62. 郑晓辉，曾展鹏，黄枫. 中药配合交锁髓内钉内固定术治疗股骨干骨折 [J]. 广州中医药大学学报，2000，17（2）：140-141.

63. 黄枫. 中医骨伤手法研究近况 [J]. 新中医，2001，33（5）：73-74.

64. 周琦石，黄枫，郑晓辉. 补肾接骨口服液促进骨折愈合 60 例疗效观察 [J]. 中国中医骨伤科杂志，2005，13（3）：31-33.

65. 黄枫,李禾.《伤科汇纂》外伤内治用药特点[J]. 南京中医药大学学报（自然科学版）,2005,21(5):290-292.

66. 郑晓辉,沈泽培,黄枫. 犁头草治疗化脓性关节炎[J]. 中医药学刊,2005,23(8):1526-1528.

67. 黄枫,谢国平. 中医药治疗膝骨关节炎实验研究进展[J]. 中国中医药信息杂志,2005,12(8):109-110.

68. 黄枫,李禾.《伤科汇纂》对"动静结合"理论的贡献[J]. 中国骨伤,2005,18(12):763-765.

69. 汪朝晖,杨忠奇,黄习文,黄枫,杜彦萍,柳于介,冼绍祥. 芪葛颗粒治疗神经根型颈椎病（风寒阻络证）Ⅲ期临床研究[J]. 广州中医药大学学报,2009,26(3):208-212.

70. 林梓凌,周庆庆,黄枫,曾展鹏,赵京涛,杨达文,黄学员. 活血祛瘀法对大鼠微动应力内固定模型早期骨痂生长的影响[J]. 中国中医骨伤科杂志,2010,18(10):5-7.

71. 黄枫,庄洪. 中医药防治骨质疏松症的近况[J]. 广州中医药大学学报,1996,13(2):64-66,41.

72. 李禾,黄枫. 从《正体类要》看薛己的治伤用药特点[J]. 广州中医药大学学报,1996,13(Z1):94-96.

四、其他

1. 林少健,罗维民,岑祖怡. 艺精以济世,德馨以育人——中医外科学大家黄耀燊临床及教学经验总结[J]. 新中医,2010,42(9):133-135.

2. 黄耀燊. 疮疡辨证（一）[J]. 新中医,1973(1):41-44,46.

3. 黄耀燊. 疮疡的辨证和治法（二）[J]. 新中医,1973(2):43-47.

4. 赖振添. 黄耀燊教授治疗经验与学术思想简介[J]. 新中医,1988,20(5):12-16.

5. 赖振添. 黄耀燊[J]. 中国医药学报,1990,5(2):70.

6. 陈翠华,翁凤泉. 名医黄耀燊治坐骨神经痛验案1则[J]. 新中医,1999,31(5):9.

7. 李佩弦. 自我按摩三法[J]. 新中医,1976(4):40-41.

8. 李佩弦. 谈谈气功疗法[J]. 新中医,1976(6):47-48.

9. 李佩弦. 少林真传熊氏易筋经[J]. 少林与太极,2012(9):12-14.

10. 李佩弦. 对易筋经运动性质的探讨[J]. 少林与太极,2009(3):45.

第六节 岭南骨伤名家相关研究、报道、被引用情况

1. 刘小斌.《何竹林正骨医粹》评述 [J]. 新中医, 2006, 38(9): 85-86.

2. 刘小斌, 陈虹. 岭南近代著名医家何竹林正骨医粹 [J]. 中华中医药学刊, 2008, 26(1): 16-17.

3. 徐险峰. 忆岭南名医何竹林 思骨伤医师成材路 [J]. 中国中医药现代远程教育, 2013, 11(3): 100-102.

4. 李锐, 李迅, 李灿辉, 夏人霖, 叶少梅, 陈少君. 何竹林风湿跌打霜的药理研究 [J]. 中药药理与临床, 1985(创刊号): 68.

5. 李锐, 李灿辉, 李迅, 夏人霖, 叶少梅, 陈少君. 何竹林风湿跌打霜的药理研究 [J]. 中成药研究, 1985(3): 27.

6. 黄方生. 当代骨伤名医何竹林 [N]. 中国中医药报, 2002-11-04.

7. 刘成丽. 关于广州地区名中医验方的调查与整理研究 [D]. 广州: 广州中医药大学, 2010.

8. 韦贵康, 陈小刚. 中医骨伤科手法近 30 年发展述评 [J]. 广西中医药, 1997, 20(1): 1-4.

9. 黎立. 当代中医骨伤科流派研究 [D]. 济南: 山东中医药大学, 2009.

10. 丁继华. 对现代中医骨伤科流派的探讨 [J]. 中国针灸, 1995(S2): 60-62.

11. 张宽. 燕京地区骨伤手法流派传承及学术思想的研究 [D]. 北京: 中国中医科学院, 2012.

12. 龙辉, 王刚. 李广海跌打祛风膏治疗腰椎间盘突出症的临床应用 [J]. 中外医学研究, 2012, 10(32): 37-38.

13. 罗昌. 打造脊椎病治疗超市 创西关骨伤科名医名牌——来自广州市荔湾骨伤科医院的报道 [J]. 国际医药卫生导报, 2005(17): 25-26.

14. 胡德洪. 补肾活血法治疗膝关节骨关节炎的疗效研究 [D]. 广州: 广州中医药大学, 2009.

15. 胡永波. 利腰颗粒治疗腰椎间盘突出症急性期(湿热型)的疗效研究及免疫学分析 [D]. 广州: 广州中医药大学, 2008.

16. 首批中医骨伤名师——陈渭良 [C]// 中华中医药学会骨伤分会. 中华中医药学会骨伤分会第四届第二次会议论文汇编. 广州: 中华中医药学会骨伤分会, 2007: 44-45.

17. 毛嘉陵,刘继洪. 陈渭良骨伤科研喜结硕果 [N]. 中国中医药报, 2004-08-02.

18. 谭勇,胡永忠. 陈渭良:大破大立 [N]. 医药经济报, 2003-03-17(006).

19. 马定科.《陈渭良骨伤科临证精要》首发 [N]. 中国中医药报, 2002-06-10.

20. 白及. 创新是学科发展的灵魂 [N]. 中国中医药报, 2004-01-19.

21. 韩宇霞. 广东近代中医学校教育史研究 [D]. 广州:广州中医药大学, 2009.

22. 刘芳. 民国时期岭南医籍的整理研究 [J]. 中华医学图书情报杂志, 2011, 20(8): 57-60.

23. 刘芳,黄凯文. 试析民国时期岭南医学文献的特点 [J]. 中医文献杂志, 2006, 24(3): 6-7.

24. 金小洣. 当代岭南医学流派与名家学术传承研究 [D]. 广州:广州中医药大学, 2010.

25. 张宽. 燕京地区骨伤手法流派传承及学术思想的研究 [D]. 北京:中国中医科学院, 2012.

26. 吴伦霓霞,张晓辉. 近代中国的粤港华商成药联号 [J]. 近代史研究, 1995(2): 108-125.

27. 靳士英,靳朴. 岭南医药启示录(续篇二十七)[J]. 现代医院, 2011, 11(1): 62-67.

28. 忆黄耀燊教授 [J]. 新中医, 1999, 31(12): 9-10.

29. 谢国霖. 一代猴王霍耀池 [J]. 中华武术, 1994(2): 22-23.

30. 学者风采——陈基长 [J]. 广州中医药大学学报, 2013, 30(5): 封2.

31. 著名骨伤科专家陈渭良简介 [J]. 中医正骨, 2003, 15(3): 封2.

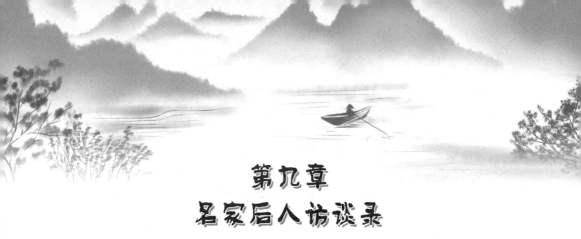

第九章
名家后人访谈录

第一节 "岭南中医骨伤学术流派名家后人座谈会"会议纪要

2013年3月10日,"岭南中医骨伤学术流派名家后人座谈会"在广州中医药大学基础楼423会议室召开。会议由广州中医药大学基础医学院中医医史文献研究所主办,并得到广州市荔湾区西关正骨研究室的大力支持。会议旨在加强西关正骨各流派传人与基础医学院医史文献研究所之间的交流,并探讨如何整理、继承西关正骨各流派的学术经验。

参加座谈会的专家学者有广州中医药大学基础医学院院长郑洪教授、广州中医药大学基础医学院医史文献研究所所长刘小斌教授、广州市荔湾区骨伤科医院李主江主任、广州中医药大学第一附属医院一骨科主任黄枫教授,以及来自基础医学院中医医史文献研究所与广东省中医院名医工作室的多位老师。会议邀请到何竹林、管霈民、蔡荣、霍耀池、黄耀燊、李佩弦、廖凌云、岑能等岭南骨科名家的20余位后人及传人参加。会议由刘小斌教授主持。

刘小斌教授首先致辞指出,目前基础医学院中医医史文献研究所作为主要参与者承担国家中医药管理局重点研究室建设项目"岭南中医学术流派传承",通过发挥医史文献专业学科优势,整理、总结岭南各学科学术经验。"岭南中医骨伤科学术流派"作为该项目的子课题,旨在整理、总结及弘扬岭南骨伤科学术经验。西关正骨作为近代岭南中医骨伤科的重要组成部分,其临床及学术影响极其深远。因此,整理、总结及弘扬西关正骨各流派的学术经验具有重要意义。

接着由李主江主任作专题报告。李主任通过分析西关正骨形成的历史、社会、人文背景,回顾西关正骨的发展过程,介绍西关正骨10个主要伤科流派及西关正骨名家诊治特色,展示西关正骨的研究成果,使与会者对西关正骨有了更深刻的认识。

随后是捐赠仪式。何竹林伤科第五代传人何超常医师向大学赠送何竹林亲笔处方，霍耀池伤科第二代传人霍明彬医师、霍明光医师向大学赠送书法一幅。郑洪院长代表大学接收赠品并转交广东中医药博物馆收藏。

　　捐赠仪式结束后进入自由交谈。霍明彬医师介绍了霍氏伤科家传教育理念与方式，并提出流派传承人才培养需重视国学、家教。何超常医师强调前辈学术经验需与自身临床相结合以解决临床实际问题。何竹林伤科第六代传人罗永佳医师认为，中医学术流派建设应该在继承前辈经验的基础上与时俱进，力求彰显中医学术与临床优势。黄耀燊教授的女儿黄燕莊老师表示全力支持该项研究，将继续整理、总结黄耀燊教授学术经验。李佩弦伤科第三代传人李家驹医师交流了家传方在当今所面临的一些问题。管霈民伤科第六代传人邱剑鸣医师表示，作为一个新时代的医生，将继承前辈的医德、医术，进一步整理总结管氏伤科的学术经验，配合该项目的完成。岑能伤科第六代传人岑兆伟医师提出现代伤科学生应该注意培养动手能力与临床技能。蔡荣伤科第五代传人黄枫教授指出岭南中医骨伤流派研究需要长期的工作来完成，希望能够与各流派传人加强合作，提升岭南中医骨伤流派水平。自由交谈过程中，各嘉宾踊跃发言，气氛热烈。交流完毕后，与会嘉宾移步参观广东中医药博物馆。

　　最后，郑洪院长总结指出，通过这次座谈会与各位西关正骨流派传人的交谈，感受到中医学术流派的传承不仅包括医德与医术的传承，也包括其他很多东西，值得我们进一步去发掘、整理、总结、传承。表示将继续支持中医医史文献研究所做好岭南中医药学术流派传承研究工作。也希望能得到与会各位的支持，一同做好岭南中医骨伤学术流派研究。（图9-1）

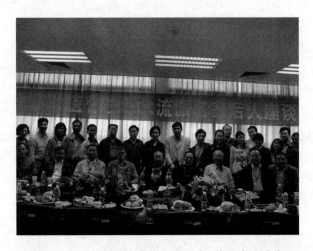

图9-1　2013年岭南骨伤名家后人、传承人座谈会

（整理：黄子天）

第二节 岭南蔡氏骨伤传承人
黄枫主任访谈录

背景介绍：黄枫主任是广州中医药大学第一附属医院一骨科主任，师从陈基长，为岭南蔡氏骨伤第五代传人。

采访时间：2014 年 1 月 13 日。

采访地点：广州中医药大学第一附属医院住院部 8 楼骨伤科主任办公室。

访谈人员：黄枫（下面简称黄）、陈凯佳（下面简称陈）。

摄制录音：黄子天。

访谈主要内容：

陈：黄主任，您好！今天就是想请您谈一谈关于蔡氏骨科的一些情况。首先请您讲一下您所知道的蔡忠和蔡荣的一些生平故事。

黄：其实他们的故事，我也是从我的老师那里听过来的。蔡荣呢，我们没有直接接触，我们上一辈的老师都是他的学生。蔡忠的故事呢，据说人比较高大，我们的老师这一辈也没见过他。他有两个儿子，蔡荣是他的孙，蔡荣的父亲是蔡忠的大儿子。蔡忠在佛山、广州都有药店，后来在广州西关一带开了一个店，两个儿子都跟他一起学习骨科。后来大儿子早逝，二儿子后来去了香港开业。蔡忠他自己有个制药厂。

陈：是敬修堂吗？

黄：敬修堂的前身。它是三个厂合并过来的，当时是公私合营的时期。解放初，国家要搞公私合营，他就把自己的制药厂并过来了。应是敬修堂的前身。敬修堂的万花油比较出名，据说是蔡忠在南洋行医创制的，里边有故事的。万花油的处方应属蔡忠。我曾把万花油的组方拍下来，与《药典》[1]对照，只是有一两种药的叫法不一样，90% 是相同的。

陈：就是蔡忠的那个方。

黄：对。

陈：万花油来源于他的方。

黄：但是我想要再查蔡忠的原方，一个是《药典》里面肯定是有的。万花油的配方，他公开了。它的做法没有公开，怎么制作没有写。它有很多种药，70 多味。

陈：那其实等于说，普生园下面有个药厂，当时蔡忠的万花油是在那里做的，因为他后来被并入敬修堂，所以等于万花油方就到敬修堂去了。

---

1 指《中华人民共和国药典》。下同。

黄：可以这样理解。但是，《广州市志》记载是由蔡忠捐献的，是 20 世纪 60 年代献的处方。要查一下，那个时候是办了一个手续。其实，那个时候献万花油（到底是蔡忠死了），由蔡荣献出的呢？还是蔡忠本人献的呢？还没查到很准确的说法。

陈：我在查敬修堂的资料的时候，是这么记的，说蔡忠跟着他的师父新锦去了南洋，去了南洋之后就学会了做万花油，然后他回来之后，当时日本人想要拿他那个方，为了防止被日本人拿走，他就把它献出来了。记载的时间大概是抗战时期。写的还是蔡忠自己拿出来的。

黄：在学校有记录，对蔡荣评价中提到，是进广州中医学院后，通过办正式手续捐出处方，是比较正规的。《广州市志》显示的是蔡忠的方。上次我查阅蔡荣的档案与履历，我跟我的学生查所有东西，暂未查到万花油这件事情。他提到写了一些书，还未找到。

陈：就是说，他在自己的材料里提到的一些他写的书，反而找不到。

黄：这里面一些东西去挖掘还要花些时间。万花油这一块呢，是蔡忠的，是肯定的了。蔡忠在药厂合并的时候把它捐出来部分，应该是 20 世纪 30—40 年代。蔡忠在西关一带治跌打损伤是比较厉害的。

陈：蔡荣的父亲，那里有记载他的名字吗？

黄：有，叫蔡杏林，是蔡忠的大儿子，据说是生下蔡荣没多久就去世了，他的母亲在家里一边服侍蔡忠一边把蔡荣带大。送蔡荣去读书，后来读了江西国立中正大学中文系。蔡忠的二儿子继承蔡忠的医术，蔡荣的母亲就叫蔡荣回来帮助他爷爷，蔡荣医术的理论应该是他大学毕业后跟蔡忠学的。从蔡荣留给我们的东西来看，他对几本骨科的专著书应该是读过的，如薛己的《正体类要》、吴谦的《医宗金鉴·正骨心法要旨》，《内经》病因病机部分应该也是学过。萧劲夫写过评价蔡荣的文章，如在《岭南正骨精要》，书中大部分是自己的东西，有提到蔡荣，那么他是怎么定位他的呢？一讲到蔡荣就写蔡荣看过很多书，十分博学。

陈：他算是蔡荣的弟子吗？

黄：萧劲夫，中医院校第二届的，是我校 1957 年入学的学生。

陈：那是等于读书的时候，蔡荣给他们上过课。

黄：一定是上过，而且毕业后留在广东省中医院。那时广州中医学院附属医院（现广州中医药大学第一附属医院）未开办骨科病房，蔡荣带教学生要在广东省中医院。

陈：在深圳市中医院时期是不是出了一本书叫《现代骨伤流派名家丛书·岭南伤科萧劲夫》？

黄：那本书，除有他自己几十年经验的总结外，还体现他跟何竹林与蔡荣学到的东西,也有现代骨科的很多理念。

陈:蔡荣的正式弟子还有哪些?

黄:正式官方任命的查不到资料,但曾听何振辉老师说他是正式任命过的,但现在找不到证据。如果跟过他都算的话,那就应该很多了。

陈:蔡荣的临床特色,还有手法特点有哪些呢?

黄:蔡荣的骨伤理论部分是没有问题的。他的病因病机学说,辨证理论,还有内治跟外治理论,都写入中医院校的骨伤科学教材,而且评价很高。他写的东西很详细,他的用药都是围绕这些理论展开。他的骨科手法诊治我也在找。他原来的一些资料,找到跟手法有关系的有一篇,是讲骨伤理筋手法推拿按摩的,在师资班的讲义[1]里,后来部分内容编进教材的理筋手法。是不是他自己练功的方法? 文章署名是他的,也应理解为是他的东西。有时细想还是不够,我觉得,因为我没有跟过他。但岑泽波的文章提到有些是何竹林做的,他提到有 5 位老前辈指导,我们考证这 5 位是有蔡荣的。我去翻 20 世纪 60 年代那些记载当年查房的病历资料,看见了蔡荣记录的手法,如他做住院医生的时候的查房记录,还有一些前辈查房做了什么手法的记录,但这是一项大工作量的工程,目前还没整理出来。我想招一届研究生把那部分做出来。我想起码要花两三年时间。这样就可以理个头绪出来。做了哪些手法,哪些手法是哪个人做的。我觉得那个证据应是最充分的了。除了这个东西,还没有其他可以确认的,因为针对手法,目前还没有其他书说明他用了些什么手法。你凭什么推断? 在病案室,以前的病案时间太久,不能反复翻阅,陈年的纸张一碰就烂,一翻过来就裂,所以请专业人士一页页全部拍下来了,拍了几年了,建成一个数据库可以查阅,但是目前查阅是按流水号,查起来很花时间,要做检索也要几年才能完成。工作量相当大,相信从这里面可以看到他的手法与思路,说明他有东西,但目前未具体挖到,只能说明他有。

陈:那您认为目前得到的资料主要还是理论方面的?

黄:对,理论的东西为主,还在梳理阶段。

陈:那上次我看到您写的那篇文章,他有很多验方,比如他的一号方、二号方,总共 16 条?

黄:是 16 条方,当时叫"协定处方"。怎么发现的呢? 在 1973 年,我们医院因为医疗的需要,就做了一个协定处方表,方便记忆与运用。这张表,黄关亮老师保存了 1 张,曾压过桌面玻璃板,部分内容已不全了,纸质有点旧、不好拿,我已经用相机把它拍下来。16 条方到现在还常用的有五六条,如肢

---

1 指《全国中医学院外伤科师资进修班学术专题讲座资料汇编》,1975 年广东中医学院编。

伤一方、肢伤二方、肢伤三方、骨科外洗一方、骨科外洗二方等。我研究过这些方，设计是很周密的。如何体现是蔡荣的"经验方"呢？在骨伤科的第3版教材（《外伤科学》）中，由蔡荣负责伤科部分编写，在处方标注上，他就把"协定处方"按"经验方"的要求写了进去。"经验方"只写方名、组成、主治、功用和使用。我将其与协定处方一一对照，发现大部分完全吻合，可以推断"经验方"就是"协定处方"肢伤一、二、三方系列在教材中的最早出现。后来，蔡荣就把它发表了一篇文章，给它一个方名。它3次出现都以不同的形式，第一次以部位，第二次以经验方，第三次以医院协定方，最后作为经验方进入教材。

陈：有没有给出具体的用药？

黄：有的。所以我把他列为一个篇章来写。后来把"经验方"写进教材，足见蔡荣所花心思。到第5版，你们读书之后，都不怎么谈的啦。

陈：到后来的第7版、第8版，他们都说不如第4、5版的好。

黄：之前的教材确实比较好。第1版与第2版的教材都是上海主编的，那个时候广州中医学院是有参与编的，应该说是何竹林、蔡荣有份参与。第1版后边没有附方的，第2版就有附方了，老中医的经验方在这时就开始放进去了。李主江抄出来的何竹林的方应该是以第2版为主的。到第3版蔡荣和黄耀燊主编，那时叫《外伤科学》，骨伤科的内容在外科学里并在一起了，蔡荣负责骨伤科部分的写作，在第3版教材的处方引用上，首次出了"经验方"标注。

陈：所以说第3版教材骨伤科部分，比较多的是蔡荣的东西？

黄：他把他的"经验方"放进去，是有规律可循的。在第3版教材中处方出处标记是这样的，如是第2版出现过的，标《中医伤科学讲义》经验方"，如是在第3版才开始出现的一律标"经验方"，这次加进去的"经验方"中就有蔡荣十六方的9个方。我把蔡荣的16条协定方与第3版教材的全部经验方对照，发现就有9条经验方与蔡荣协定方相同，可以肯定是蔡荣放进去的。第4版伤科教材（《中医伤科学》）的主编就是蔡荣。第4版是目前公认最全面、十分严谨的一部教材。第一个，伤科的内治理论很全面，以后所有的教材，所有的版本写至这一章节谁都不去改动，可以讲还没有人超越他，所以第1版、第2版、第3版伤科内治理论都还不够完整。那时候蔡荣发表的许多文章，都是谈及伤科理论方面的，应是积累了很久，东西理论化了。他在第4版教材引用"经验方"的时候，如果引用第3版教材《外伤科学》的经验方，就在处方标注上注明出处"《外伤科学》经验方"；如果引用第2版教材《中医伤科学讲义》的经验方，就在处方标注上注明出处"《中医伤科学讲义》经验方"，这样他就把两个"经验方"完全分清楚了。后来在编《中医骨伤科学》（中国医学百科全书）

时,处方出处就完全标得十分清晰了。后来的版本没有注意,反而不清晰了。

陈:第5版教材(《中医伤科学》)是岑泽波主编的?

黄:蔡荣去世了,岑泽波接着主编第5版教材。蔡荣编完第4版教材之后患了肝癌,接着马上就是《中医骨伤科学》(中国医学百科全书)。在第4版编完后,蔡荣就已经全国出名了,出了名以后,马上就拿到百科全书,而且是主编。其实,那个时候能拿到百科全书的主编,足见蔡荣的学术地位。

陈:中医骨伤各家是把何竹林列进去了?

黄:高等中医药院校教材《中医骨伤科各家学说》把何竹林写入并列为全国排名第五,那个主编是刘柏龄、邓福树,由人民卫生出版社出版。这本书专门研究中医骨伤科史,研究十分深入,特别是中医骨伤科以前的历史。我读过他很多研究骨伤科的书,在中医骨伤科资料研究中应是最详细的一个。他还研究中医骨伤科流派。

陈:我上次看到李主江整理的一个学术传承代系表,后面这里一个是曾昭铎,一个是张恃达、陈基长和何振辉、蔡丽容、黄关亮等。这些基本上都跟过蔡荣?

黄:跟过蔡荣的不止这些人啊。

陈:还有哪些跟过?

黄:蔡丽容是蔡荣女儿,是幼师,没有搞骨科。上次我找到她问,你爸留下什么东西,她就给一本这个,就是一本讲义,两头都没有了,只有中间被小孩撕剩一点点。我在黄关亮老师那里找到了这本,比她的全。这是原来收集的,就用一个袋子把它封好,说是她捐过来的。跟过蔡荣的人还有陈基长、曾传正、何晃中、彭汉士、黄志河、明纪绵、彭文炯、李广书、刘金文等。

陈:他只有一个女儿。蔡丽容是他的唯一后人。那其他人大致可以找到吧?

黄:黄关亮已经退休了,在门诊也可以找到他,每周有几次门诊。

陈:其实也都在我们附院的骨科?

黄:还在。在上班,还在坐门诊。刘金文也去省中医了。

陈:然后何振辉是您刚刚提到过的?

黄:何振辉出国了。去加拿大。

陈:在那边开诊所吗?还是怎么样?

黄:据说是开诊所。最近因为房子的问题回来过,我见过他。27日我们请老专家吃饭,看他在不在那里。曾老师您知道吧?

陈:我知道,但不熟。

黄:曾昭铎,是五七级,是蔡荣把他从南雄调回来的。搞骨科期间,写了几篇跟蔡荣的心得体会与医案。后来调往医史文献研究室了。

陈：张恃达呢？

黄：张恃达也当过教研室副主任。

陈：最近呢，还在骨科吗？

黄：他不在骨科了，退休了。他也去加拿大一段时间，后来身体不好就回来了。2013年我去看过他，病得有点瘦。他曾在广州中医药大学附属骨伤科医院当过院长。

陈：您是跟陈基长老师？

黄：第三批全国老中医药专家学术经验继承工作指导老师，什么证书都有的。我是陈基长老师的学术继承人。

陈：您是正式跟过他。那您跟陈老师的过程中，您觉得他对蔡荣的东西有一些什么样的传承和发展？您认为陈基长老师的一些学术思想及在骨伤方面的一些特色有哪些？

黄：陈老师学术上师承蔡荣，跟过邝公道学小儿麻痹矫形手术。他用药有自己的一套思路。他的东西我梳理过一部分，发了几篇文章。首先说他的复位理筋手法：刚劲有力。我跟过他很多次手法整复，有稳准快狠的特点。狠是指一次成功到位，病人痛苦小。他有个特色，就是要"筋骨并重"，每次做完手法后要如何理筋，或者是做手法之前，要先理一下筋骨，手法是怎么做的，一定要搞得很清晰的，跟助手说明自己复位的方法与意图，以获得配合。他的手法比较讲究一、二、三，就是每一步给我们的感觉是比较清晰的。我跟他做过的手法整复涉及肱骨髁上骨折、前臂双骨折、桡骨远端骨折、肱骨干骨折、锁骨骨折等。第二个是用药，他认为亦要"筋骨并重"。复位固定后，在用药开处方时，除活血祛瘀外，要加利水消肿的药物，还要加一些理筋骨的药物。我有一篇文章是专门谈陈老师有这方面的用药经验的。在骨折的功能锻炼方面，提倡分轻重理念，采用早期"宜微宜轻"、中后期"宜重宜活"的练功方法。陈老师对现代的一些理念也会接受，小儿麻痹矫形手术做得出神入化。他还有养生的东西，平时喜欢锻炼身体，70多岁还天天打羽毛球。他治疗膝骨关节炎有一套，有个秘方，他带的几个博士都研究过这个方子。现在国家中医药管理局专门批了一个研究工作室，我是负责人。

陈：那个方子叫做"骨炎定"是吧？

黄：是的，我把他的东西放入《岭南中医药名家》这本书里，将其学术思想写了一篇放进去了。

陈：您跟陈老师之前也是广州中医学院毕业的吧？

黄：对。我是七八级，1983年毕业去肇庆，1988年调回来，那时候陈基长当主任，来了以后一直干到现在。来的时候跟过很多人，他们老一辈我都跟过。陈老师那个时候都会做手术，早期我跟他做的手术比较多。前边讲过他跟邝公道学小儿麻痹矫形手术。邝公道是暨南大学的骨科教授，是留学德国学医的，二战时随德国的队伍去打苏联，是随队军医，在苏联战场被俘，后来就送回来中国。他有二战战地医生这样一个经历。恢复高考后，暨南大学重开招生，邝教授在暨南大学带骨科实习生，选在广州中医药大学第一附属医院骨科。大好的学习良机，使附院骨科的发展有了质的飞跃。骨科作为暨南大学实习的基地，曹振佳、邝公道正是中国南派的两把刀。那时东南亚的病人都过来找邝教授，骨科门庭若市。那时候我还在做见习学生，每次操作里三层外三层围满了进修、参观实习生。岑泽波办了全国师资班，全国的中医系统当年都没人敢手术。我们这边一开，大家都愣了，这边的中医骨科不单手法了得还可以开刀，开拓了现代中医骨伤科继古人后再开刀的先河。

陈：那目前附院还有没有用蔡荣经验方或成药？

黄：我觉得所有的经验方和成药包括陈基长的"骨炎定"，还有何振辉的"补气通络胶囊"，还有"理伤消肿口服液"，这些都离不开他的"协定处方"里面的一些用药范围。因为蔡荣制订的这个处方，很有岭南骨科特色的，很合南方人的体质。他的用药比较平淡，是不会大改动的。

陈：您刚才说的何振辉那个叫什么？

黄："补气通络胶囊"，属本院制剂。关于骨科本院制剂的开发，当年还有故事的：医院医务科张科长布置了各科要把本科用得比较好的经验写成方制药的任务，当时要拟定几个方上交，一骨科的"理伤消肿口服液""补肾接骨口服液""壮腰生髓口服液"，就是在这个背景下出来的。这三个方其实就是分早期、中期、晚期服用，是在肢伤一、二、三方的基础上发展起来的。"壮腰生髓口服液"吃起来有点口干，用得比较少，后来就没生产。当时是我执笔，黄志河主任授意完成组方的。当年我还没有完全领会处方的全部意义，黄志河主任讲是经验方，骨科前辈一直都这么用，由我记录编写。直至今天，研究了蔡荣学术思想与岭南用药特色后才发现，它的配伍离不开肢伤一、二、三方的精髓，这就是传承吧。

陈：所以说离不开蔡荣的框架？

黄：现在是很难挂名他的，但是精髓应是。可以理解为没有跳出或超出他的学术范畴，我这样说应是比较客观的。记得当年彭汉士老师亦拟过一条名叫"龙仙口服液"的处方，"龙"是指中药"地龙"，"仙"是指中药"威灵仙"，是针对筋伤治疗的一个方子。他提过是蔡荣常用的方子，当时因为名额限制，没有制成口服液，实在有点遗憾。不过在彭老师的日常处方用药里，会经常见到"龙仙"两味药的搭配运用。"理伤消肿口服液"消肿非常好，直至现在还是骨科门诊本院制剂销量不错的一个。这个口服液就是"肢伤一方"影子方。

以后用的药，包括"疗筋膏"，这些东西都是传承的，只是中间脉络没那么清晰了。

陈：您手头有一些跟他相关的照片吗？

黄：有。有蔡荣的照片。这个我找到一个很早的版本。

陈：万花油的版本。

黄：这些在他档案里面找到的。这个照片我经常用的。

陈：您能不能示范一个骨科常见的手法？

黄：可以。当骨折发生移位时，在不同的部位要用不同的整复手法。拔伸复位是骨科最基本的手法（示范动作）。其要点是：手部肘关节要伸直，要用身体重力下沉，足部与助手足尖对足尖，许多骨折有时在这一步就做好了、复位了，病人不感觉痛的情况下就会复位成功了。还有残余移位时可兼用其他手法。我与学生讲课时，讲腰柱还有一个故事，说古时候一个人爬树把腰摔断了，后来用一根带子捆住就治好了，后来发展成现在的腰围。经验要积累，发现问题要想解决的办法，创新有时就是这样在发现解决问题过程中产生的。

陈：您总结的正骨手法的几个要点是不是也是您的创造呢？

黄：有看书、跟师，在基础手法上要通过大量病例实践的体会积累的。

陈：黄主任，能不能跟我说说您平时治疗哪些骨折比较擅长？有哪些特色？

黄：四肢骨折我一直都有研究与关注，比如儿童骨折有时是比较难弄的，它涉及生长与高度的问题，生长快，稍不注意便会发生畸形。现在许多医生用治成人的观点治疗儿童是不对的。我毕业后接受的继续教育是来自多方面的，质的飞跃应是得益于对骨科生物力学的研究，里面的很多道理，对指导正骨手法复位、正确治疗很有帮助，有生物力学的知识对正骨手法固定的理解更完善些。在临床上，我们天天给病人开刀，如果我们有一个好的手法就会更好。我比较注意老前辈的宝贵经验，吸取领会里边的精髓。有时候发现了问题就要改进，改进了才会提高。我会让我的学生经常去思考问题，启发培养他们更多的创新思维。应用中药我也是比较认真的，框架离不开熟读，常常会研究一些古方，发现好的医案亦会收集研究，选择应用积累。

陈：比方说呢？

黄：比方说那时候读书，我背熟了很多中医处方的，背熟后应用时会得心应手，用多了体会自然会来的，会不断随证加减运用。我有几个治疗咳嗽、口腔溃疡的方，应用得比较熟练，在看骨科门诊时亦有内科病的病人找我看，还有一些调理身体的东西，我都开处方。

陈：您上次跟我说过治疗骨伤不单针对骨头，还要调理整个身体？

黄：对，就是整体观。

陈：那您对骨伤早期治疗有一些固定的方吗？

黄：没有名字，我是比较固定的。早期的话理伤消肿口服液比较多用，因为要消肿。如果大便不通，就要通便。止痛可用的延胡索、两面针，我是喜欢用的。还有一些活血化瘀，用田七。

陈：田七片还是粉？

黄：田七属性总体偏凉性，处方用片，主要针对损伤中后期，残瘀又要补气血、补肝肾时，用片慢火煎，取其温和而行血之性；用末，是在煎好药后冲服，是取其迅速的活血祛瘀作用，用于体质强的年轻人。

陈：大便不通常用哪个？

黄：枳实常用，老人则要以润肠通便为主。

陈：那中期常用处方有哪些？

黄：中期是活血舒筋为主。我常用五藤汤，如海风藤、宽筋藤、鸡血藤、桑枝等，根据情况用。还有一些，如威灵仙等，要看病人的体质。

黄：后期的话就要补肾，如骨碎补、狗脊。喜欢使用地上长出来的茎，如川断、牛膝。蔡荣推崇后期健脾为主，有时候根据情况会选用健脾的方法。含重金属的接骨药我都不用，如自然铜。还有一些养阴药，如玉竹、石斛等，是实习时跟一些老师学的，叫做养阴柔筋，现在用得很顺手了。我跟过好几个内科医师，在肇庆工作时跟梁剑波名老中医下乡，学会了归脾汤的灵活运用；在新会实习时，跟方恩泽老师学会活用附子及《伤寒论》中的桂枝汤系列；在台山实习时，跟李皓平学会治头痛方"散偏汤"的运用。我在骨科年会发言的时候讲过，中医骨科机遇是在 20 世纪 60 年代推广中医大好形势下发展的。我在近年十分重视骨科手法与岭南骨科发展与传承的研究。

陈：袁浩是不是属于这个流派的？

黄：不是，他是西医院校毕业的。

黄：有机会，你们有什么活动我可以去讲一讲。

陈：我觉得您的资料做得非常细致，什么东西都是来之有据、有证可查的。

黄：没根据就没法说，没说服力。你如果没跟过老师，听别人说，那就没说服力，说了人家怎么说都是不行的。做学术应该是这样，蔡荣的很多东西如果没有找到根据我是不会写上去的。

陈：非常好，非常感谢黄主任。（图 9-2，图 9-3）

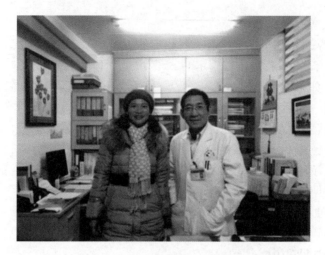

图9-2 采访黄枫主任,右为黄枫

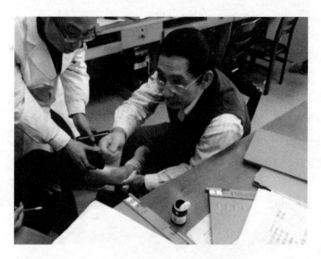

图9-3 黄枫主任为患者处理伤口

（录音整理：陈凯佳）

第三节 李佩弦儿子李家驹老师访谈录

访谈背景:李家驹老师是岭南骨伤名医李佩弦的儿子,广州中医药大学武术协会的指导老师。

访谈时间:2013年11月30日下午3:00。

访谈地点:李家驹老师三元里家中。

访谈人员:李家驹(下面简称李)、陈凯佳(下面简称陈)。

录像、录音：黄子天。

访谈主要内容：

陈：李老师您好，这次访谈我想请您讲述一下您的父亲李佩弦的一些生平经历和一些治病的故事。

李：他生前早期在上海精武会跟霍元甲的第二代弟子（陈公哲）学习，后来就在精武会里面干活。上海精武会由于业务发展后来改为中央精武会。精武会在天津、武汉、广东，广西、东南亚等都有，他都去过，任精武会主任。到解放后，他还是精武会继承人之一。

陈：精武会主要是练武的？

李：精武会其实有很多东西的，有排球、乒乓球、足球、游泳等，主要是武术。

陈：他在精武会里面练的主要是易筋经吗？

李：他当时在上海不是练这个，是他后来到处走，来到广东汕头拜熊长卿为师学的。

陈：他那个熊式真传大易筋经就是那时开始练的？

李：是的，其实他以前练很多功的。跟四川的黄楚湘练气功，还跟一个很厉害的喇嘛（一个高僧）学打坐。

陈：那他后来是怎么开始做骨伤这一行的？

李：其实搞体育这一行的几乎都懂骨伤的。他在全国走的时候是到处拜师的，而不是单单跟一位师父的。

陈：他在一边学的时候就一边慢慢会做一些骨伤的诊治了？

李：是的，还有推拿这方面也要重点去做的。

陈：他平时在骨伤这方面有什么特色的地方吗？

李：他以前做骨伤的时候有一种药条，以前住在西关的时候，一个街坊（老太婆）爬上趟栊搞卫生，不小心摔了下来，几乎死了，我父亲马上给他吃那个药条，后来就好了好多。那时他给街坊看病几乎都是不收钱的，还赠送药呢。

陈：那个药条效果这么好，现在还有生产吗？

李：没有啦，那都是自己制作的。

陈：那个方还有传下来吗？

李：有是有，不过做那个药条很麻烦很费精神的。

陈：我在查资料的时候看到李佩弦老师擅长用点穴手法？

李：嗯，那个等于我们的按摩的按法，主要对穴位进行点穴。例如腰痛，两个手指按肾俞，另外两个按委中，刚好按同一条经络上的穴位，治疗效果很好。

陈：还有，他比较强调骨折之后早期的功能锻炼？

李：主要是骨折敷药之后一消肿就要早期活动。没有消肿就不宜早期活动,这样很容易引起后遗症。

陈:他有没有偏向于哪个部分的骨伤治疗特别擅长?

李:他治疗腰部、肩部的比较多。

陈:李老师练的那个易筋经跟达摩那个有什么不同吗?

李:跟达摩那一套有点不同。我练了这么久,我觉得熊式易筋经比达摩那一套更有味道,他是内动和筋动。

陈:我看了一下李老师的那本《易筋经》,他写到易筋经有10种方式,配合呼吸。那平时练易筋经对人体有什么好处?

李:好处主要体现在增强体能。我有一个师弟原来很瘦的,当时才八十几斤,后来他连续练这个易筋经,3个月后达到一百二十几斤。可以增强食欲、增大肺活量等。

陈:有一些像骨折、劳损的病人,李老师会不会让那些病人通过这个来锻炼?

李:这个要看什么病。有一些身体比较差的人就让他们练一下这个,因为这个能强身健体,还会让他练一下气功,就更有利于恢复了。后来他偏向于搞气功这方面了。

陈:他学的熊式和他出书的那个是不一样的吗?

李:其实是这样子的,刚开始是袁庄帮他出了一个,后来他改了一点点就另外出了一个。十式的是最经典的,后来加上了一些大众化的动作。

陈:您自小是跟您父亲练功和学医是吧?

李:是的,我五六岁的时候就开始练武术了,8岁左右就跟父亲到医院到处走、到处看,当时是以看为主。当时他是在附院与学院,因为当时都是两边走的。

陈:您后来是怎么继续做骨伤的?

李:就是在家里经常跟着他做,在医院跟着他看,有时候帮帮忙。后来大了就帮他做一下。没书读,我就跟他在医院。

陈:您后来有在我们学校读吗?

李:有。1975年之后,我们高中毕业就全部都要到农村,我就到广州龙归那里,就在里面帮人治病,基本上独立工作了,也在卫生站干活。那时候积累的经验就比较多了。

陈:那什么时候回我们学校?

李:正式回来读书之后马上跟师。1982年去一附院(即现在的广州中医药大学第一附属医院)针灸科,当时是张家维做针灸系书记。

陈:您拜师也是跟您父亲?

李:是的。

陈:您就跟着他搞骨伤?

李:嗯,当时就在针灸科、按摩科,后来就进了一骨科,就是病房里面,就在骨科里面做医生。1987年的时候,去安徽医科大学进修,回来到康复科,做到1989年出国,后来康复科就没了。

陈:那您现在退休了吗?

李:还没有。现在还帮朋友做一些工作,偶尔去一下西关正骨(广州市荔湾区骨伤科医院),还去同和德医行那边出一下门诊。我主要以康复为主,康复包括很多东西,内、外、骨、针推都有。

陈:那您主要发展您父亲关于康复推拿针灸这一部分,您觉得武术和骨伤有什么联系吗?

李:这个绝对有,因为做骨伤特别是接骨的时候如果没有一定的功力是做不了的。举个例子吧,我1986年在一骨科的时候就跟黄志河一个组,当时有一个13岁的女孩跌断了鹰嘴,鹰嘴反了过来,有几个医生做了很久都搞不了,黄志河和另外几个人配合他做,做了几下还是弄不好,他就叫其他几个人走开,叫我过去配合他,我跟他配合10分钟左右就弄好了,之前做了3个小时都没有弄好。

陈:就是练了武之后更会用那个巧力?

李:对,会怎么样配合对方用力,况且还有力量,还有一个内力。

陈:您能不能跟我们说一下您父亲有什么特色经验方吗?

李:他的熏洗方比较多,例如五藤汤,还有一个八仙逍遥汤。

访谈快结束时,李家驹老师将他父亲的一些笔记本、旧照片拿出供我们参考。(图9-4)

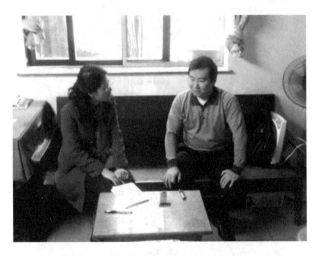

图9-4　采访李家驹老师,右为李家驹

（录音整理：练文军）

第四节　李主江主任（何氏骨伤传承人）访谈录

背景介绍：李主江主任是广州市荔湾区骨伤科医院副主任医师，师从何竹林的儿子何应华，为岭南何氏骨伤第六代传人。

采访时间：2014年3月6日。

采访地点：广州市荔湾区骨伤科医院门诊部、西关正骨研究室。

访谈人员：李主江（下面简称李）、陈凯佳（下面简称陈）。

摄制录音：黄子天。

访谈主要内容：

陈：您先跟我们展示一些他的资料？

李：这是何竹林留下来的一些处方和他个人的验方，像这本手稿就是何竹林在40多岁时整理的家传处方，大部分是中医治疗跌打损伤的手稿（图9-5，图9-6）。

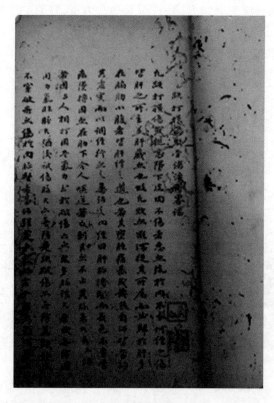

图9-5　何竹林读书笔记手稿一

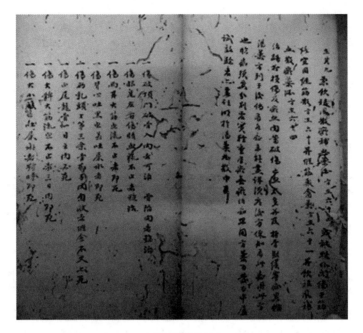

图9-6　何竹林读书笔记手稿二

陈：这是他当时手写的稿，这本书里面的资料，后来有收入《何竹林正骨医粹》这本书吗？

李：收集了一部分，是他常用的经验方。

陈：您是怎么和何竹林相识的呢？

李：1969年，何竹林作为清理阶级队伍对象，回当时的广东中医学院进行劳动改造，地点在学院中药圃。何竹林虽然年老（年近90岁），但常穿一身天蓝色的衣服，一派仙风道骨，人们称他"何老"。我母亲是中药教研组的技术员，在药圃工作，因"文革"学校停课，我随母亲在药圃整理中药标本，便有许多时间和何竹林老先生在一起。他有一个孙子叫何文汉，和我年龄相近，打着一把雨伞帮何老挡太阳。当时有人批何老是"三开分子"，所谓"三开分子"是国民党时期吃得开、日伪时期吃得开、共产党时期也吃得开。何老是这样回答的："国民党时期吃得开，我是帮孙中山儿子孙科治病，孙科送了一个牌匾给我，我没有错啊；老百姓来找我看病，相信我，社会各界的人受伤时，我处理他们，我做医生的职业就是这样。日伪时期，我没有跟日本人在一起，而是回了乡下南海行医。共产党时期，共产党选我做政协委员，我为人民做好事，共产党的话，我怎么能不听呢？"那时候我听到他理直气壮的答话，我觉得做一名骨科医生真是了不起。我母亲说："七叔公（何竹林）跌打正骨很犀利，学会了多少可傍身。"

陈：您最先是跟何竹林学习，后来才跟他儿子拜师吗？

李：何老后来从药圃转去了动物房。动物房就是动物饲养室，在学院运动场的旁边。何老在那里饲养小兔和小白鼠。我常到那里看望他，他见多识广，谈吐幽默，我只是和他相处了几个月。他说："我年纪大了，如果你真的想学跌打正骨的话，等你大些，最好跟阿波（岑泽波）和阿华（何应华）学习，他们还在工作，病人多，跟他们学，快上手。"岑泽波当时也是住在学院内。何老说："学医好，可以吃百家饭，听筒胸前挂，改朝换代都不怕。"那时候，大儿子何应华也常来学院探望他。

我高中毕业，分配到工厂去。当时岑泽波老师说："你当工人，只要懂医，同样可以为大家服务。"就帮我联系到广州市荔湾区人民医院进修，何应华在那里当主任。

1979年，我在何应华主任身边随诊1年，这期间何主任也提供了许多书本给我学习。何主任是很开明的人，他给我看的第一本书不是《黄帝内经》，而是一本美国但巴玛著的《骨折与脱位处理图解》，阅读起来比较形象。后来，何应华主任见我对骨科有了一定的认识，又提供了一些中医专著如《正体类要》《伤科汇纂》给我认识内外兼治的方药。进修期间，何主任待我如子侄，基本上是上午出门诊，下午常在他家里看书。进修期满，何主任建议我从头学起，去读大学，并说有文凭才能晋升。刚好当时广州中医学院办了一个教工子弟班，我在该班读了4年。毕业后，何主任关心我的工作，就安排我到刚建成的广州市荔湾区骨伤科医院工作。报到时，岑泽波老师还写了一副对联交我送给医院："接骨好，续筋好，治好便好；创业难，守业难，知难不难。"这副对联现在还在。

我在住院部工作6年后，何主任又介绍我到第一军医大学（现南方医科大学）解剖研究所及南方医院进修。何主任说："我老窦（何竹林）话，驳骨的杀手锏是熟谙解剖，识其体相，辨清伤情。你是中医，去南方医院学习西医可以知己知彼。"我在解剖研究所做了半年解剖，随后到该院的创伤病区及脊柱外科进修，又用去了1年的时间。回单位后，何主任说："你跟我不少时间了，希望你能和我一起整理父亲（何竹林）的资料，出一本经验集。"2000年10月，经广州市荔湾区卫生局同意，在广州市荔湾区人民政府举办了拜师仪式，在何应华师傅身边又学习了3年，师徒共同完成《何竹林正骨医粹》一书，2003年出师。

陈：那《何竹林正骨医粹》的图是你们找人画的还是您自己所画？

李：找广州美术学院的缪爱莉教授帮忙画了一部分图，作为出图样板，但不够用，我亦按何主任要求画了一些图作补充，后请中学老师徐育雄又补充了一些。用线画图可以较精炼而集中地表现手法。

陈：您跟从何应华老师时，觉得他擅长哪些方面？

李：何应华老师的骨伤科经验丰富，除了对骨折整复，继承了他父亲的

"刚、柔、迫、直"的手法之外，对各类组织损伤的施治立法、遣方用药，次序分明，总结有"三期八法"。他对伤科外用药的研制用心极多，例如他父亲留下的跌打风湿药酒验方，根据临床需要又研制成"田七跌打风湿霜"，他亲自把关，注重质量，应用至今疗效好。他擅长临床带教，当过广州市卫生局主持的几届中医班老师，现在荔湾区的不少医生都是他的学生。他的组织能力很强，筹创广州市荔湾区骨伤科医院，让西关正骨名家后裔及弟子集中到一起，更好地服务社会。

陈：何应华老师最擅长治疗何种骨伤呢？

李：擅长四肢骨折的闭合性整复，对肱骨骨折骨不连治验丰富，并在20世纪80年代在广州地区医疗学术活动中举行过讲座。许多骨折的并发症、关节僵硬，以及骨关节炎、肩周炎，找他治疗都取得很好的效果。他治疗膝关节创伤性滑膜炎的经验，我总结成一篇论文发表在《新中医》。

陈：你跟从何老师学习，那您自己擅长哪些方面呢？

李：师父何应华是广州市中西医结合工作积极分子。他中西汇通的治学方法对我影响很深。在何氏伤科"治伤有利、诸般可学""重视生机、无创为上"思想的影响下，我善于对伤科疾患的分级治疗，如手部弹响指属中医筋伤范畴，初期患者可采用外敷药治疗，而严重晚期者敷药无效，我则采用针刀松解，创伤小，疗效好。对各类肩周炎、膝骨关节炎、腰椎间盘突出症，我重视内外兼治并取得较好的疗效。受何氏伤科"筋能束骨，束骨利关节"治疗肱骨髁粉碎性骨折的观点启发，做了一批下肢滑动的托架，然后让患者自主牵引，让膝关节在生理范围内活动，对胫骨平台骨折内固定术后的功能恢复取得良好效果。

陈：那肱骨髁粉碎性骨折您是怎样治疗的？

李：过去我认为肱骨髁粉碎性骨折整复不易，固定更难，只有手术解剖复位，才能最大限度恢复肘关节的运动。我参加手术治疗该类骨折，切开关节囊，将碎骨一块块地拼起来，以达到解剖复位，但切开关节囊的话，整个关节囊愈合后就挛缩了，肘关节就容易僵硬。采用保守治疗，用手法整复、杉皮活叶夹板夹缚，通过关节囊与骨块相连的解剖特点，利用有限固定和前臂屈伸运动，最大限度让碎骨重新按关节活动的形态塑形排列，这就是何氏伤科倡导的"筋能束骨，束骨利关节"动中复位治疗肱骨髁粉碎性骨折的观点。我坚持采用这种方法治疗髁部粉碎性骨折，不用切开关节囊，关节功能恢复好。

陈：我看到您的学生写了一个"一抹嘴"法治疗颞下颌关节脱位，那个是您独创的吗？

李：这是何氏伤科的一种手法，过去没有人介绍，我操作时向学生详细解释了该手法的机制，学生就把我的说法写进了文章。

陈：何竹林老先生有哪些独创的治疗方法呢？

李：何老先生独创"坐位抗撬法"治疗肩关节前脱位，如患者右肩脱位，先将患肢置于屈肘外展位，术者用左手前臂穿过患肢的腋窝部，托着肱骨的上端作支点，左手握着患者掌指；右手紧握患者肘部作力点，行牵拉外旋内收即可复位。还有这个也是独创的，如治疗单纯腰椎压缩骨折，患者俯卧位，两个人一上一下分别牵拉患者的腋窝和下肢做对抗牵引，另外一人以双手作用于患椎向腹侧按压整复。再如，体型粗壮的肘关节后脱位，术者偏瘦小，如何整复呢？术者将患肢置于髂腰部，一手牵着患者手部，然后通过旋转髋部使患肢肘关节在半屈位状态下复位。又如，腕部手舟骨骨折，他利用两块百灵膏（硬膏）作为腕关节的固定，收到良好的效果。肘关节粉碎性骨折利用筋能束骨，杉树皮活叶夹板夹缚，然后指导患者肢体活动而达到复位效果。何竹林的生肌膏治疗褥疮和枪弹伤亦有较好的疗效。用何竹林跌打酒制成的"田七跌打风湿霜"，治疗急性软组织挫伤，疗效深受群众认可。何老先生胸怀很广，认为无论是中医还是西医，只要能治好病人，就要去学、去用，认为"各承家技、终始顺旧"有一定的局限性。（图9-7）

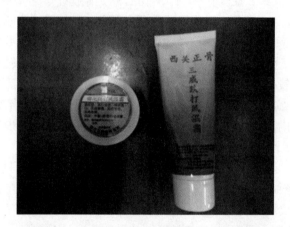

图9-7　广州市荔湾区骨伤科医院尚在使用的
田七霜和跌打风湿霜

陈：何竹林在用药方面有什么特色？

李：他辨证讲究气血，会根据新伤、旧伤用药；认为治疗骨折犹如植树，树木离不开阴阳，治骨不能离开气血，不能轻易动手术，不要把骨骼看成一个没有生命的器官，注意气血与骨骼的关系。他重视瘀血论治，在《何竹林正骨医粹》一书中收集了他的"伤科内治法探微"和"瘀血论治在伤科之应用"等讲稿。他说过："中国骨伤的吊（祛）瘀药为世界各国医学之所无。现在《中药学》课本中，活血祛瘀类药物以辛温为多，如丹参具有性寒而能活血祛瘀的药物介绍不多,在中草药中直接选取活血祛瘀兼能清热的品种可以解决临床实际需要,如毛冬青、救必应、排钱草、崩大碗、大驳骨、龙船花、铁包金、穿破石等,皆属味甘性寒具活血化瘀通经作用;治疗虚劳久痹之症用五爪龙、牛大力、千斤拔,补气之功有类黄芪,但无升举有余之弊,故阴虚痹证之人亦可用;热痹可用七叶莲、土地骨、救必应、毛冬青;风湿寒痹可用豆豉姜、大枫艾、鹰不泊、千年健、海风藤、豹皮樟、两面针等。驳骨散由毛麝香、金耳环、透骨消等中草药制成,这些药有利于祛瘀消肿,又可预防皮肤过敏,临床使用疗效满意。一些价钱偏贵的中药如山茱萸可用山稔子、金樱子替代。重视岭南中草药的开发,将疗效好、药源足的中草药供给临床。”

陈:何竹林当时在广州中医学院任教过吗? 和蔡荣一起吗?

李:有任教过。1956 年 6 月被广东省委任命为广州中医学院筹备委员。他是广州中医学院创办人之一,又是外科教研组主任,给本科班和西医学习中医班上过课。20 世纪 60 年代初期,是中西医结合治疗骨折的高潮,当时何竹林是个开明的人,采用西医骨牵加中医小夹板治疗下肢骨折率先在省中医院住院部开展。他这方面的经验已收集在《何竹林正骨医粹》。何竹林虽然年近八十,对工作亦很有干劲。他一边去大德路省中医院门诊,一边回三元里学院上课,讲授“中医外伤科学”,同时也在附属医院出诊,亦有聘请到中山医(指中山大学附属第一医院)、陆军总医院(指原广州军区广州总医院,现中国人民解放军南部战区总医院)、解放军一五七医院(指原广州军区广州总医院附属一五七医院,现南部战区总医院白云院区)会诊。何竹林比蔡荣先到广州中医学院。蔡荣是解放前江西国立中正大学毕业生,文化基础好,又出身广东蔡氏伤科世家,其爷爷蔡忠、母亲梁敦娴均为伤科名家,新中国成立后,他继承祖业被广州中医学院招纳。他善于向何竹林学习手法,总结何、蔡两家经验,在伤科教研组管教学、编教材。何蔡一武一文,配合得很好。

陈:那岑泽波是何竹林在广州中医学院任教时拜师的吗?

李:1956 年,广州中医学院首次招生,岑泽波入学,1962 年毕业留校。当时,政府为体现对中医的重视,挑选首届毕业生拜师,几个老师争相招收他。最后,岑泽波成为何竹林的弟子。岑泽波的父亲岑达全是南海九江的名中医,家里六代以医为业。岑泽波跟从何竹林老先生一边任教一边临床。

陈:当时何竹林在西关开医馆,是有很多徒弟吗?

李:他的医馆及制药工场(即工厂)共有十多个徒弟。何家开饭要打铃,通常 3 桌,他家人 1 桌,助理 1 桌,车夫病人 1 桌。

陈:何竹林的后人现在情况如何,他的传承人呢?

李:何竹林有 6 个儿子、2 个女儿都是从事骨伤科的。我的师父何应华留在西关行医,2003 年去世。健在的儿子有 5 个,何应基、何应衡、何应璋都在美国开设医馆当跌打医生；何超常先后在美国和加拿大行医，晚年回来祖国居住；目前只有何应权留在广州，是广州中医药大学副教授，留在骨科教研室工作，出专家门诊。

陈：岑泽波有带徒弟吗？

李：岑泽波带了8个研究生——庄洪、陈炳坤、蔡桦、蒋顺琬、谭晓卫、汪青春、陶惠宁、程铭钊。刘金文是蔡荣教授的研究生，但蔡荣有病后交给岑泽波带。还有与他交往关系密切的有叶淦湖、陈得生、卢永棠、林冠杰等。

陈：岑泽波的专长是什么呢？

李：岑泽波老师天分很高，擅长教学，听过他的课的学生，没有一个说他不好的。他讲课常结合历史、社会、临床，深入浅出，讲课讲得很生动。看他在黑板上绘画的各类解剖示意图，总给学生一种美的享受。对各类骨折、软组织损伤、创伤急救经验丰富，技术全面，尤其擅长小儿骨折、小儿麻痹后遗症的治疗。他的小儿麻痹矫形手术做得很好，如小儿麻痹马蹄足，他善用肌腱转位替代、重建功能，关节融合以纠正患者的严重跛行。

陈：他从何竹林那里学到了什么呢？

李：他传承了何竹林的正骨手法。他的本科毕业论文《略谈夹板固定中的几个力学问题》中选用了何氏治疗小儿骨折牵力夹板的经验作力学分析，发表在《广东医学（祖国医学版）》杂志。1984年，他写的《广东省中医骨伤科名家何竹林》发表在《新中医》杂志。岑泽波讲："在何竹林身上，学习了很多书本没有的知识。无论教学、做人都受益良多。"他佩服何竹林文武双全、善于交际的能力，以及"讲求实效，虚心广学"的作风。何竹林注重体能锻炼，在家中设有习武厅，年轻时的泽波亦常在其家中习武，练就了接骨用力的基本功。何老家中悬挂的"竹木新排宏药肆，林泉深处便桃源"的对联，几十年后岑泽波还记得。他为何竹林的跌打风湿药酒剂型改革，组织何应华、何超常、彭汉士、黄关亮、张荣等骨科专家做了大量的研究工作，使药品能够被白云山制药厂生产，并行销海内外。

陈：那您能讲讲岑泽波的经历吗？

李：我从7岁起便和他有所接触，那时他在广东省中医院做住院医生。我写过一篇《亦师亦友五十年》的追忆文章，他是中医骨伤科的承前启后人物。岑泽波毕业后留校到1984年，从学院调往广东省中医院当院长。他衣着朴素，学识能力一直深受教职员工称赞。他在何竹林、蔡荣的带领下参与编写了《中医伤科学》（主编）、《中医正骨学》（主编）、《中国医学百科全书·中医骨伤科学》（副主编）等等，其中主编的第5版教材《中医伤科学》重印近30次。

岑泽波是率先在中医院校开展手术治疗各类复杂骨折的第一人，当时正值"文革"初期，三元里地区各种武斗造成大量的受伤流血人员，送去附属医院(现广州中医药大学第一附属医院)的手术室,得到及时有效的救治。他为中医骨伤科现代化打开了局面。岑泽波的骨科手术操作精巧、出血少、层次清晰,这和他热爱艺术分不开。

他任广东省中医院院长期间,为了解决医生收入低的问题,大胆开设了夜诊;认为中医简、便、廉、验在农村容易推广,组织专家到省内各地巡回医疗,扩大省中医院的影响。他注重团队精神,积极组织省中医院运动会。他教育子女有一套办法,两个女儿都是博士,在美国做医生。

他在广州中医学院担任教务处长期间,遵循教学规律,让各专业教学有序开展。

他晚年退休后,随女儿到美国,后被香港中文大学中医学院应聘为客座教授。非典(严重急性呼吸综合征)期间接受香港亚视采访,他从中医角度解释"非典"为时疫,并说明中西医结合"共抗非典"的可行性。在《大公报》著文,他认为"非典"属于中医所称的"春瘟",过了春天(农历四月后)将会消失的预言完全应验,当时而言尤具安定人心之效。他在港任教9年,深受香港各界爱戴,为中医作出了贡献。

他是一个重感情的人,对于我们师徒整理《何竹林正骨医粹》一书很是关心,不但提供修改意见,还提供相片。他为该书所写的跋,师父何应华看后热泪满腔。泽波老师与我通话,一谈就是一个多小时。他说不要紧,香港的电话比大陆便宜。以后又多次带美国跌打伤科协会医生来我院参观,赠送"岐黄弟兄,学术良朋"牌匾给我院,让西关正骨的技术更广泛传播。

陈:你们这个夹板是什么做的? 有什么优点吗?

李:这个就是杉皮夹板(图9-8)。因为杉木栏路就在西关的缘故,西关的跌打医生购置杉皮夹板夹缚骨折已成传统。蔡荣教授为推广杉树皮夹板,和何振辉等学院老师对杉皮做了生物力学的测定,认为杉树皮取于自然,材质轻,柔韧

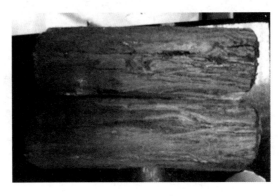

图9-8 杉皮夹板

适中，透气，比一般的夹板容易剪裁，便于固定时进行调整，达到灵活固定的目的。骨折处加上压垫，可以矫正畸形。当骨折患者来诊时，根据患者伤肢的粗细、长短，以及关节部位的皮肤皱褶的走向，现场制作夹板，方便快捷。

接着参观广州市荔湾区骨伤科医院的药厂及西关正骨展厅。

陈：展馆的骨伤用药都有哪些呢？

李：这里展示的都是在西关设馆行医的医生验方和药物。这是黄耀燊的骨仙片和双柏散；何竹林的跌打风湿膏，舒筋活络外洗剂、生肌膏、金枪膏，都是很有特色的药。现在的西关正骨已进入广州市、广东省非物质文化遗产保护名录。"整复理伤手法、杉皮夹缚固定术、伤科名药"三绝为西关正骨特色。前辈长期以来形成的崇德厚生、重情守义、个体化治疗、筋骨并重、创新求进等学术思想是其医院发展的动力。何竹林医术在建国前驰名省港。这是抗战胜利后的第一任广州市长陈策为"何竹林医务所"所题牌匾，可见何竹林医术之高超。百年来，何氏伤科桃李满天下，展柜中所放的书籍都是西关正骨名医的著作，值得我们继续传承发扬。（图9-9，图9-10）

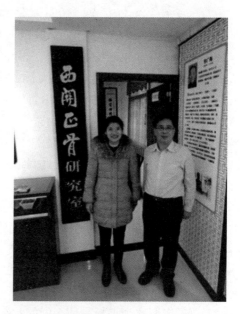

图9-9　采访李主江（右）

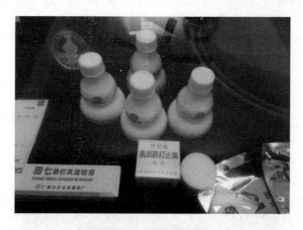

图9-10　展馆陈列成药

第五节 陈渭良院长（李氏骨伤传承人）访谈录

时间：2017年2月13日上午。

地点：佛山市中医院门诊1楼17诊室。

访谈对象：陈渭良（下文简称陈），傅强医生陪同（下文简称傅）。

访谈人：黄子天（下文简称黄）、张芝桐（下文简称张）。

记录人：罗惠馨（下文简称罗）。

录音、摄像：胡劲红。

记录整理：张芝桐。

黄：您是如何成为李老的弟子的呢？

陈：他是觉得我很好。怎么好呢？虚心学习。他（李广海）做手法给我看，练功要有基本功，那时候没有X光（即X线，下同）。

傅：那时候没有X光片，全靠手感。

陈：他和他老爸学的时候也是这样。哎，这里怎么断了？怎么歪了？他继承他老爸的功夫也是这样，手摸。诊断、接骨全是靠手。1957年我们中医院（指佛山市中医院）建成之后，才有了第一部X光透视设备，后来就方便了很多。

黄：那您是哪一年跟他学习的？

陈：1956年。

黄：当时他是以一种什么样的教学方式在教您学习的呢？

陈：就跟在他后面（临床），不是真的上课的，看到那个病，怎么诊断，根据什么（诊断）。平时就一定要读书，很多方药、诊断标准要求记住，能说得出来。现在有解剖学。他以前拿什么（教我们）呢？《洗冤集录》。他还要求要读四大经典。不但教骨科的骨折，还有治疗枪伤。

黄：那个时代刀火伤、枪伤比较多，是吗？

陈：刀火伤、枪炮伤，都有。

黄：那临床上他就是带着你们去看病吗？

陈：不只是看病，还要考你的方药，考你的脉诊。光是骨伤科的，不行的。整个人体，四诊八纲都少不了。

黄：李广海老先生在哪些方面的学术经验是您认为最精华的部分呢？

陈：最精华的就是做人。做人，第一就是人家处理不好的拿给你看，你不能"呃呃（嫌弃的样子）"。他是连表情都很好，他不嫌弃的。那些别人看得不好、看坏了的，或者起初没有找他看的，他都是用带着同情的语气问："啊，怎么了？"同情的、关心的语气表情。不像有些大医生就是："啊,怎么啦!"非常不耐烦。

黄:就是医德很重要。

陈:很有名的,医德。你看找他看病的人,无论男女老少都是(称呼他)"三公,三叔,叔公",医品好,医德好。

黄:那么,在学术方面,您认为他在骨伤科哪方面是最有特点的?

陈:什么特点啊,首先是做人特点好。李广海治疗开放性损伤是有独特的一套的。我来的时候1956年。1956年开放性损伤别人都不治的,他懂得治。枪炮伤、烧伤、刀伤,解放后有很多。东莞那边就有很多打刀的,他们打伤了之后就运来这里。当时没有火车、汽车,就划船,划着小船,把他们送来佛山,找他治疗。东莞、增城、中山、小榄、黄埔(都有)。

傅:那个时候的佛山,周围的水网比较发达,就划着船送病人过来。

问:那么当时的伤口是如何处理的呢?

陈:他有药,做了药以后,没有卖的,用酒泡的药进行伤口处理。狙击弹从这里进去(指手掌),没有出来,就检查到这里。枪伤的非贯穿伤,在中枪之后子弹没有冲出体外的,他有草药的麻药,用金属棒沾着麻药戳进伤口里面,金属棒一撞到、碰到以后,有声音,再不能进去。

黄:那就是可以把它弄出来了?

陈:啊,对,是啊。

黄:那拿出来之后,伤口要怎么让它收口呢?

陈:独圣散你听过吗?(问傅强)

傅:听过,他有药物,把它敷上去之后有一个排异物的作用。

陈:它是治伤的一种手法,触感嘛。触得多,碰到异物就可以听得出来。根据触感及声音指导取出子弹,有一种药物敷上去之后可以帮助异物排出。有一些子弹太深的、难以触及的,就有定做的、用纯银制作的探针。

傅:将一个探针探进去,探到异物,再根据异物的情况敷上外用药物,再用内服药物,促进异物的排出。

陈:有些呢,太深了,他就拿不到。有的是齐的,有些是弯的,他就找人打了一个。

傅:找人定做的。用的是纯银定做的探针。

张:那当时用来麻醉伤口的药物,现在我们医院还在使用吗?是否还有流传下来?

陈:没有了,现在不用了,认为有毒。有几种有毒的都不给做了。所以你记住,中医不会亡,但是会亡掉那些好东西。现在独圣散没啦。

傅:因为它的有些药物是带了一些毒性的,现代药理学认为它有一些生物毒性,就不能继续使用了。

陈：你们要记住，中医不会亡。要知道大毒在哪里，要求做到怎样，好多真正医大病的药是怎样制成的，各个病人的情况怎样，剂量该用多大量，在什么状况下用。李广海还治那些枪伤、刀伤失血过多。你见过那些金疮散、参桂散吗？（问傅强）。

傅：那个现在不用了。

陈：现在没肉桂了，用什么呢？

傅：现在药物的质量不行了。

黄：我们看了一些您的文献记载。您的正骨十四法、伤科黄水是不是在李广海老先生的基础上进行发扬的呢？

陈：我老家的叔公、伯公都是老中医，我原来有，但是没有他那么棒，后来跟他学习。

张：陈老，我们看资料，您之前是跟您三叔公学习的，后来是跟李老学习骨伤科的。

陈：不是只学骨伤科，是全科都有学。

张：当时您是怎样从跟着三叔公学习转去跟李老学习的？我们看到一些资料说李老当时在广收弟子。

陈：在佛山，从来没有离开过佛山，他一直在佛山行医。原来广州中医学院（现广州中医药大学）开办，邀请李老去当外伤科主任（陈老挥手作推辞状）。

张：您是怎样跟着李老开始学习的？

陈：我去他那里考试，他觉得我挺好。为什么好呢？两条，他看我力气大，功底好。

张：这些功底好是指您之前跟三叔公学习的中医基础方面的知识吗？

陈：肩关节，他们两三个人都不够力。我和另一个人，就两个人，啪，就复位了。发力的过程是相辅相成的，托哪个位置，向下还是向前。曾经有几个后脱位的病人，没有 X 光，他摸，变形啊，他摸出骨头在哪里，他示教。他叫实习的人，那时我在那里实习，他觉得我还可以。那时候没有院长，是政府派来的书记，李老和书记说我可以，书记就问我愿不愿意留在医院。筷子路啊，你们去过筷子路那里吗？

张：没有。是李广海医馆故居那里吗？

傅：不是。是原来联合诊所旧址那里。

陈：那（李广海医馆故居，在平政桥沙涌坊）是李广海旧医馆。日本没侵华之前，他那里有很多土匪，会打劫，连李广海他们都会敲诈，所以后来就搬到了这里（筷子路，即原来的联合诊所旧址）。

张：就是从李广海医馆搬到后来联合诊所那里是吗？

陈：现在那个破房重新修建好了（指现佛山李广海医馆旧址）。你知道何老吗？

黄：知道。

陈：那个时候游击队队员伤了，李广海就有贡献。现在还有一个（游击队员），98岁，还在广州住，就给他看过几次病。

黄：是老革命？

陈：是老革命啊，当年都找到李广海那里去了，当时经常帮助游击队治疗枪炮伤。当时这一边有国民党的，还有日本人的。我们就在医馆后面设一间屋子来收治他们，就是当年他治好的。

张：李老主要治疗的开放性损伤是枪炮伤、刀伤为主吗？开放性的骨折他有治疗吗？

陈：哈，讲句不好听的，叫"当吃生菜"。刀伤你知道吗？农村啊，经常打架，刀砍啊，都跑出来了，那怎么不治啊，李广海如果不治这些，他的名号就不会这么高了。

黄：李老对于西医的态度也是比较开放的？

陈：开放啊，那时候没有西医，一样治疗开放性骨折。有时早期的伤口感染了破伤风，你们知道吗？独圣散啊，玉真散啊。早期没有破伤风疫苗之前，我那时候就搞了两年的破伤风，专门搞破伤风，那时候很多破伤风的。外地的医生啊，治不了。后来才有的破伤风抗毒素的。

张：那您那时候如何治疗？通过哪些药物治疗破伤风的呢？现在这些药在临床上还有使用吗？

陈：现在这几年都没有破伤风了。

陈：没有出现症状之前，用独圣散。

傅：独圣散，是一种外敷药。我都没见过这条方。

陈：独圣散，蝉蜕用一两，用黄酒冲服。另外有玉真散。

黄：有了症状之后呢？

陈：没有症状，大的开放性损伤、骨折，预防都用。有了症状之后用玉真散，用麝香和玉真散熏伤口。

张：疗效怎么样？

陈：能缓解症状。如果病重点，口唇，撬都撬不开啦，那些抢救，（成功率）百分之几。病的时间久，已经全身失血、失水，食水不能进，牙关紧闭，角弓反张。那些病现在很少能看到。

黄：没有见过。

黄：陈老您的正骨十四法是在什么基础上发展起来的？

陈：《医宗金鉴》正骨八法的基础上。还有就是《仙授理伤续断秘方》，看过没有？

黄：没看过。

陈：只有这两本书也还是不够的，还要博学之，审问之，博览群书。生理解剖、病理解剖，中医的正骨手法，各个流派的手法。

黄：那哪些流派的手法对您的影响比较大呢？

陈：六法、八法、五法都有它的源流，各个流派都有基本法。我专研关节内骨折、骨折合并脱位。通过手法，我对骨折的位置心中有数。比如说肩部，看过我那篇文章[1]吗？是中西医治疗创伤，肩关节和肘关节的部位都非常复杂，我从背后向前复位，在手法复位的时候就必须非常重视他们的机制和解剖位置，统统记得住的。我最重要的就是不怕出糗。很多大西医，北京两个大西医都很厉害的，积水潭的孟继懋、上海市伤骨科研究所他们都很认真的，我们写的材料，都很认真地请教他们。所以说，李广海对于那些东西都不反对的，都拿来用。所以，你们也不要走一条死路。

黄：就是要各取所长。

陈：不但是讲，这谁都能讲，做起来就不是这样了，要不耻下问。

张：您对佛山市中医院的手术进程有很大的推动，可以给我们讲述一下您的想法吗？

陈：要择其善者而从之，不是我的方法就是顶呱呱的，最完美最好的也有失败和不足。这个失败了，不等于下一个也会失败。你要总结经验和不足。

黄：现今中医和西医的骨伤教育越走越近，在现在的这种趋势下，传统的师承在当代医疗条件下要如何传承，您有什么指导呢？

陈：我告诉你我的看法。我们不能有门户之见，中医是这样，西医也是这样的。我讲个笑话给你们听。邝公道你们知道吗。

傅：邝公道，西医的老前辈。

陈：他之前从国外留学回来的，觉得中国的东西落后，全都不行。我当时总结了成年人股骨干骨折的治疗，就在广州作报告。他就觉得你中医能怎么样。我讲的是关于闭合接骨，强力牵引过牵解决骨节对位的。他就太意外了。他就问我什么，我答什么。后来他就说，你们中医的行家真是好。要用道理讲，为什么这么做，好在哪里，不好在哪里。他在部队的时候，有人被掉下来的电视机砸到，胳膊和大腿多处骨折。他们在部队医院接好了胳膊，但是大腿没有办法，6cm 重叠，就来找我们。280 天之后就可以下地锻炼了。他问我，我就是闭合接骨。

傅：陈旧骨折短缩6cm重叠闭合性骨折。

黄：就是传统的方法。那这种传统的手法目前在临床上怎么去教呢？

陈：不要教了，他们做不了的，太辛苦了。

---

1 指《肩关节前脱位并肱骨外科颈骨折的闭合复位治疗》，载《中国骨伤》1994年第4期。

黄：那这样不就失传了吗？

陈：哎，很多东西都失传了。现在的发展，一来就开刀。为什么呢？医生就不那么辛苦了。

傅：现在的治疗一来就开刀了，不需要用这种方法了。他的意思是讲一个反话，现在的医生不需要再掌握这种技术了。

陈：所以看看现在这个问题，反其道行之不可能的。你知道吗？

黄：那这样是不是面临一个问题，就是这些传统的好东西就都失传了呢？有没有什么方法保留下来呢？

陈：没有的，肯定保不了。为什么呢？因为你想想，现在这个简单的骨折都保不了，太过简单，钱容易挣吗？所以你们回去学习，这些思想要贯穿到里面去。

张：李老有这么多的传人，您认为在您这里传承到最有特色的是什么？

陈：第一，我没有精华，有的都是师傅的精华。医德医品，不要瞧不起别人。很多（都是）行家，哎，我也只是雕虫小技，也并不是最厉害的。

黄：陈老，您真是太谦虚了，谢谢您了。（图9-11）

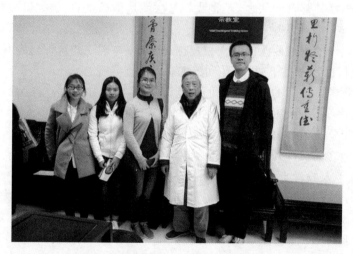

图9-11　采访陈渭良（右二）

第六节　李国韶医师（李广海孙子）访谈录

时间：2017年3月7日下午。

地点：佛山市中医院门诊1楼14诊室。

访谈对象：李国韶（下文简称李）。

访谈人：张芝桐（下文简称张）。

记录人：张芝桐（下文简称张）。

录音、摄像：胡劲红。

记录整理：张芝桐。

张：李老师您好！我们是广州中医药大学第一临床医学院的同学，今天想了解一些李氏骨伤流派的相关信息，请您讲一些您知道的关于李广海的故事。

李：好的。李氏骨伤是从李广海的父亲，就是李才干开始。清代末年，李才干因避战乱而逃难到省城之西一处叫石门的地方靠做苦力维生。一天，他在一打铁铺帮忙拉风箱，巧遇少林智明和尚。和尚来自江苏金山寺，其时寄居在石门附近一间小寺庙里。智明和尚见其为人朴实、勤奋、讲义气，身体素质亦是练武材料，很是赏识，于是传授其少林武术及跌打伤科医术。李才干回到佛山就开了诊所，叫做"平恕堂"（跌打医馆）。据《佛山忠义乡志》记载，口碑是比较好的。李广海10多岁跟随父亲学习。佛山当时是很多武术比如洪拳的聚集地，李才干本身也是医武合一，武功比较好。他在李广海20多岁的时候去世了，于是李广海继承了跌打医馆。我估计他以20岁之龄，医武合一会有比武什么的，可能会惹来很多麻烦，所以他很聪明的，够胆，就将"平恕堂"这个名号改掉了，打起李广海跌打医馆的名牌。他也少介入武术这一块，虽然他练武术，也是跌打为主，但是从今以后就是潜心研究医术，突飞猛进，而且因为大部分医馆都是医武合一，并不是很注重医术的发展，而他就是跌打、内科、妇科都有涉猎，为自己打下了一个比较好的医学功底。所以，他就在当时的局面里独树一帜。他的妇科也很出名，很多不孕不育的，找了他之后，生了孩子就认他为干爹。内科也是。所以，他（的医术）突飞猛进，我看他的从医入行经历就是这样。另外一个使得他比较出名的地方就是，治疗枪炮伤。因为当时这里有很多的"大鳌二"（我们这么叫，就是土匪），有很多的械斗，枪炮的武斗，所以枪炮伤比较多。还有就是，日本侵华的时候。很多跌打的、外伤的医生是不敢碰这些的，因为伤口很大，容易出现生命危险。当时的中国，伤口缝合是比较少的。当时佛山的西医院并不是很多，且西医院以传道为主，就是现在的佛山市第一人民医院。而且费用比较昂贵，信任度也不高，又没有抗生素，而中药的功效也可以做到清热解毒、抗菌。所以很多人找他看，缝合的例子都很多。当时我跟着我父亲的时候，他就拿给我看，枪伤的，这里（右下腹部）差不多那个伤口都是凹下去的，拳头那么大。现在拿他的老处方来看，当时都是火炮伤为主，还有跌打伤。所以他的传颂，除了骨伤、跌打伤，枪炮伤也是招牌。主要是这两方面。

张：那在当时没有抗生素的情况下，使用什么药物呢?

李：他治疗创伤，有伤口的，有一个方子，叫做至宝丹。至宝丹本身的生肌能力要比玉红膏要好。用玉红膏，肉芽长出来的时候水不收。而用至宝丹，肉芽长出来的质量比较好，而且是慢慢的干水，脓液就有收。用玉红膏，虽然肉芽也有长，但是脓液就很多，而且这个是直接放在伤口里面，外面就覆着清热解毒的油纱，再外面再盖一层敷料。我现在看他当时的方子，处理方法，全部都是好的料子，如绢布，用绢布来盖。我的分析就是，棉毛容易沾上去，容易有异物留在那里（毛毛的那些东西），如果是绢布，就没有这个问题，这是第一。第二就是，清洗的时候容易揭开它。这是外用药的方面。内服就是，他治疗枪伤、刀伤有三个方面。火炮伤的时候出血很多，那个时候就是（第一）一定要补气血，大补元气，固元气，以（挽救）生命为主，用独参汤之类的。生命（体征）稳定下来了，接下来就是养阴，因为无论失血多少，烫伤、烧伤、火炮伤都是阴液损失的很多，那就需要养阴而清热解毒。到后期的时候，就是补气阴。主要就是分这三个阶段。如果是闭合伤，我总结他有三个方面。第一个是手法，很注意手法的"柔"的方面。你看我们现在佛山市中医院的传统，手法都是比较柔的，因为他（李广海）本身是比较反对暴力的，要使用技巧来接骨，所以就是比较柔的。另一个是非常注重摸法，他就经常夸自己的手是 X 光手。我父亲告诉我，李广海的接骨理念就是，摸就要摸清楚，因为接骨的过程中骨头会动，如果在接的过程中感觉不到它的情况，那你就一定接不好。所以这个摸法既是诊断，也是治疗，接骨全过程都要重视。是骨头断了，还是筋伤了，全部要知道。检查一个病人如果是全部断了，就很好摸到，而对于筋伤，如果能摸好，就不需要用其他的什么办法，也能减轻病人的痛苦。就算有 X 光片，你也要清楚它（骨折线）是一个什么样的走向，这样方便指导助手接骨，以控制整个过程。就是说，摸是要在自己脑海里形成一个立体的影像。还有就是，他很鼓励我们后辈练功。他接骨很少使用器具性的东西，纯凭自身力气，比如股骨干的陈旧性骨折不愈合，他都是用手法复位的。教科书都是使用一个三角形的木头垫在这里（指大腿近端），一按，就复位了。

张：借力。

李：对。如果你很难控制自己的力气那就不好办了。他就是纯用手来摇断它，重新结合。例如肩关节脱位，他就让一个助手托着，自己复位。这就要求医生的力度、功力，所以他很鼓励练功。像现在体育锻炼多了，那个时候没有，就是通过练武功来锻炼身体。

张：这个还是对力气和功力的要求很高的。

李：第三个要求是我最欣赏的，就是注重关节功能。他有一句话我深深地记得，就是："一个没有关节功能的解剖复位是没有意义的。"而另外一句就是："我们治伤的目的就是令患者恢复运动功能。"如果我们接得很好，但是肢体僵硬了，关节功能没有了，那还要他干什么呢？所以他要求不一定要解剖复位，当然，我们是力求解剖复位，但是如果为了达到解剖复位，一次不行，打开很多次，增加了患者的损伤，损伤了血管、肌肉等软组织，那一定是不好的。所以对关节复位，尽量一次就行。我父亲就说，肱骨骨折，它短一点，是不影响功能的，这里拿不到，那我伸长一点就拿到了嘛。下肢就不可以，你短一点我就看到你跛行了。但是手就没问题。所以，主要还是关节功能能否恢复。例如夹板固定，就尽量不要固定在关节部位，以免影响功能。鼓励早期运动，活动可以增快骨折的愈合，这就是外治方面的方法。在内治方面就是通为大法，如补、消、和这些方法，全部的目的都是为了通。伤科就是有瘀血就不通，不通就会痛，最主要是通法。但是怎么达到这个通，就有很多办法。比如（患者）气血不足，那么就先要补气，通过气推动血行来通。通为大法，小法就是活血化瘀。治伤就是要大破大立，因为损伤有没有后遗症就是看祛瘀够不够，包括剂量够不够，以及患者体质如何。大破大立，是特点之一。另一个就是比较注重痰湿。伤科就是痰湿为重，所谓"血不行则为水"。血脉不通，就津液不通，久而就成痰了，反之也是这样。比如说结核、慢性骨髓炎，就更加注重痰湿，尤其是寒湿。第三就是"补"。他和另一个骨伤名家何竹林就是很注重补。他们都很推崇薛己（《正体类要》的薛己）。主张平补，除了补气血为主（因为外伤不外乎气血，所以补气血），另一个很重要的就是补脾胃。课本上都是补气血、补肝肾（肾主骨），他的特点就是补脾胃。伤了之后的病人顾虑很多，就容易抑郁，一抑郁就肝气郁结，脾胃不好了。顾虑，胃口就不好，吸收营养就不够。还有就是卧床。卧床就没有运动，这样就容易损伤脾胃，所以就是补脾胃。还有就是，失用性的肌肉萎缩（脾主肌肉嘛）。失用性的萎缩伤口就很难长好，皮肤也是，所以他就是注重补脾胃。

再一个就是，他（李广海）很崇拜张仲景，运用的时候就是温补为主，到我父亲（李家达）这里就是以清多见了。我问过我父亲，他就讲说这是时代的原因，得视情况而定。李广海的时候，人体质比较虚，所以重视温阳祛寒，用附子就很多，比如治疗股骨头坏死的病人，附子就可以用到几两。他说用附子最重要的就是看舌头，如果说舌头是白而有很多水的，用就没有问题。股骨头坏死如果不鼓动全身的阳气，骨头就不会长。

张：李广海的诸位传人，现在各自的发展如何？

李：先讲佛山市中医院。它是李氏骨伤科打下的基础。在我心目中，李广海的下一代，出了很多了不起的传人，包括我父亲、陈渭良老师、元日成老师，他们在当时都是继承发扬得很好的。当时我在中医院（佛山市中医院）七八年，都没有看到一个病人需要转到西医院那边做手术的，全部（复杂、粉碎性的）都是以手法来复位的，可能也是因为当时西医院治疗的创伤也比较大，内固定物也不是很好，大多数病人都是信中医的骨伤科，所以就给了自己很大的压力，就一定要搞好它，努力钻研，传承下来。从他们到我父亲，再到下一阶段，都有很出色的人才。在继承方面，中医院（佛山市中医院）还是做得非常好的。但是现在西医的技术是飞速发展的，所以，到了下一代，他们就在这些方面发展得比较多。我的意思是说，下一代可以用中医的思维去启发你怎么做。比如，有人说："你爷爷治疗创伤这么厉害，你可不可以啊？"我说："我不敢。"现在就很少有这样的病人了，而且有这样的病人，你给我，我也不敢看了。但是我可以运用他治疗创伤的思维、方法，来治疗比如说伤口感染，老是不愈合，伤口不长肉芽，就用中药。这就是用中医的理念去启发思维。现在就是有很多这样的，手术做得很好、很漂亮，解剖复位很好，但是关节僵硬。如果你认为要恢复关节功能为主，那你在后期康复的时候就会重视（这个问题）。在这方面的传承还是很好的。但是讲到家族的传承还是有遗憾的（哈哈笑），（我）很早到了香港去，现在主要是学生为主，在荔湾（广州市荔湾区骨伤科医院）就是我的堂哥（李国准）在带他的儿子（李宇雄），而他的学生在传承发扬方面搞得也是不错的。

张：请您讲讲您在香港发展的情况。

李：香港其实是一个很好的传承的地方，因为政策限制中医不能用西医的方法，就逼着你去思考（中医本身的东西），所以就比较好。但是问题就是没有大力发展，我当时到香港的时候中医还没有合法化。

张：您是什么时候到的香港？

李：我是 1980 年到的，当时还是港英时代，既不承认也不辅助，所以就是你有病人（来看病）他也不理你，但是出了问题他就干预。另外，最打击中医的就是，内地开放以后，香港很多中小规模的工厂搬来了这边（内地），造成了我们就没有病人。另一个就是法规的原因。为什么呢？之前我到香港，周围有几十间工厂的，老板熟，比较信任你（医生）的，有病人来就会来找，费用就是记账。但是工厂搬走后，病人就跑啦。还有就是法规，即使工人骨折了，中医诊所也没有假条可以开给他。另一个就是保险，现在是小部分可以使用，当年是根本就不能报销。他（病人）的生活来源都没有，他就是很想来找你也没办法，因为他的老板要求他要到西医那里，不然就没有劳工保险，假条也没有。现在香港骨折的病人（来看中医的）少之又少，主要是软组织损伤的病人。但是比较好的就是，在香港行医你要亲力亲为。就比如说我，从针灸到理疗到开药全部都是我，所以他来了就是找你，就是相信你，其他人都不行，大多数都是这样。

张：之前也和一些香港的老师交流过，反而是那边对传统保护得更好。

李：的确是这样的，都是真功夫，一点西医的方法都没有的，纯粹是中医治疗。我这十几年都是看软组织损伤为主（手法、针灸啊）。

张：那您现在使用的药物有哪些是从李老（李广海）那一辈传下来的？

李：外敷药都是。现在中医院这边有改良的贴膏，但是我都是用药粉。

张：是洗和熏吗？

李：都有。一般就是洗，都是开处方给他去配药。

张：具体可以讲一下有什么吗？

李：可以。我治疗新伤就是用佛山市中医院现在叫骨一方的这个，是我们家传下来的，叫做"泽兰汤"。其他还有骨十一方，以及治疗脑震荡的方。外敷的药，就有"吊瘀散"，这个是比较出名的。李广海有一个很好的内服的方子，但是一定要用散剂，叫"珠珀散"。它的好处就是可以治疗跌打损伤，也可以治疗腹痛。顾名思义，就是含珍珠母、琥珀、三七、藿香等行气的药。

张：您有授徒吗？

李：入室弟子就没有，学生就多。（哈哈笑）

张：那学生都是来源于哪里的呢？

李：主要是在各个中医团体办的班，如骨伤科的班、专题讲座，这些都有。

张：是大家自发组织和您学习的？

李：现在香港比较大的中医团体就是中医骨伤学会了，本身就有很多进修班，就来学习。

张：您对于流派的发展与中医院相结合有什么想法吗？

李：是的，因为私人开业有一定的限制，比如说有一些病，你治疗的效果好，那当然没有问题，但是如果你有问题，他（病人）就会想是不是那个医生搞错了什么。所以，一些稍微复杂点的病，很多人（医生）就不敢碰了。而不遇到稍微疑难的病，又很难提高自己。这种情况如果在中医院（佛山市中医院）就好一点，有西医在那里，有问题了西医就可以介入，就可以大胆一点。

张：在医院发展的中医骨伤流派如何保持自己的中医特色？

李：这个问题，叫我看，还是政策的问题。我虽然不熟悉，但还是有关注。现在就是搞手术的收入要比搞手法的高出很多，这个就是很大的诱因，一般搞手术的都是比较尖端的人才。怎么样保证搞手法的人都有好的收入？这是一个政策的问题。比如说前臂骨折，手法就不一定要求解剖复位，功能上恢复就可以，但是以后一旦出了问题，他就找你了。虽然你可以胜出，但是官司缠身也是一件很麻烦的事情。选择看西医还是中医都没有太大的问题，主要在于是否相信。其实，我们很多骨伤科的泰斗，前身都是西医，这些老一辈的骨科医生，全心全意向中医学习的话，他干的比本身是中医还要好的，因为他的根底好，手法比你还好。

张：您认为中医药在骨伤后期的介入效果如何？

李：这个还是很有必要的。比如说，神经根性的颈椎病，手术也不是，不手术又不行。还有就是，膝关节的滑膜炎，中医药的效果是非常好的。尤其是现在的颈椎病、骨关节病这么多。当然，如果变形了，还是要手术的。流派有流派的好，有特殊的好。可能学院派的就会很好奇这个怎么好，但是流派就有一个经验的传承在里面，有些不说给你听，你就是不知道，比如说，李广海用附子，煎好了之后就先在嘴唇上沾一下，看看会不会麻，这就是经验。

张：您对于后辈的流派学习方面有什么建议？

李：我也是跟过很多导师的，有我父亲、陈渭良、元日成。我的感觉就是，学这个流派的东西，不能只是学，还要实践。比如说肘关节的扭伤，我父亲就和我说，如果你没有跟过我门诊，有些你是感觉不到的。比如说肘关节脱位，照了X线片，没有骨折，也没有脱位，但是就是弯不过去，患者天天来看，开一些熏洗的药给他，完全没有什么用的。我父亲就是，要求患者一定要屈着，屈着以后绑住它，在这个部位（前胸）活动，每天放低一点，就好了。如果你不屈，就没用，就僵在那里。这类例子很多。除了这个以外，就是一定要用消法，如穿山甲、皂角刺、白芥子、地龙、僵蚕这些，可以起到软坚散结、磨积的作用，对于骨化性肌炎来说，只祛瘀是没有用的。

张：那要通过什么样的途径来获得这些经验呢？跟诊吗？

李：一定要。你看，外国大学最主要的就是导修课。你到老师的家里，他讲给你听，这个时候才能学到真功夫，或者是运用日常生活中的事物进行比喻，你就深深地记住了。我爷爷李广海就跟我讲："有人问我治疗可不可以先不去瘀血，怕伤身体。我就打比喻说，就像长满青苔的墙，要刷墙，不去掉青苔怎么重新刷墙。"你学不学到老师的东西，言传身教就很重要。我爷爷就是一眼看中陈渭良。

张：今天非常感谢您给我们提供了这么多重要的信息。（图9-12~图9-14）

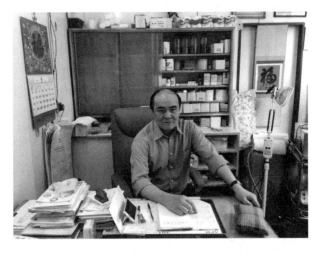

图 9-12　李国韶医师在香港医馆

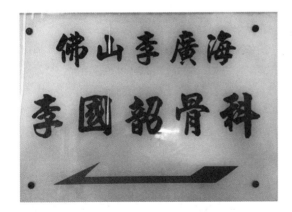

图 9-13　香港李国韶骨科医馆招牌

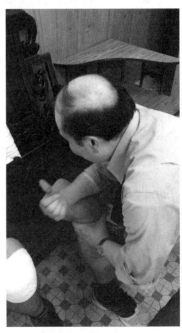

图 9-14　李国韶给患者做手法治疗（张芝桐摄于 2017 年 4 月 8 日）

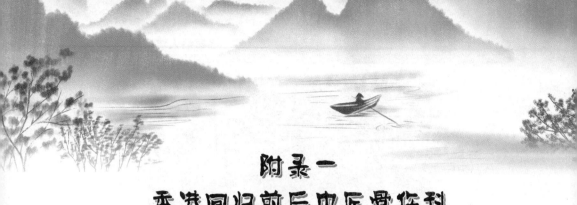

附录一
香港回归前后中医骨伤科
发展情况

（一）香港回归前中医骨伤科发展情况

岭南医学源远流长，粤港两地一衣带水，香港地区和内地广州医学交流在清代已经十分繁盛。由于地域相近、语言相通，著名的梁财信、何良显、黄麒英等一批跌打伤科名医都曾在粤港两地设有医馆、药铺。清末民初至20世纪50年代，香港当地武术十分流行，各门各派练拳弄棒时有意外损伤，因此对治病疗伤亦累积了大量宝贵经验，唯私藏嫡传，不易公开，日久失传，埋没实学。俗语：文无第一，武无第二。未学拳头，先学扎马。未学功夫，先学跌打（岭南广东一带习惯统称骨伤科为跌打），将武术与跌打伤科结合在一起这种亲密的师授、家传关系外人不易窥探个中一二。业内人士借此习技疗伤，如年轻时传授拳脚，年长时售药医病谋生。

20世纪50年代，内地各省门派均有奇人异士因避战事抵港卖武售药谋生，当中真材实学者自然大受欢迎，落地生根。在当时，涌入香港的各省人士为融入各行各业，多参加同乡会、工会、商会等组织，暇余参加各种联谊、体育活动。其中学习拳术者甚多。这类国术活动多以健身学院、国术班、体育会形式经营，并参与祖师诞、花炮会、天后、新春时节、酬神祭祖活动时的舞龙、醒狮表演等。授武者日间多行医治病，夜间多授拳弄棒。市民工余学拳既可强身健体，又可学跌打治伤。作为教头师父，行医施治亦多需徒弟助手配合。因此，在港九新界各区，常见有武馆、健身学院、医馆等设立，市民借坊间口碑各自向心仪师傅、医师求治。此外，在街头、市集、大笪地如港澳码头、榕树头、宋王台公园外、摩士公园等地都有不少走江湖卖药卖艺者，其中亦有以跌打伤科为副业，晚上在酒精灯下为街坊以手法理筋疗伤，成为当地的保健民俗。

上一代的本地跌打师傅，多因年老、健康、退休或移民令该行业日渐式微，后继无人而结束业务。这一类的跌打师傅大多数是以学徒形式入门，跟师临证学习，伤科经验丰富。唯对中医学基础和临床其他科的诊治，大多未能贯通,可谓入行各有门径,学习方式各有渠道,技术深浅各有功夫,经营业务各有手段,水平当然有高低。与本土其他中医临床各科的从业人员相比,非学院出身的跌打师傅对生理解剖、临床会诊、病历书写则缺乏规范培训和评估。因此,能够经营一间跌打医馆或健身学院统理伤科者,大多靠个人临床经验,此外就是口碑相传和卖广告宣传。这类武术出身的跌打师傅在入行后,基于门派和尊严,甚少再投师学艺,而有志人士多闭门自修,参阅中医药书籍,很少在夜间民间团体修读中医课程,而为理想放下工作和家庭到国内中医院校进修者则更罕少。在那一时期的中医社团亦在夜间举办伤科跌打课程,规模比较小,大多数是每周一课约1~2小时,平均有10余名上课。根据观察,跌打这门行业的平均水平确实比以前进步。在20世纪60年代,行内称跌打为伤科,市民习称为跌打,并且多与跌打伤科、风湿旧患并提,治疗方法多用手法和外敷药物。在当时,有不少传统的乡间医师用生草药外敷,令部分病者出现皮肤敏感而却步。20世纪70年代,跌打师傅对病情多重视韧带、软骨的损伤,治疗加入针灸、拔火罐、照灯等理疗措施。20世纪80年代,多参考放射科X线检查,对骨刺表现十分重视,治疗加入针灸电疗机等仪器。20世纪90年代后期普遍应用计算机体层成像(CT)、磁共振(MRI),对椎间盘突出的一系列病情又有进一步的认识。近年来,传媒广告对骨质疏松、关节退行性变的推介,对保健产品的宣传,已到疯狂的地步,患者经常向医师问询。

20世纪70年代以后,香港经济依赖地产带动,跌打医师因铺租昂贵,故诊金亦提高。香港慈善团体亦向市民提供中医和跌打服务,如东华三院至今仍提供免费中医和跌打服务,已超过百年,便利中下层市民。当年市民经常在凌晨三时到广华医院中医部门前排队,每次都有数百人等候派筹,外国电视台曾对此现象作专题报道。其他慈善团体如道教青松观中医诊所、黄大仙啬色园、和乐善堂等都提供低廉的中医和跌打服务。东华三院这类服务因需求者众多,故跌打医师只给予病者简单的检查和处方,没有影像学和实验室检查及规范的手法治疗,患者取外敷药后回家自行敷贴包扎,因此治疗固定效果未能常达预期效果,然而到来求诊的人数至今仍天天超额,可见中医和跌打服务大受市民欢迎。

在香港,跌打这一门古老家庭行业、师徒关系的流传制度至今已受规管。代之而起的是需经香港中医药管理委员会批准执业的表列和注册中医才可以行医。根据观察,香港约有25%~35%的表列和注册中医从事骨伤科工作。他们多从事保健的推拿按摩,筋伤、整脊治疗等,很少治疗闭合性创伤如骨折、脱位等。这与回归前香港政府长久以来对中医事业发展不重视有关。"跌打"这一名词,近年已被"骨伤科"取代,这是香港中医药管理委员会颁布的中医治病的现代名称。至今还有一些保险公司要求中医师在收据上加以注明

"跌打"。可见"跌打"这一概念在医疗保险业内管理层仍有根深蒂固的观念。

香港中医骨伤科医师大多是个体户，没有值班制度，对于骨伤患者在发生意外时急须就诊，确有不便。此外，患者由初诊至整复、固定、观察及后期康复均由主诊医师一人负责，缺乏会诊机制和第三者客观评估。个体户的工作没有上级医师的监察和技术指导，遇到疑难或个别病情反复，患者较多，工作繁重，容易思想麻痹，也会出现医疗过失、专业失当。现时香港市民一般求医时急于求成，往往会因一个疾病，同时找西医、物理治疗师或脊骨神经科医师求诊，又到中医师处求诊治。这是港人常见的心态。这类患者如能坦诚向两方交代病情，也许可作另类的观察病情进展。现时业内前辈大多有真才实学，且能发挥和树立中医骨伤科治疗特色和风范，赢得市民长久以来的信赖，才有这么多的骨伤科医师晋身在这一行业，虽经法例规管，仍不离不弃服务市民。现时中医药管理委员会要求注册中医持续进修，诚然是一件美事，如能设立中医临床专科学院，系统培训，制订审核水平，颁布专科学历，让市民识别选择，相信年轻的接班中医师、学院出身的中医师一定会大力支持，让传统骨伤科专业继续发挥便、廉、验的治病作用。

香港的中医骨伤科医师，如要充分发挥技术和全面业务，也要克服不少客观条件，如诊所选址要有交通工具直达诊所，升降机直达楼层，方便轮椅出入上落。医师常须配合男、女助手协助，进行复位、固定和包扎等。一些骨折、脱位患者经整复后，也须床椅留待观察，需常备牵引装置、轮椅、助行器、拐杖以方便患者使用，夹板、腰围等支架作固定肢体之用。此外，诊所亦要邻近X线放射科，以便进行复位前、后的检查。时至今天，香港的法例仍未容许注册中医和表列中医转介患者做X线放射科检查。为此，香港的中医代表与香港放射科学会洽谈超过10年，但仍未得到转介权以做现代医学检查，这使香港市民的中医骨伤科诊治受到影响。

回归前，香港政府对中医师包括跌打医师采取开放政策，视之为中药贩卖者，地位与一般售货者无异，尚无专业定位。随着社会变迁，经济转型，精通国术和统理伤科的教头，时至今天比三四十年前已大为减少。这与回归后政府施行管治有关。此外，适者生存、淘弱留强是自由社会发展的规律。

（二）回归后香港中医骨伤科发展情况

时至现在，香港仍未有中医院的建立，对本地中医教育、就业、学术、业务发展水平的提高不多，中医的学生要依赖国内中医院实习。因此，香港的中医发展和与邻近地区竞争，相距还是很远的。政府有关部门、企业、大学和医学慈善基金的决策人才，应在这方面主动牵头。香港中医业界多年来努力争取政府资助筹建中医院，从没有停步，但政府有关部门仍在酝酿中，尽管库房盈余丰裕，仍未见起步，市民在选择中医治疗时也得不到充分和悉切的医治。

根据香港法例成立的香港中医药管理委员会(以下称管委会),于2000年对香港中医药进行规管。该会设有中医组及中药组。中医组下设有注册组、纪律组和考试组,其后加设学位评审小组和道德事务小组。以上各组及小组均由业内人士及社会公众贤达、专业人士及法律代表组成,力求在中医中药业界的运作和社会市民健康保障之间,取得平衡及最佳的管理。以下从中医药业界、政府部门(医管局、卫生署、劳工署等)等方面作一回顾。

　　管委会要求注册中医必须为求诊患者缮写病历或医疗记录,以及签发处方详细内容予患者,以便在有需要时提交有关方面跟进,维护患者权益。因此,中医师不能以有功效的秘方生财图利。有不少中医师应用电子病历系统,或更新原有患者档案数据,这都需要额外增添成本。注册中医参加课程,亦需缴付学习费用。注册中医个人选择购买中医专业责任保险,早期每年费用达万元,现时亦需数千元以上。以上费用对于患者多的中医师也许容易支付,但年老行动不便的中医师或患者较少的中医师和诊症时间短的中医师确实是不容易支付的。这在中医规管前后有比较明显的变化。

　　在规管中医前,很多中医是师承祖传、向个别中医学习取经或工余进修,其后个人钻研,开展业务,但因学历与资历不足,未能经管委会审核成为注册中医。即使能经审核或考试,满足注册要求,但其学历背景与国内中医药院校本科生培训课程亦大有不同。这类表列中医的个人身份,有不少是父母与子女、夫妻、兄弟姊妹从属的家庭关系。由于这些组合中已有一名是注册中医,因此其他的成员并不急切应考注册试。也有些抱观望态度,以为表列身份至15年或若干年便可完成过度,晋身注册中医行列。因此,管制后表列中医人数至今虽然不断减少,除了少部分经注册试成为注册中医外,其他如年老身故、退休停业或移居内地与海外,以至转业等,都使表列中医人数减少。现时有2 000多名表列中医,当中有1 600多名从来没有参加中医注册试,这意味着他们并不渴求参加考试,当中属于骨伤科业界者估计有1/3。

　　每名注册中医须持有执业证明,有效期为3年一周期。该证除了须缴交费用外,还须提出曾经进修60分数(学时)。为此每名注册中医可从参加课程、主持讲座、研究、著作、参加考试工作等,取得行政机构的确认详情及文件,才能获得中医药管理委员会注册组发出为期3年的执业证,方可行医。此外,表列中医可按法例作历史过渡时期行医,直至食物及环境卫生局长宣布终结表列中医的过渡性角色。在中国境内被香港中医药管理委员会认可的中医药大学及院校本科毕业生及表列中医可按个人情况,报考注册试的笔试和临床试,取得合格后经申报没有在香港或其他地方被裁定犯任何可处监禁的罪行等品格审查,才可进行注册,成为注册中医。注册中医除了行医之外,还须遵守管委会发出的《香港注册中医专业守则》。

骨伤科医师为满足续牌的要求,因此需参加进修不同程度的骨伤科课程,这对香港中医骨伤科医师有很大的裨益。年轻的骨伤科医师对课程内容十分关注,如手法课程和影像学诊断都是十分受欢迎的。现时在港骨伤科中医师大多能够运用中医本科骨伤科治疗四大措施如手法、药物、固定和功能锻炼。此外,亦使用针灸和康复理疗仪器如超声波治疗等。此外,骨伤科医师在为骨折或脱位患者进行复位时常需给予麻药止痛。香港现时法例不容许中医师使用西药,因此中医业内人士应寄予厚望并且提出:骨伤科医师经培训后,在监管下,或经西医先对骨伤患者施麻药后再由中医骨伤科医师进行复位,减轻患者痛苦。现时这种中西医合作模式是不容许的。如能合理优化管理,中医骨伤科患者可得到更佳的治疗效果。因此,香港应该成立中医专科学院,提供训练和认可专业进阶学历,优化中医师的技能,并加强中西医会诊合作的渠道。近年来,特区政府成立中医药发展局,寄望有更多合理新措施推出,便利业界正面发展,利便市民。

在回归前,中医签发病假证明书(病假纸)是没有法律效应的,也不被社会各阶层接受。当时普遍的社会现象是,市民如有身体不适,先向西医或医院求诊,并取得病假证明书后,再向心仪的中医师求诊。这是市民长久以来无奈的群体行为。管委会为此在2005年成立专责小组,草拟《注册中医签发病假证明书参考指引》,经过有关团体如劳雇会、劳工处等多次审议,再经立法会通过,成为法例。在推行初期,决策者忧虑注册中医滥发病假证明书,但直至现时只有零散的滥发个案,可见这项措施对劳雇双方,以至医院和注册中医都是通赢的。该指引有明确的标明,注册中医每次诊治只可签发2~3天的病假。这与现实情况有些不匹配。如患者有结构性或功能性损伤,需手法与药物治疗数天以上,如7天至3周不等,则2~3天的病假证明书不足以保障患者休息的权益。以骨伤科踝关节扭伤来说,一般急性扭伤至功能恢复需时2~3周。此外,香港现时仍有不少年长的骨伤科医师,在诊治患者后仍没有缮写病历的习惯。这是违反香港中医业界专业守则的,这可能与习武者未擅文笔书写规范病历、年长者较难适应新制度有关。业界应遵从专业守则,缮写病历可保障医患双方的权益。

早期政府推出长者医疗券,每名长者每年可获得250元,可作1次或以50元的倍数向医疗团体,包括中医求诊时作现金使用。这项措施其后增加至现时的1 000元,仍被社会各界人士批评为蝇头小惠,不足减轻长者医疗费的开支。这项措施的推出,足以证明中医服务在社会草根阶层是广泛被接纳的。现时医疗券每年1 000元只足以应付中医骨伤科2~4次的治疗费。

现时本港医管局属下各区医院未能提供恒常基本的中医门诊服务。志愿机构如东华三院、博爱医院、仁济医院等开设有限度中医门诊服务,及开办中医医疗车到民居,提供社区服务。私家医院如九龙圣德肋撒医院、宝血医院亦提供中医门诊服务。医院门诊应有资深中医师及年轻中医师、行政管理中医师及实习中医师,并应开设专科中医门诊及住院病床。雇主不应以短期聘用或合约制雇用注册中医及中药师,影响士气。尽管部分医院有少量病床拨作中医药研究,但数量很少,经费不足,亦非恒常提供服务,乏善可陈。本港直至现时并未有官方或民办中医院的落实筹办,寄盼香港中医药发展委员根据本港实际需要尽早规划筹办。此外,亦应对现有中医师进行专科训练,开办中医专科学校,因此本土中医院特色的设立是必须的。2003年,香港发生严重急性呼吸综合征(SARS)疫情,其后香港医管局等领导层与广东省中医院商讨对策,并获院方派出中医专家2人到港协助抗疫,其后成绩卓越,有目共睹。其中,染病幸存者因接受类固醇治疗,出现骨枯后遗症,其中不少转向中医求诊,病情亦得以改善。由此可见,中医专业地位在市民心目中已经提高,市民亦对中医骨伤科有更高的期望。

2011年9月下旬,广华医院宣布新措施,当有住院患者要求中医师入院会诊时,在得到主诊医师同意下,中医师可为住院患者进行诊治。这项措施首先在广华医院进行,其后计划推展至各区医院。这项安排对中医药的发展来说,令人鼓舞,对医院、患者及中医三方都有利。

劳工处亦进行修例,便利雇员享有注册中医所进行的诊治、身体检查及所发出的证明。对广大雇员而言是一极大的喜讯,对西医和医院而言可减轻部分工作。唯本港部分老中医在这方面的认识仍欠全面,劳工处及中医进修机构仍需提供更多的发布会及宣传,协助他们认清时局,与时并进,保障雇员以至市民的健康。中医骨伤科医师如能被邀参加判伤工作,则专业地位可被提高。

以上各点分别反映出回归后对中医骨伤科进行规管后的情况。香港规管中医的行政措施已被公认为有效的管理。英国曾流遣访问团到香港访问这方面的经验,并考虑借鉴用于彼邦。现时对中医骨伤科业界而言,前路仍然未平坦,中医药业界应大团结,争取法定和合理权益,才能继承和发扬。现时香港中医骨伤科的进程,仍有很大进步的空间,业界应发奋努力,才能再上一层楼,发放灿烂的光彩。

(陈得生)

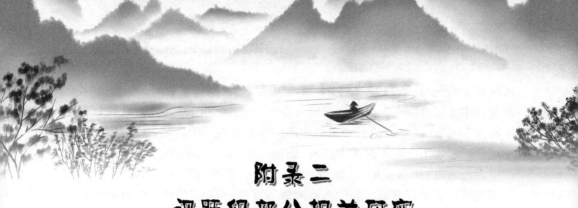

附录二
课题组部分相关研究
论文摘要

岭南骨伤名家蔡荣对杉树皮夹板治疗骨折的贡献

黄枫

广州中医药大学第一附属医院骨科

【摘要】 理伤手法、杉皮夹板、伤科名药被称为岭南正骨治伤"三绝"，以简、廉、验为世人所重。明清时代由于杉树皮可就地取材、简便价廉，同时具有弹性、韧性和可塑性的特点，成为了我国岭南正骨外固定材料，并广泛应用。岭南骨伤名家蔡荣对杉树皮夹板应用进行力学测定，从材料力学和肢体内应力方面对杉树皮夹板在临床应用上作了科学肯定，证明杉树皮夹板固定骨折效能良好，可作为外固定材料使用，并建立了应用规范。该研究获得了1979年广东省科技大会奖，对广东地区应用杉皮小夹板治疗骨折起到推动作用。同时对骨科教材建设、中医适宜技术推广应用及进一步改良产生深远的影响。

【关键词】 岭南骨科 蔡荣 杉树皮夹板 骨折治疗

岭南梁氏骨伤学术流派传承及其学术贡献

陈凯佳[1] 林莹娟[2] 李主江[3] 刘小斌[1]

1 广州中医药大学医史各家教研室

2 广州中医药大学第二临床医学院 2012 级本科生

3 广州市荔湾区骨伤科医院

【摘要】 以梁财信为代表的梁氏骨伤流派是岭南中医骨伤科学术流派的重要分支。本文阐述梁财信及传承人的主要生平事迹及著作，梳理梁氏骨伤学术传承脉络，探讨其学术书籍《光汉中医学校伤科讲义》的主要内容及学术贡献，彰显岭南中医骨伤科流派的学科特色。

【关键词】 岭南骨伤科 学术流派 伤科讲义

岭南骨科名医陈渭良伤科学术特色探讨

陈凯佳[1] 陈晓燕[2] 朱亚强[3]

1 广州中医药大学医史各家教研室

2 广州中医药大学针灸康复临床医学院 针灸推拿学(临床方向)2012级

3 广州中医药大学第二临床医学院 中医学(五年制)2011级

【摘要】 陈渭良为岭南骨伤科名医,师承岭南名医李广海。在继承传统医学的基础上,他主动刻苦学习西医学,根据临床需要创立了"正骨十四法",研发了众多外用药,在骨伤恢复期强调脾胃论治,总结了骨伤患者气血"流、留、积"的病理变化过程,拓展了中医骨伤病的外治、内治法内涵,形成了独特的岭南伤科治疗体系。本文梳理陈渭良的生平及伤科临证治疗特色,探讨其对岭南李氏骨伤的传承与创新。

【关键词】 陈渭良 骨伤科 学术特色

《伤科讲义》中伤科蓄瘀相关病证分析

李欣源 指导:陈凯佳

【摘要】 外伤导致瘀血蓄积于体内,可能引起多种病证,不同的病证同中有异,症状不一,病机也有所不同。本文从民国骨伤科名医管季耀所著《伤科讲义》中提取整理蓄瘀导致的相关疾病,包括蓄瘀心痛、蓄瘀咳嗽、蓄瘀吐血、蓄瘀鼓胀、蓄瘀痿软、蓄瘀疝气、蓄瘀发黄、蓄瘀淋血、蓄瘀便血,对其病因、症状、病机、用药进行逐条分析,并对比总结了各病证在病因、犯病脏腑和症状特点上的区别。

【关键词】 管季耀 伤科讲义 蓄瘀相关

《外科讲义》中头部疮疡病因病机及证治探讨

孙术宁 指导:陈凯佳

广州中医药大学第一临床医学院 2014级中医5年制

【摘要】 疮疡是较常见的外科疾病,病势复杂,变化较多。头部疮疡更是其中症状较为急迫的病症。本文根据广东省名老中医管霈民著作《外科讲义》,探究疮疡的致病因素及病理机制。对于临床治疗有启发作用。

【关键词】 外科讲义 头部疮疡 病因病机

近代岭南李氏骨伤流派功能锻炼特色探讨

王琳玲 陈凯佳

广州中医药大学

【摘要】 通过对《骨折与脱位的治疗》一书在功能锻炼方面的论述进行提炼分析,探讨李氏骨伤的功能锻炼方式与损伤方式、损伤部位、损伤时间的相关性。骨折与脱位的功能锻炼方式基本类同,其中后者更为复杂精细;上下肢骨比较,前者更侧重于灵活性的恢复,后者更侧重于稳定性的恢复;早期只是简单地屈伸运动,后期则应扩大骨折部邻近关节的活动范围,更多地用力。李广海主张小夹板固定下的早期功能锻炼,通过外力或下地负重实现对骨折端的"纵轴"挤压,有效解决骨不连的问题,成为岭南李氏(广海)骨伤流派鲜明的功能锻炼特色。

【关键词】 功能锻炼　李氏骨伤　学术流派

管氏《伤科学讲义》中药炮制理论研究

陈凯佳　夏蔼

广州中医药大学

【摘要】《伤科学讲义》为民国骨伤名医管季耀所著的一部优秀的伤科学著作。该书体现了管氏诊治伤科的学术理念和用药特点,其中多处涉及药物炮制对伤科用药药性的影响。纵观全书,炒法多次出现,酒、姜、醋作为辅料出现频率十分高,童便也是本书常用辅料。现就此书研究管氏伤科药物炮制特点,并做阐述。

【关键词】 管季耀　伤科学讲义　中药炮制

《伤科讲义》传尸痨之分析与探究

罗杰莲　陈凯佳

【摘要】《伤科讲义》乃民国骨伤名医管炎威所著的一部优秀伤科学著作。该书对五脏六腑受伤辨证有独特的学术见解,尤其是传尸痨一证。本文主要从分型分期、自创方药、调护与预防、取虫法等几个方面来分析《伤科讲义》对传尸痨的诊治,并结合相关文献探究传尸痨的治则、针灸治疗和用药。

【关键词】 传尸痨　伤科讲义　管炎威

基于深度访谈的佛山李氏伤科流派学术思想研究及传承方式探索

作者:张芝桐　指导:陈凯佳　罗广波

【摘要】 岭南地区孕育了具有明显地域和文化特色的骨伤科医疗传统,其中尤以佛山李氏伤科发展最为昌盛。本文旨在探索流派传承路线,列举继承人的学术思想,分析两种不同发展方式下的流派发展,总结演变发展过程,以更好地体现流派学术价值,总结李氏伤科流派的发展规律。同时在流派发展的"源、立、传、承、变"五个环节中,通过对于"变"这一发展关键点分析,探讨骨伤流派发展的积极意义和局限性。

【关键词】 深度访谈　李氏伤科流派　岭南地区　流派发展

57检